W0261103

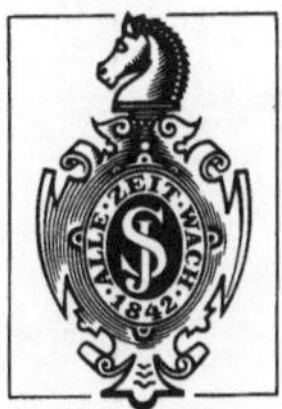

Heiner Thabe

Die rheumatische Hüfte

Mit 87 Abbildungen und 24 Tabellen

Springer-Verlag Berlin Heidelberg GmbH

Dr. med. Heiner Thabe
Diakonie-Anstalten Bad Kreuznach
Orthopädische Abteilung
Ringstraße 58-60
D-6550 Bad Kreuznach

ISBN 978-3-540-50079-7

CIP-Kurztitelaufnahme der Deutschen Bibliothek
Thabe, Heiner:
Die rheumatische Hüfte / Heiner Thabe.
ISBN 978-3-540-50079-7 ISBN 978-3-662-06681-2 (eBook)
DOI 10.1007/978-3-662-06681-2

Ursprünglich erschienen bei Springer-Verlag Berlin Heidelberg New York 1988

Satz, Druck, Einband: Appl, Wemding
2119/3140-543210 - Gedruckt auf säurefreiem Papier

Für Claudia, Tim und Tabea

Geleitwort

Die entzündlich-rheumatischen Erkrankungen stehen nach wie vor im Vordergrund experimenteller und klinischer Forschungstätigkeit. Bis heute konnte trotz vielfältiger Anstrengungen noch keine schlüssige Erklärung für die ursächlichen Zusammenhänge dieser Erkrankungen gegeben werden. Aufgrund unserer immer noch unzureichenden Kenntnisse über die Ätiopathogenese sind uns deshalb auch heute noch in der Diagnostik und Therapie Grenzen gesetzt. Eine hinreichend begründete kausale Behandlung ist derzeit noch nicht möglich. Im Interesse der vielen Patienten, die an entzündlich-rheumatischen Erkrankungen, namentlich an der chronischen Polyarthritis, leiden, sind weitere kontinuierliche Anstrengungen nötig, um das schwere Schicksal der betroffenen verbessern zu helfen. Auch angesichts der großen Zahl von knapp 2 Mio. Menschen, die an diesen rheumatischen Erkrankungen leiden, und der hohen sozialmedizinischen Bedeutung, die sich aus diesem Problem entwickelt, ist diese Forderung nach Abklärung und Weiterentwicklung diagnostischer und therapeutischer Möglichkeiten nachdrücklich hervorzuheben.

Die entzündlich-rheumatischen Erkrankungen, v.a. die chronische Polyarthritis, können alle synovialen Gelenke befallen. Wir wissen, daß die einzelnen Gelenke unterschiedlich häufig betroffen werden können. Das Hüftgelenk steht dabei in der Häufigkeit des Befalls eher im Hintergrund. Wenn jedoch eine Hüftgelenkaffektion eintritt, sind hier besonders schwerwiegende Folgen für die Funktionsfähigkeit und Belastbarkeit der unteren Extremitäten sowie für die Wirbelsäulen-Becken-Bein-Statik in Rechnung zu stellen.

Während in den letzten Jahren beispielsweise für Affektionen des Kniegelenks aus diagnostischer und therapeutischer Sicht eingehendere Untersuchungen vorliegen, ist dies für das Hüftgelenk bisher noch nicht in dem gebotenen Maße erfolgt. Deshalb ist es besonders dankenswert, daß sich Herr Dr. Thabe der Beteiligung des Hüftgelenks bei entzündlich-rheumatischen Erkrankungen und insbesondere der chronischen Polyarthritis zugewandt hat.

In dem jetzt vorliegenden Buch wird erstmals eine umfassende und breit fundierte Darstellung zum Thema der rheumatischen Hüfte gegeben. Bisherige Publikationen haben sich immer nur mit Teilaspekten beschäftigt, so daß eine zusammenhängende, wissenschaftlich begründete Beurteilung zu den Fragen der Pathogenese, der Diagnostik und Therapie bisher nur unvollständig bleiben mußte.

Bei der Würdigung dieser umfassenden Darstellung des Themas sind insbesondere die Ausführungen zur speziellen Diagnostik hervorzuheben. Herrn Dr. Thabe ist es gelungen, aufgrund seiner eingehenden Untersuchungen verschiedene Verlaufsformen entzündlich-rheumatischer Hüftgelenkerkrankungen detailliert zu beschreiben. Die Unterscheidung in dysplastische Formen, die Protrusionsformen, die Destruktionsformen und die arthrotische Form ermöglicht es, wesentlich genauer - und damit gezielter - therapeutisch einzuwirken. Die Differentialdiagnostik rheumatischer Hüftgelenkveränderungen ist aufgrund dieser neuen Darstellung der Entzündungsprozesse wesentlich klarer und im einzelnen auch sicherer möglich.

Besonderes Interesse verdient auch der Beitrag zur Therapie der Hüftgelenksynovitis mit chemischer Synovektomie. Hier kann Herr Dr. Thabe aufgrund eingehender und fundierter Untersuchungen wichtige Behandlungswege aufzeigen. Einem für die Rheumaorthopädie besonders wichtigen Problem der operativen Behandlung wird nähere Aufmerksamkeit geschenkt. Es wird eine geschlossene Darstellung der verschiedenen Operationsmöglichkeiten gegeben, wobei unter Rückgriff auf große eigene Erfahrungen und experimentelle Untersuchungen Fragen zur Validität gelenkerhaltender Maßnahmen sowie der gelenkflächenersetzenden und gelenkersetzenden Operationen berücksichtigt werden. Gelenkresizierende Maßnahmen und Besonderheiten rekonstruktiver Eingriffe bei der juvenilen chronischen Polyarthritis belegen, daß auch besondere Teilaspekte dieses Themenkomplexes erschöpfend und eingehend wissenschaftlich bearbeitet wurden.

Mit diesem Buch wird eine aktuelle und breit fundierte Synopsis diagnostischer und therapeutischer Möglichkeiten bei entzündlich-rheumatischen Hüftgelenkerkrankungen vorgelegt. Es wird ohne Zweifel ein reges, berechtigtes Interesse bei allen rheumatologisch tätigen Ärzten finden.

Erlangen, August 1988

Prof. Dr. med. G. Weseloh
Obmann der Arbeitsgemeinschaft
für Rheuma-Orthopädie (ARO)
in der Deutschen Gesellschaft für
Orthopädie und Traumatologie (DGOT)

Vorwort

Rheumaorthopädische Eingriffe haben für den Rheumakranken eine erhebliche Bereicherung im Therapiespektrum erbracht. Die alleinige operative Therapie ist sicher nicht ausreichend. Wie bei keinem anderen Krankheitsbild ist der Patient auf eine funktionierende Kooperation aller Therapeuten angewiesen. Das komplexe Behandlungskonzept, wie es in diesem Buch am Beispiel der rheumatischen Hüfte dargestellt wird, kann selten von einem Therapeuten allein in der ganzen Tragweite abgedeckt werden. Die Aspekte und die Möglichkeiten sollten aber bei der Behandlung aktueller Wissensstand sein.

Grundlage für dieses Buch ist meine 10jährige Erfahrung in der intensiven Behandlung von Rheumapatienten. Die interdisziplinäre Kooperation war Basis der Behandlung in der Rheumaklinik Bad Bramstedt. Die Entwicklung von Behandlungskonzepten war damals für die meisten Gelenke schon weit fortgeschritten. Aus Kapazitätsgründen wurde die Behandlung der rheumatischen Hüfte Mitte der 70er Jahre an benachbarte Kliniken delegiert. Gehäufte Fehlschläge zeigten, daß die Hüftbehandlung mit dem „Arthrosekonzept“ nicht ausreichend war.

Mein Lehrer Karl Tillmann hat mir die Grundlagen für exaktes wissenschaftliches Arbeiten vermittelt und ein hervorragendes Rüstzeug für die operative Behandlung der rheumatoiden Arthritis mitgegeben. Für die Unterstützung und die Motivation zur eigenständigen Erarbeitung dieses Themenkomplexes möchte ich ihm an dieser Stelle meinen aufrichtigen Dank aussprechen.

Das Konzept der vorliegenden Arbeit basiert daher auf unserer gemeinsamen Arbeit in Bad Bramstedt. In diese Zeit fällt auch die enge und fruchtbare Zusammenarbeit mit Herrn A. Keller und der Firma W. Link, die speziell für „Sonderprobleme“ bei der Versorgung der rheumatischen Hüfte schnell und problemlos mitgearbeitet haben. Aus dieser Kooperation wurde das vorgestellte zementfreie Hüftsystem gefertigt, das ursprünglich für die Besonderheiten der schlechten Knochenverhältnisse bei den betroffenen Patienten entwickelt wurde.

Die offene und intensive Diskussion in der Arbeitsgemeinschaft für Rheumaorthopädie hat den Weg bestätigt. In anderen Zentren zeigten ähnliche Wege mit unterschiedlichen Ansätzen ebenfalls Erfolge.

Die interdisziplinäre Kooperation hat nach meinem Wechsel 1984 nach Bad Kreuznach in die Diakonie-Anstalten in der Zusammenarbeit im Rheumazentrum Bad Kreuznach ihre logische Konsequenz gefunden.

Mein Dank gilt Gerd Weseloh, der mich ermutigte, meine Arbeit zu publizieren; Ulf Droste stand mir dankenswerterweise mit der Korrektur und Durchsicht des „internistischen Teils“ beratend zur Seite.

Schließlich gilt mein Dank dem Springer-Verlag, Herrn Priv.-Doz. Dr. Graf-Baumann und Frau Bohlen, für die Bereitschaft, das Buch herauszugeben und wunschgemäß zu gestalten.

Bad Kreuznach, August 1988 H. Thabe

Inhaltsverzeichnis

1 Allgemeine Diagnostik bei entzündlich-rheumatischem Gelenkbefall

Die chronische Polyarthritis ist die klassische Erscheinungsform des entzündlichen Gelenkrheumatismus. Die Häufigkeit der chronischen Polyarthritis wird unterschiedlich angegeben. Die Statistiken schwanken zwischen 1 und 5%, abhängig von unterschiedlichen Bewertungskriterien. In jedem Lebensalter kann es grundsätzlich zur Manifestation dieses Krankheitsbildes kommen. Es besteht jedoch ein Krankheitsgipfel im 4. und 5. Lebensjahrzehnt, dabei erkranken Frauen 3mal häufiger als Männer. Im Verlauf der Krankheit kommt es zur ständigen Funktionsverschlechterung des Bewegungsapparates; nach 16–20 Jahren hat die funktionelle Kapazität um durchschnittlich 25%, nach 40jähriger Erkrankung um 50% abgenommen (Mathies 1983).

Die Ursache der chronischen Polyarthritis ist auch heute noch unbekannt. Eine gewisse familiäre Disposition wird gelegentlich sichtbar. Diese findet ihre wahrscheinliche Erklärung in der Tatsache, daß bei Patienten mit einer chronischen Polyarthritis das Histokompatibilitätsantigen HLA-DR-4 in einer Häufigkeit von 70% gegenüber 30% bei der Normalbevölkerung vorkommt (Stastny 1978).

Eine infektiöse Genese wird immer wieder diskutiert; die neuen Erkenntnisse lassen die chronische Polyarthritis jedoch als durch eine Autoimmunreaktion unterhaltene Erkrankung erscheinen. Handlungsort der entzündlichen Reaktion ist die Synovialmembran, die Gelenkhöhlen, Sehnenscheiden und Schleimbeutel auskleidet. Eine noch unbekannte Noxe führt zur Ausbildung einer systematischen autoantigenen Autoantikörperbildung.

Die dabei entstehenden Immunkomplexe schädigen zunächst Sehnenscheiden und Gelenke und greifen dann später auf die mesenchymalen Strukturen der inneren Organe über. Der basalmembranlose Aufbau der Synovialis bietet die besten Voraussetzungen für die Entwicklung einer chronischen Entzündung (Fassbender 1975).

1.1 Morphologische Kriterien

Mit einer Permeabilitätssteigerung der Kapillarwände mit Plasmaexsudationen in das Gewebe und die Gelenkhöhlen beginnt der pathogenetische Prozeß. Es kommt zu Fibrinablagerungen, die ihrerseits einen erheblichen Reiz auf die tiefen Schichten des Stratum synoviale auslösen. Folge ist die mesenchymoide Transformation der tiefen Bindegewebszellen und der Deckschichtzellen. Es kommt zur Ausbildung dichter monoformer Zellverbände. Ihre Entwicklung gipfelt in der Ausbildung eines aggressiven Zellverbandes mit einem hohen Anteil an funktionellen Chondroblasten mit starker lysosomaler Potenz, die den Abbau der Proteoglykane sowie die Demaskierung des Kollagens einleiten. Die 2. Phase des Knor-

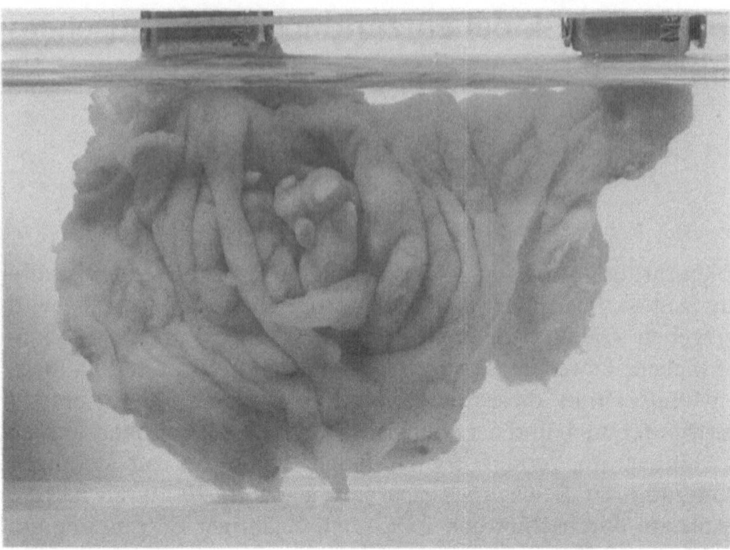

Abb. 1. In Ringer-Lösung getauchtes Stück einer Synovialmembran nach langjähriger Medikation von D-Penicillamin

pelabbaus erfolgt dann intrazellulär. Nach Absterben eines Großteils dieser monoformen Zellverbände kommt es zur Ausbildung differenzierter Fibroblasten und zur gefäßreichen, faserarmen und zellarmen Narbenbildung, die intraoperativ eindrucksvoll als Pannusgewebe imponiert.

Die Durchwanderung des Exsudatfibrins durch synoviale Bindegewebszellen führt zur Ausbildung immer neuer Deckzellschichten (Fassbender 1975). Bewegungsbedingte Einrisse der Oberfläche durch Scherkräfte unterstützen diesen Prozeß. Dadurch kommt es zur Ausbildung einer synovialen Zottenvegetation (Abb. 1), deren Erscheinungsformen bei der chronischen Polyarthritis mannigfaltig und von Behandlungsform und Verlaufsdauer stark in ihrer Formgebung geprägt sind. Die vermehrte Zottenvegetation führt zur Vergrößerung der sezernierenden Oberfläche, zur Überdehnung des Kapselbandapparates sowie zur mechanischen Behinderung der Gelenkfunktion. Die Faktoren begünstigen nunmehr einen weiteren Ausbau des Pannusgewebes und somit das Fortschreiten der Zerstörungsmechanismen des Knorpels. Die Überdehnung des Kapselbandapparates bietet zudem erhebliche zusätzliche mechanische Probleme, die eine vermehrte Knorpeldestruktion nach sich ziehen. Über den pannösen Angriff an der Knorpel-Knochen-Grenze und mit Beginn des knöchernen Befalls kommt es dann zu Zysten- und Usurenbildungen, später zu kompletten Destruktionen des Gelenks (Abb. 2).

Für das Verständnis entzündlicher Vorgänge in den Gelenkschleimhäuten ist ein wichtiger Gesichtspunkt die Tatsache, daß die synoviale Deckzellschicht keine Basalmembranen besitzt (Bierther et al. 1972). Den in der Synovialmembran gelegenen Blutkapillaren fehlt somit ein Abschluß gegenüber dem Gelenkspalt. Die Kapillaren sind demnach relativ ungeschützt gegenüber dem exsudativen Verlauf des entzündlichen Prozesses.

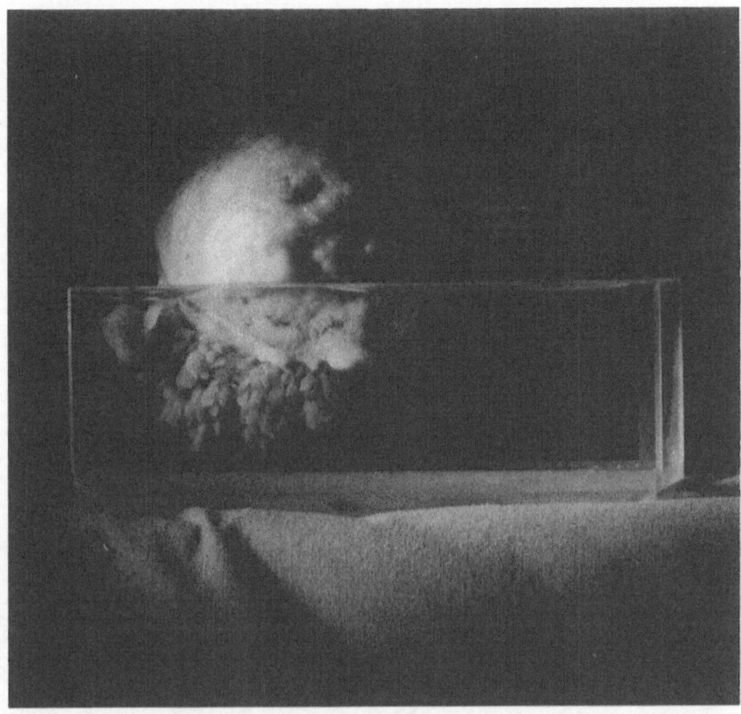

Abb. 2. Knorpel-Knochen-Grenze eines resezierten Hüftkopfes in Ringer-Lösung getaucht. Deutlich sichtbar wird die an der Knorpel-Knochen-Grenze stark proliferierend wachsende Synovialmembran mit erheblicher Zottenbildung

Die Gelenkkapsel besteht aus einer inneren, lockeren Gelenkgleitschicht, dem Stratum synoviale, und dem äußeren, derben Stratum fibrosum. Das Stratum synoviale besitzt ein dichtverzweigtes Kapillarnetz sowie zahlreiche marklose Nervenfasern. Im Bereich des Gelenkrecessus ist die Synovialis besonders gefäßreich und nervenendigungsreich. Die große Kapillaroberfläche der Gelenkinnenhaut ermöglicht daher die Bildung eines Blutplasmadialysates, welches die Knorpelernährung sicherstellt. Außerdem enthält die Synovialflüssigkeit in einer Konzentration von 1-2% polymerisierte Hyaluronsäure, damit eine ausreichende Viskosität für die Gelenkbewegung erzielt werden kann. Bei den Synovialdeckzellen handelt es sich um funktionelle ausdifferenzierte Bindegewebszellen. Ihre Ausdifferenzierung besteht nach Barland et al. (1964) und Hirohata (1963a) in Richtung eines fibroplastären oder histiozytären Zelltyps, der elektronenoptisch alle Qualitäten eines Makrophagen zeigt, während der Zelltyp B eine relativ glatte Oberfläche besitzt und für die Synthese und Sekretion von strukturierter und amorpher Grundsubstanz verantwortlich ist. Nach Ghadially u. Roy (1967) ist die Zahl der B-Zelltypen bei der chronischen Polyarthritis gegenüber der Norm erhöht.

Die bereits lichtmikroskopisch nachweisbare Primärläsion bei der chronischen Polyarthritis liegt jedoch in der Veränderung der Endothelzellen von Kapillaren und Venolen (Abb. 3).

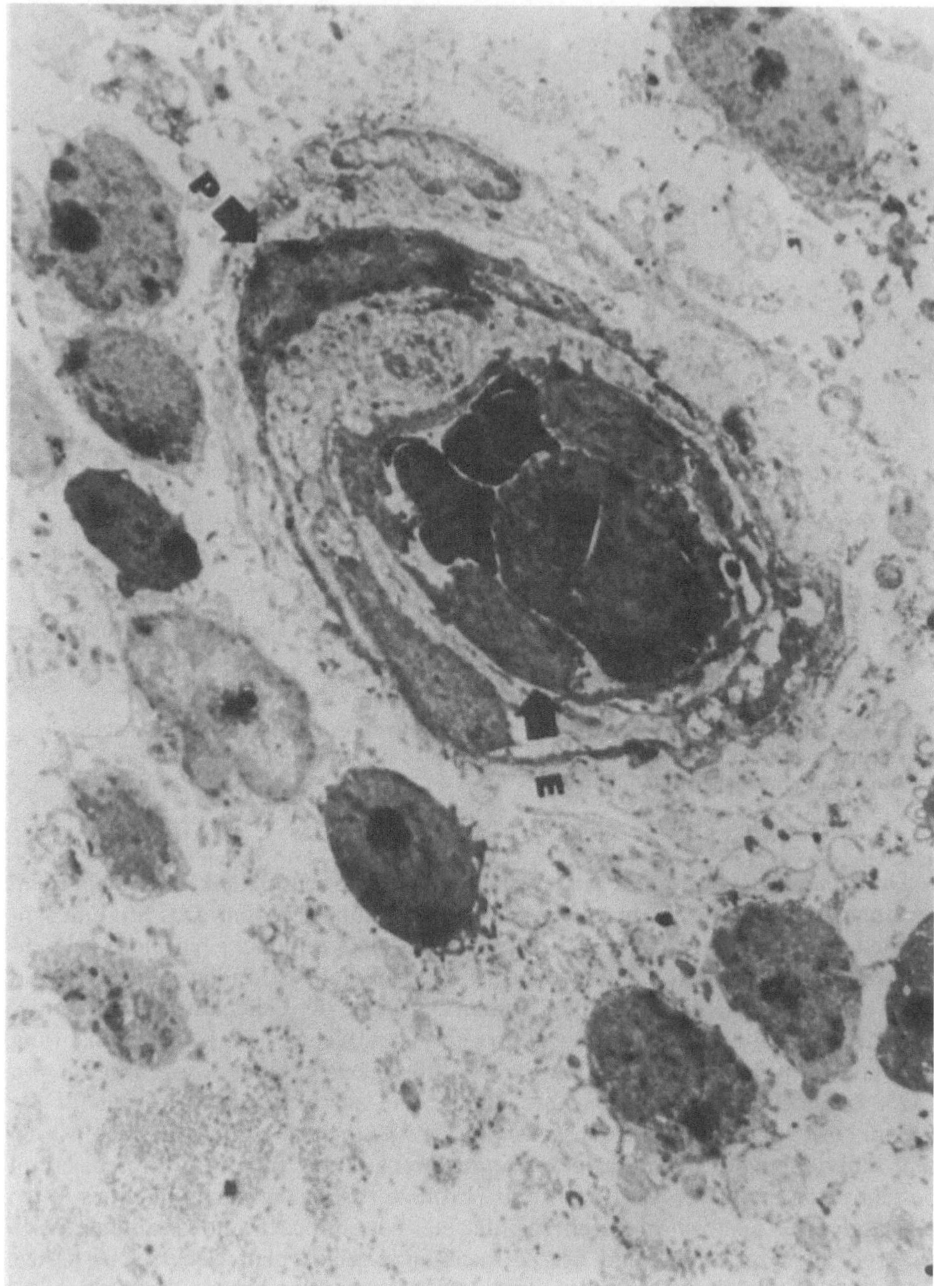

Abb. 3. Vollbild einer fibroblastären Transformation bei seropositiver chronischer Polyarthritis. Im Lumen Erythrozyten, „transformierte" Endothelzellen, perivaskulärer Histiozytensaum. Vergr. ca. 24000:1

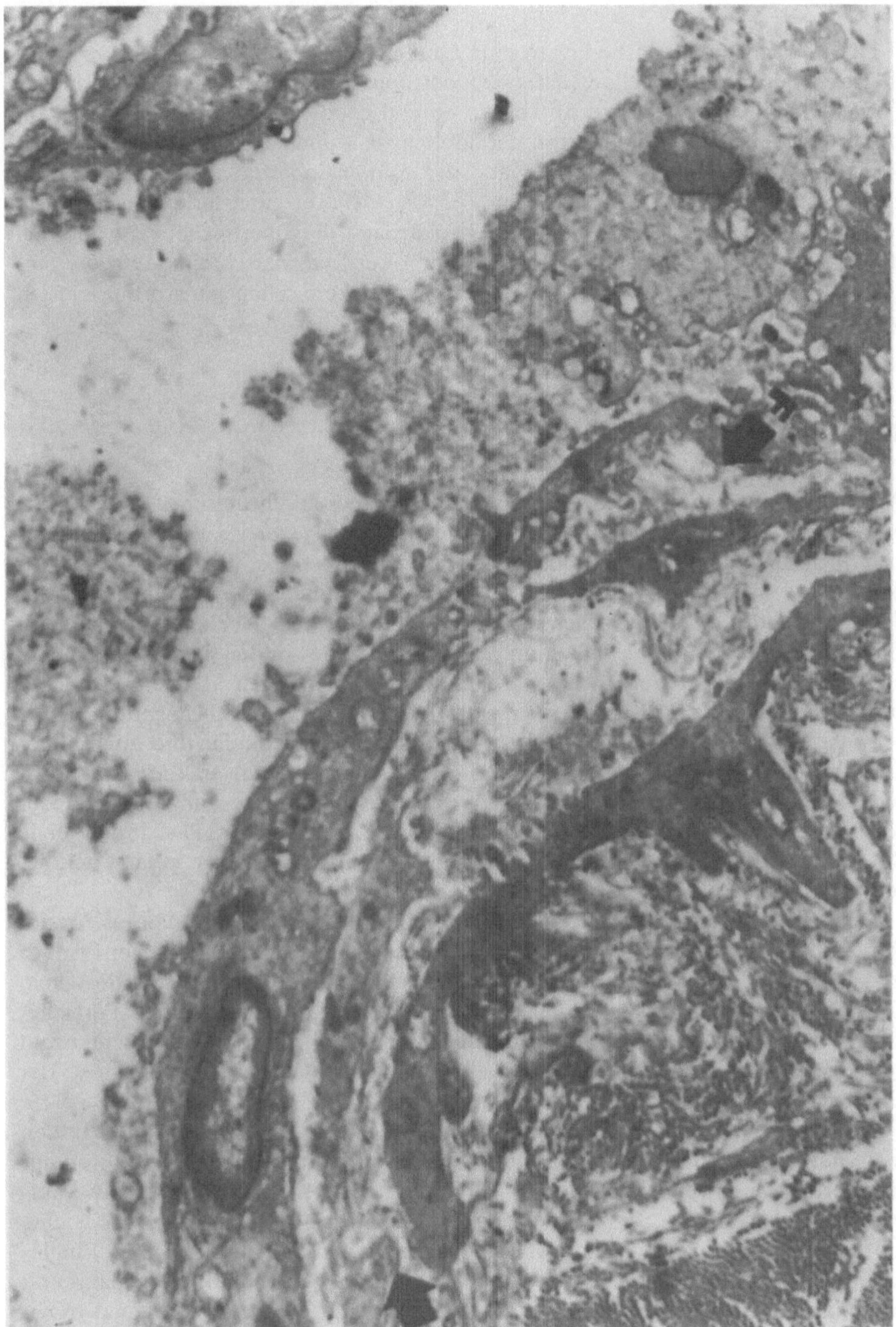

Abb. 4. Gefäßausläufer bei chronischer Polyarthritis. Es zeigen sich weit auseinandergezogene Endothelzellausläufer. Dazwischen liegt ein Raum, der mit Plasmastoffen angefüllt ist, die darunterliegende Endothelzelle weist fingerförmige Membranausstülpungen auf. Kollagenfärbung nach Wohlfarth-Bottermann. Vergr. ca. 24000:1

Die Zellschwindungen bedingen eine Obliteration der Gefäße. Das Auseinandertreten von Endothelzellausläufern macht den Austritt des Blutplasmas in das Gewebe möglich (Abb. 4 und 5). Das so einmal exodierte Plasma gelangt so von keiner Basalmembran behindert in den Gelenkspalt und sammelt sich dort in den Recessus. Durch Fibrinausfüllung auf der Synovialoberfläche kommt es zum Zugrundegehen der darunterliegenden Zellschichten, die eine starke Wucherungsreaktion auf diesen Prozeß auslösen. Es folgt dann die Oberflächenvergrößerung durch Ausbildung extremer Zottenpopulation der Synovialschleimhaut. Die einstufige Deckzellschicht wird mehrstufig, die kubischen Zellen transformieren sich in zylinderförmige Zellformationen.

1.2 Klinische Kriterien

Anamnestische Angaben bei der Untersuchung eines an chronischer Polyarthritis erkrankten Patienten sind für die Differentialdiagnose dieses Krankheitsbildes von höchster Wichtigkeit. Die chronische Polyarthritis selbst kann sämtliche peripheren und stammnahen Gelenke befallen, darüber hinaus alle mit einer Synovialis ausgekleideten Sehnenscheiden und Schleimbeutel. Auch können innere Organe befallen werden. Der Beginn der Erkrankung ist in der Regel schleichend, nicht selten können aber auch die Krankheitserscheinungen akut einsetzen mit subfebrilen Temperaturen und einem stark ausgeprägten Krankheitsgefühl.

Nicht immer ist der Gelenkbefall symmetrisch; monoartikulär und auch oligoartikulär auftretende Befallsmuster sind häufig. Wir sehen zwar klare diagnostische Merkmale bei dem Befallsmuster der Erkrankung, Regelmäßigkeiten der Krankheitsentwicklung sind jedoch nicht immer nachweisbar. Das individuelle Spektrum der Krankheitsentwicklung und der Krankheitsdauer ist gerade bei diesem Erkrankungsbild ausgesprochen groß.

Dem eigentlichen Krankheitsbeginn geht ein Prodromalstadium voraus. In der Regel sind bis zu 70% der Patienten von rascher geistiger und körperlicher Ermüdbarkeit, vermehrter Schweißdrüsensekretion an Handflächen, Appetitlosigkeit, Gewichtsabnahme und subfebrilen Temperaturen befallen. Es werden Parästhesien, Morgensteifigkeit sowie transitorische Gelenk- und Muskelschmerzen geklagt. Kombiniert mit Gelenkschwellungen verdichtet sich die Diagnose der chronischen Polyarthritis.

Im Frühstadium stehen die Gelenkveränderungen im Vordergrund. Hier finden wir dann an einzelnen Gelenken starke Gelenkschwellungen, zurückzuführen auf eine vermehrte Differenzierung und Wucherung der Gelenkinnenhaut, sowie auftretende Gelenkergüsse. Begleitet wird diese Gelenkschwellung durch eine leichte Überwärmung und geringe Hautrötung. Tritt dieser Befund vorwiegend an Fingergrund- und Mittelgelenken unter Aussparung der Endgelenke auf, gepaart mit erheblicher Morgensteifigkeit, Faustschlußveränderungen, Auftreten von Synovialschwellungen, auch im Bereich der beugeseitigen Sehnenscheiden, und Kraftminderung, ist die Diagnose der chronischen Polyarthritis in der Regel gesichert. Gleich häufig befallen sind auch Handgelenke und Kniegelenke.

Erst in späteren Stadien treten Beteiligungen der stammnahen Gelenke wie

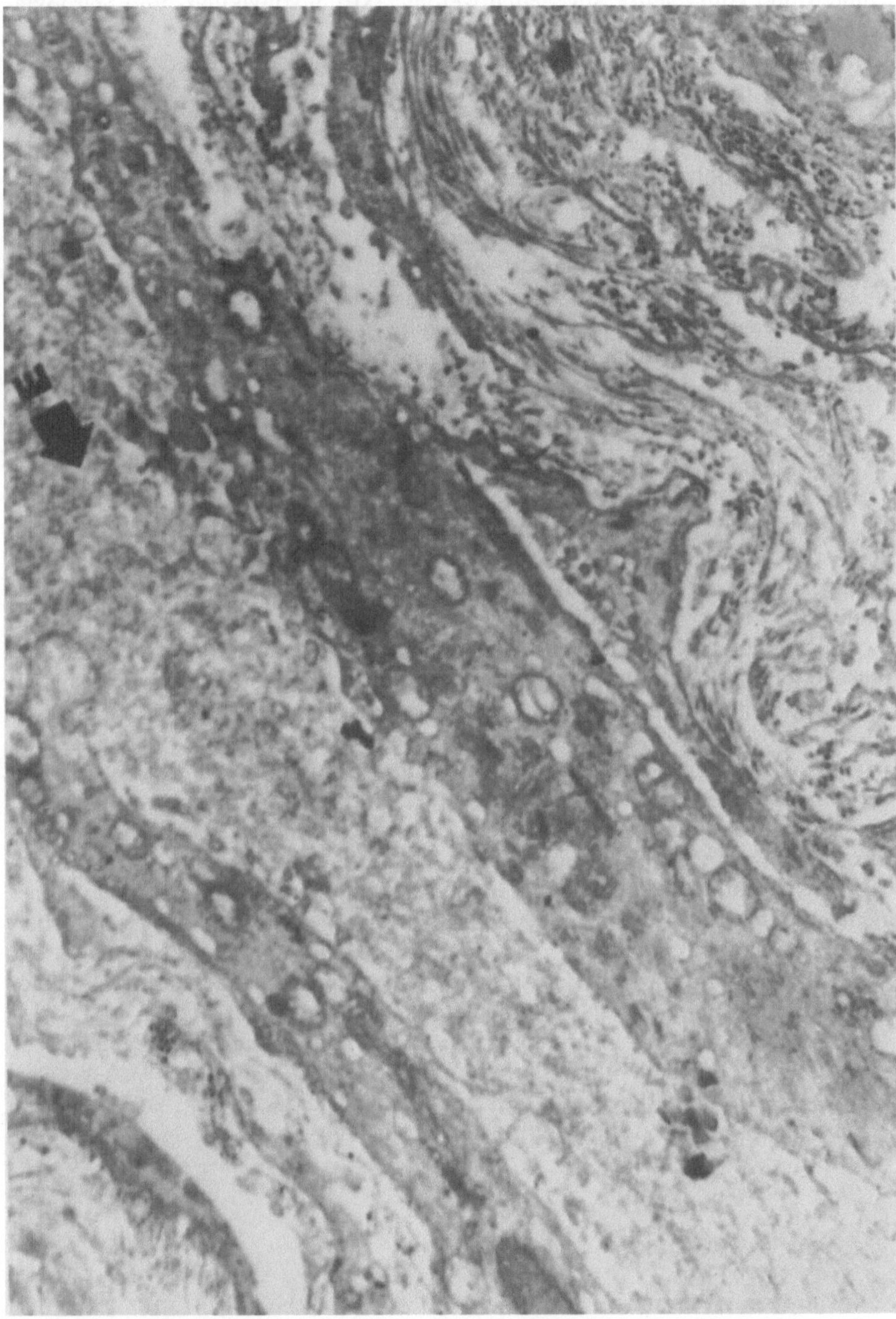

Abb. 5. Endothelzellausläufer mit vielen Vesikeln und stellenweise fingerförmigen Membranausstülpungen. Die Endothelzellen sind z. T. weit auseinandergedrängt, so daß es schon zu beginnenden Extravasaten kommt. Vergr. ca. 36000:1

Schulter- und Hüftgelenke auf. Selten werden Akromioklavikular- und Sternoklavikulargelenke befallen.

Treten im Röntgenbild sichtbare strukturelle Veränderungen auf, mit den typischen Frühzeichen, ist die Diagnose der chronischen Polyarthritis sicher.

1.3 Klinisch-chemische Kriterien

Unter der Vielzahl der heute angebotenen laborchemischen Kriterien ist die Blutkörperchensenkungsgeschwindigkeit immer noch die einfachste und wichtigste Untersuchungsmethode für die Rheumadiagnostik. Aufwendige immunologische Verfahren haben heute zwar ihre Berechtigung in der Abklärung und in der Verlaufskontrolle der medikamentösen Therapie, sind jedoch keine Kriterien der Basisdiagnostik.

1.3.1 Hämatologische Kriterien

Hämatologische Kriterien, insbesondere das Ausmaß der normozytären Anämie, geben weiterhin Aufschluß über die Aktivität des Krankheitsprozesses. Es muß noch einmal betont werden, daß im Serum Rheumakranker kein Laborparameter bekannt ist, der im Frühstadium der Erkrankung eine bindende Zuordnung zu einem bestimmten Krankheitsbild ermöglicht. Die Diagnose kann hier nur eine klinische sein. Das Verteilungsmuster der Serumelektrophorese stellt wie das CRP nur eine Aktivitätsbestimmung dar. Das Auftreten des Rheumafaktors wird in seiner Häufigkeit von vielen Autoren unterschiedlich angegeben. Die Zahlen schwanken zwischen 60 und 80% (seropositive chronische Polyarthritis). 20-30% aller Patienten bleiben auch nach jahrelanger Krankheit „seronegativ". Das Vorkommen von Rheumafaktoren ist jedoch nicht spezifisch für die chronische Polyarthritis. Ihr Auftreten im Serum eines gesunden Patientenkollektivs, jenseits des 60. Lebensjahres bei 10% klinisch gesunden Patienten, ist ebenso möglich wie bei einem Drittel der Patienten mit Kollagenerkrankungen sowie mit entzündlichen Lebererkrankungen, mit Lues, Tbc oder Lepra. Bei starker Progredienz der Erkrankung der chronischen Polyarthritis können antinukleäre Faktoren nachgewiesen werden, die beim Lupus erythematodes nahezu obligat sind.

Besonders bei malignen Verlaufsformen findet man gehäuft Komplementerhöhung im Serum. Die neuerdings stark in den Vordergrund getretene HLA-Typisierung läßt differentialdiagnostisch keine Unterscheidung der entzündlichen Erkrankungsformen zu. Eine Häufung scheint im DR-Lokus bei der chronischen Polyarthritis zu bestehen.

1.3.2 Synovialanalyse

Die wichtigsten Erkenntnisse lassen sich für die chronische Polyarthritis sicher aus der Synovialanalyse gewinnen. Als Mischung aus Dialysat des Blutplasmas und Exsudat entzündlich veränderter Synovialis bietet gerade die Synovia eine gute Differenzierbarkeit degenerativer, entzündlicher und bakterieller Prozesse.

Tabelle 1. Analyse der Synovialflüssigkeit. (Nach Hollander 1972)

Befund	Farbe	Aussehen	Viskosität	Muzinausfällung	Leukozyten/mm^3	Polymorphkernige Leukozyten [%]	Knorpelpartikel	Kristalle	Bakterien
Normal	stroh	klar	stark	normal	<200	<25%	0	0	0
Gicht	gelb bis milchig	trübe	gering	schwach	10000–12000	60–70%	0	Urate + (Nadeln)	0
Chondro-Kalzinose	gelb	leicht trübe (wenn akut)	gering (wenn akut)	normal bis schwach	1000–5000	25–50%	+	Kalzium-pyrophosphat + (Rhomboid)	0
Arthrose	gelb	klar	stark	normal	1000	<25%	±	0	0
Rheumatisches Fieber	gelb	leicht trübe	gering	normal	10000–12000	50%	0	0	0
Chronische Polyarthritis	gelb bis grünlich	trübe	gering	schwach	15000–20000	75%	0	gelegentlich Cholesterin	0
Septische Arthritis	gräulich oder blutig	deutlich trüb, eitrig	gering	schwach	80000–200000	75%	0	0	+
Traumatische Arthritis	strohgelb bis blutig, xanthochrom	klar bis blutig	stark	normal	<2000, wenige bis viele Erythrozyten	<25%	0 oder +	0	0
Tuberkulöse Arthritis	gelb	trübe	gering	schwach	25000	50–60%	0	0	+

Das Punktat wird analysiert nach 1) Farbe, 2) Viskosität, 3) Zellgehalt, 4) differenzierten Zelltypen, 5) klinisch-chemischen Parametern, 6) bakterieller Kulturdiagnostik. Die wichtigsten Parameter und Normwerte sind in der Tabelle 1 zusammengestellt.

1.4 Röntgenologische Kriterien

Das Röntgenbild ist ein Stützpfeiler in der Diagnostik entzündlich-rheumatischer Erkrankungen. Wichtigste Voraussetzung ist dabei die Anfertigung von Röntgenbildern in 2 Ebenen, ggf. in Funktionsstellungen, sowie der unerläßliche Seitenvergleich. Im Frühstadium der Erkrankung läßt uns auch das Röntgenbild oftmals im Stich. Ein normaler Röntgenbefund schließt jedoch nie eine rheumatische Erkrankung aus. Weichteilzeichen und Demineralisationen treten frühzeitig auf, aber erst arthritische Direktzeichen sind beweisend. Larsen, Dale u. Eeck haben seit 1975 (Dale u. Eeck 1975) eine Methode zur Graduierung der Schweregrade der rheumatischen Destruktionen entwickelt, die gleichzeitig auch eine röntgenologische Verlaufsdokumentation darstellen kann. Danach erfolgt eine Klassifizierung in folgenden Stadien (Kerschbaumer u. Erschbaumer 1984):

Stadium 0: Keine Veränderungen, normaler Gelenkstatus, keine arthritischen Zeichen.

Stadium I: Leichte Veränderungen, eine oder mehrere der folgenden Veränderungen sind vorhanden: periartikuläre Weichteilschwellung, periartikuläre Osteoporose, leichte Gelenkspaltverschmälerung, frühe unsichere Phase der Arthritis - Vergleich mit den nicht befallenen Gelenken. - Vergleichbar den Veränderungen im Alter, nach Trauma, sowie einer frühen Sudeck-Phase.

Stadium II: Definitive Frühveränderungen, Erosionen, Gelenkspaltverschmälerungen. Erosionen sind obligatorisch, außer in belasteten Gelenken (z.B. Tarsus).

Stadium III: Mittlere destruktive Veränderungen, starke Erosionen, stellenweiser Verlust des Gelenkspalts als Zeichen des kompletten Knorpelabriebs. Erosionen sind in allen Gelenken obligatorisch.

Stadium IV: Starke destruktive Veränderungen, nahezu kompletter Verlust des Gelenkspalts, starke erosive Veränderungen, bereits knöcherne Deformierung der stark belasteten Gelenke.

Stadium V: Mutilierende, ankylosierende Veränderungen, Verlust der natürlichen Gelenkflächen, starke knöcherne Deformierungen belasteter Gelenke.

Diese Stadieneinteilung hat sich im klinischen Alltag bewährt. Sie läßt auch eine klinische Graduierung der Schwere der rheumatischen Erkrankung zu und erscheint zudem praktischer als die von Steinbrocker entwickelten Stadien.

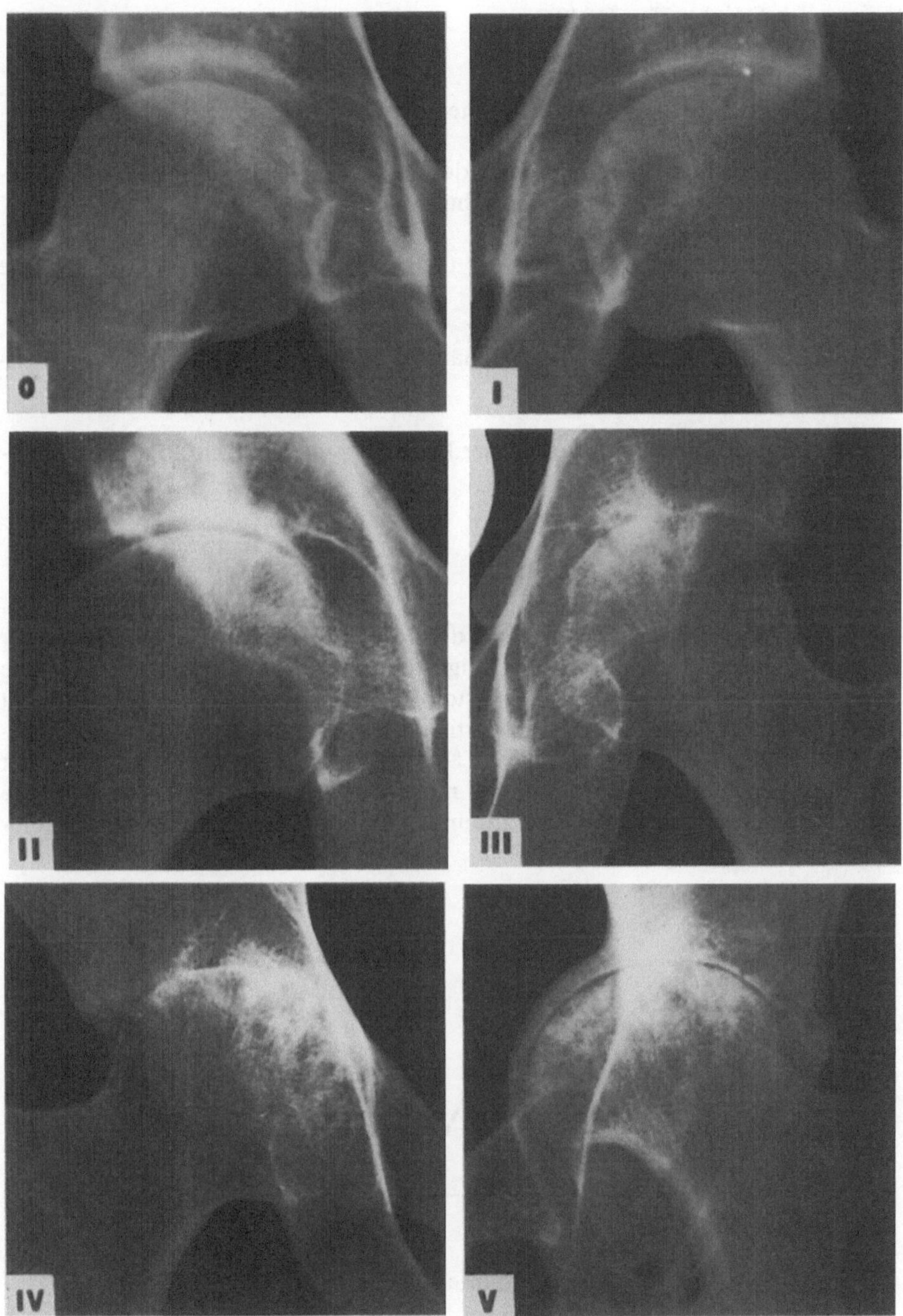

Abb. 6. Die Schweregrade 0–V der rheumatischen Destruktionen (nähere Erläuterung s. Text)

Stadien nach Steinbrocker (1949):

Stadium 1: Unbehindert:
Alle täglichen Arbeiten können ohne Behinderung verrichtet werden.

Stadium 2: Leicht behindert:
Trotz Schmerzen und Behinderung eines oder mehrerer Gelenke können tägliche Arbeiten verrichtet werden.

Stadium 3: Schwerbehindert:
Nur wenige oder keine der täglichen Arbeiten und der Selbstpflege können verrichtet werden.

Stadium 4: Invalid:
Bettlägerig oder rollstuhlabhängig, Selbstpflege beschränkt oder überhaupt nicht möglich.

Die Larsenstadien bieten den Vorteil der klinischen und röntgenologischen Kombination (Abb. 6).

1.5 Histologische Kriterien

Besonders in der Frühdiagnostik kann dem operativ Tätigen die Histologie der Synovialis bei der Einordnung einer Oligo- oder Monarthritis nützlich sein. Die Erwartungen an die Aussagekraft des histologischen Befundes sollten jedoch nicht zu hoch geschraubt werden. Charakteristika oder gar Spezifika sind in der Frühphase selten. Die Diagnose „chronische Synovitis" ist vielsagend. Fassbender hat seit Jahren den Versuch unternommen, morphologische Kriterien und klinische Verläufe einander zuzuordnen, um zu einer Wertigkeit verschiedener morphologischer Merkmale zu kommen (Abb. 7).

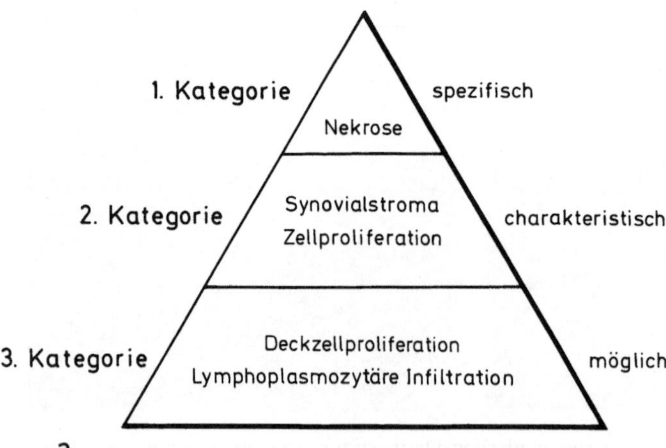

Abb. 7. a Die hierarchische Gliederung der morphologischen Merkmale der chronischen Polyarthritis. **b** Die 6 Konstituenten der Synovialklassifikation (*SKN* Synoviaklassifikationszahl). (Nach Fassbender 1975)

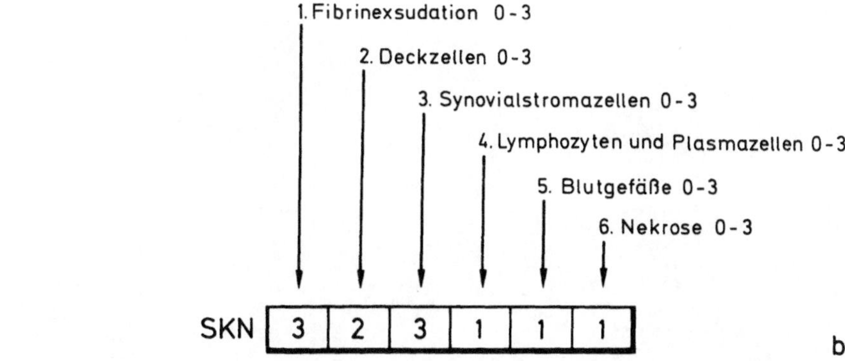

Abb. 7b

Ein morphologisches Merkmal 1. Ordnung wäre demnach für die chronische Polyarthritis die spezifische Nekrose, 2. Ordnung die mesenchymoide Transformation, 3. Ordnung Proliferation der Deckzellen sowie Lymphozyten- und Plasmazellinfiltrate. Zusätzliche Aussagekraft kommt dem Nachweis von Fibrinauflagerungen zu. Je nach Ausprägung und Vorhandensein der morphologischen Kriterien läßt sich in einer Graduierung von 0–3 eine Klassifikationszahl ermitteln, die Aufschluß über Zeichen eines exsudativen Schubes, Aktivitätsgrad, Schweregrad der Erkrankung, Beteiligung der Blutgefäße und Vorhandensein der Merkmale der chronischen Polyarthritis gibt. Dabei müssen die rheumatischen Vaskuli-

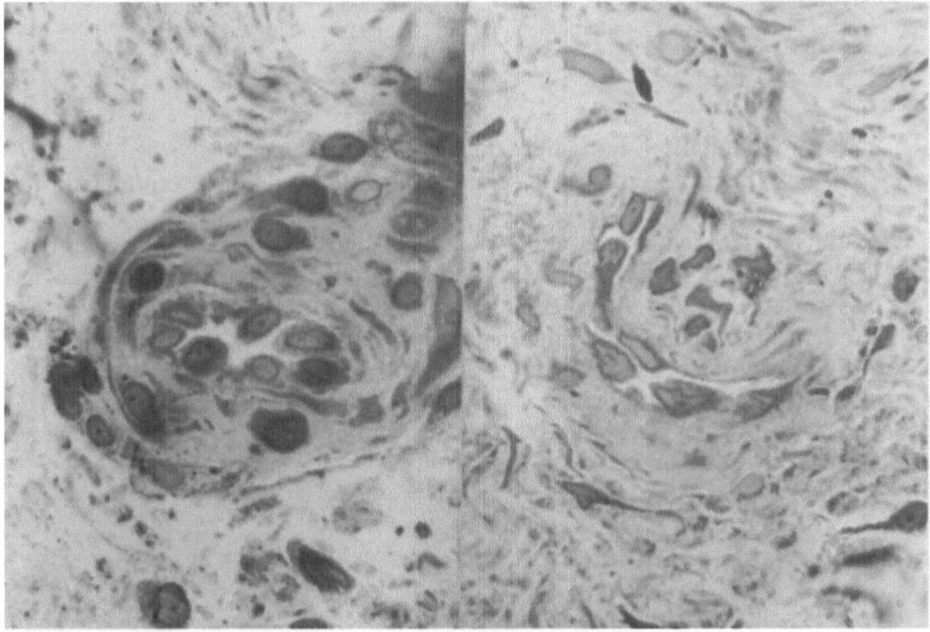

Abb. 8. Gefäß im Stratum fibrosum bei seropositiver chronischer Polyarthritis nach 10jährigem Krankheitsverlauf. Deutlich geschwollene Endothelzellen, teils mit beginnender fibroblastärer Transformation, periveskulär Histiozytenausläufer. Vergr. ca. 1000 ×

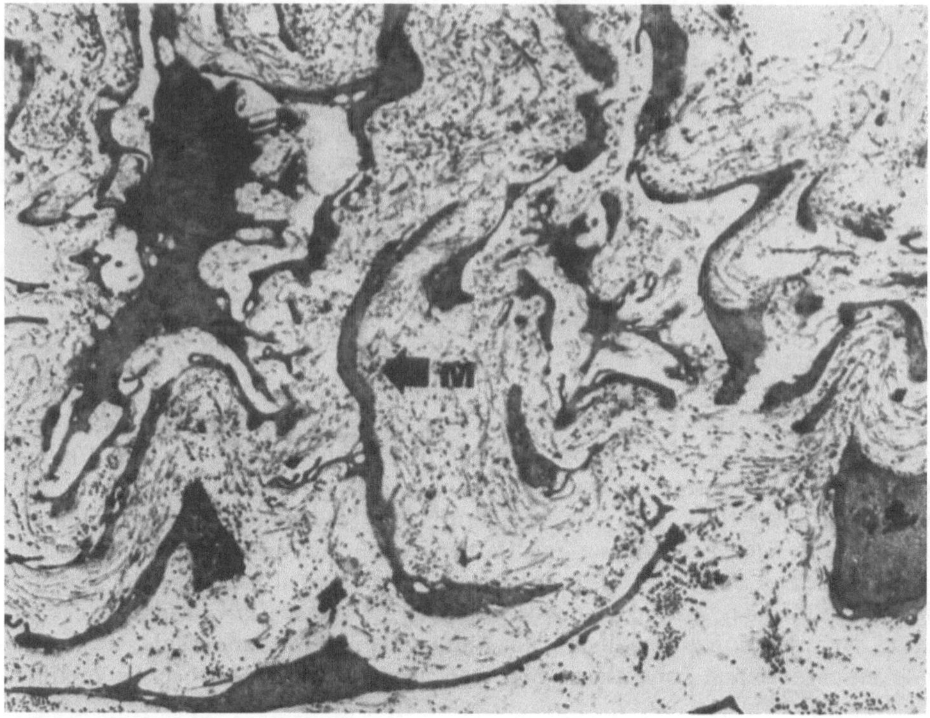

Abb. 9. Endzustand einer arteriolen Obliteration. Man sieht Zytoplasmareste ehemaliger Muskelzellen *(M)*, dazwischengeschichtete Basalmembranen, Kollagenfibrillen und amorphe Grundsubstanz. Vergr. ca. 24000:1

tiden und Verquellung der Endothelzellen mit Lumenverschluß sowie Wandnekrosen als sehr typisch für eine chronische Polyarthritis angesehen werden (Abb. 8 und 9).

Hinsichtlich der Aktivitätsbeurteilung sollten an den Pathologen keine übertriebenen Erwartungen gestellt werden. Im Operationssitus sieht man immer wieder, daß sich Areale in der Synovialmembran mit hoher und niedriger Zottenvegetation und unterschiedlichen Fibrinauflagerungen abwechseln. Daher wird der Pathologe sicher eher bei ausreichender und möglichst vollständiger Synovialis eine umfassende Beurteilung geben können, als mit Material, das nur bioptisch gewonnen wird. Unter endoskopischer Sicht entnommenes Material gewinnt zusammen mit dem Gelenkbefund nur dann noch an Aussagekraft.

1.6 Differentialdiagnostik

Im folgenden sollten die differentialdiagnostischen Kriterien weitgehend in Form von Übersichten abgehandelt werden. Bei dem Befund der Gelenkschwellung und des entzündlich veränderten Gelenks sollte an folgende Erkrankungsformen gedacht werden:

1. chronische Polyarthritis einschließlich juveniler chronischer Polyarthritis,
2. Psoriasisarthritis,
3. seronegative HLA/B 27-assoziierte Arthritiden,
4. seronegative Arthriden bei folgenden Grundleiden: Reiter-Syndrom, Colitis ulcerosa, M. Crohn, Kollagenosen,
5. Sarkoidose,
6. Streptokokkenarthritis, bakterielle Arthritiden,
7. kristallinduzierte Arthritiden (Gicht, Chondrokalzinose etc.),
8. Polyarthrose (aktiviert),
9. Tumoren (Plasmozytom, Synovialome, villonoduläre Synovitis).

Allen Krankheiten gemeinsam ist eine die chronische Entzündung auslösende „Noxe". Da die Synovialmembran ein funktionell ausdifferenziertes Bindegewebe ist, kann die Reaktionsweise demnach nur quantitativ variieren (Fassbender 1975). Ähnliche Veränderungen sieht man demnach in allen rheumatisch veränderten Synovialmembranen. Lediglich die Sklerodermiearthritis zeigt charakteristische morphologische Besonderheiten (Uehlinger 1973): hyaline Bänder unter dem Deckmesothel als Zeichen einer „Kapselsklerose".

Ebenso gehen die Veränderungen bei der Psoriasisarthritis histologisch mit einer verstärkten Neubildung kollagener Fasern einher. Ihre Synovialis ist auch klinisch derber im Tastbefund. Die Übersicht auf S. 16 bringt noch einmal die Differentialdiagnose der einzelnen chronisch-entzündlichen rheumatischen Erkrankungen.

Klinische Zeichen

Die Leitsymptome, Befallsmuster, Verläufe und typischen Merkmale sind in nachfolgender Übersicht, soweit dies möglich ist, aufgeführt. Sie sind vorwiegend auf die destruierenden Erkrankungen beschränkt. Arthralgien und Arthritiden im Zuge von Darmerkrankungen (M. Crohn, Colitis ulcerosa, Morbus Whippel etc.) bieten sämtliche Erscheinungsformen einer chronischen Polyarthritis. Ihr Prozeß ist so lange floride, so lange die Grunderkrankung nicht beherrscht werden kann. Im Fall der Colitis ulcerosa verschwinden oftmals mit operativer Versorgung des Darmes schlagartig die Gelenkbeschwerden und Schmerzen. Begleitarthralgien und flüchtige Arthritiden, wie bei der Hepatitis B, seltener bei der Hepatitis A, Scharlach, Röteln, Mumps, Grippe, Morbus Boeck usw., bilden sich mit Ausheilung der Grunderkrankung vollständig zurück.

In zunehmender Häufigkeit wurde in den letzten Jahren als Ursache einer reaktiven Arthritis eine intestinale Infektion mit Yersinia enterocolica bzw. pseudotuberculosis nachgewiesen. Ähnliche reaktive Arthritiden können im Zusammenhang mit Enteritiden durch Salmonellen, Schigellen und Camphylobacter auftreten. Bei der Lyme-Arthritis handelt es sich um eine Oligo- oder Polyarthritis, die meist zusammen mit einem Erythema chronicum migrans nach einem Zeckenbiß beobachtet wird.

Differentialdiagnose chronisch-entzündlicher rheumatischer Erkrankungen

Einzelne Erkrankungen

I. Chronische Polyarthritis
- Felty-Syndrom
- Sjörgen-Syndrom
- Caplan-Syndrom

II. Rheumafaktor-negative HLA/B 27-assoziierte Spondarthritiden
- Spondylitis ankylosans
- M. Reiter
- Arthropathia psoriatica
- Spondarthritiden bei Darmerkrankungen: M. Crohn, Colitis ulcerosa, M. Whipple
- M. Behçet

III. Psoriasisarthritis (Arthritis psoriatica)

IV. Kollagenosen
- LED
- Sklerodermie
- Dermatomyositis - Polymyositis
- Panarteriitis nodosa
- Sharp-Syndrom

V. Andere Erkrankungen
- Synovitis villonodularis

Differentialdiagnose (nach Kölle 1975; Huggler et al. 1974; Lenoch et al. 1966; Droste 1985)

I. Chronische Polyarthritis

ARA-Kriterien

1) Gelenkschwellung,
2) Schwellung eines weiteren Gelenkes in 3 Monaten,
3) symmetrische Gelenkschwellung mit Aussparung der DIP-Gelenke,
4) Morgensteifigkeit,
5) typischer Röntgenbefund,
6) Rheumafaktornachweis,
7) subkutane Rheumaknoten,
8) typischer Synovialbefund.

Klinische Symptome

A. Frühsymptome

Rezidivierende, polyartikuläre Gelenkschmerzen, Gelenkschwellungen, besonders an den Handgelenken, MCP-, PIP- und MTP-Gelenken.

B. Leitsymptome

Chronisch oder remittierend oder schubweise verlaufende Gelenkschmerzen und -schwellungen; symmetrisch an den kleinen Gelenken der Hände und Füße; Morgensteifigkeit.

C. Allgemeinsymptome
Krankheitsgefühl, Gewichtsverlust, Fieber, Schwitzen, Palmarerythem.
D. Extraartikuläre Manifestationen
Tenosynovitis, Tendovaginitis, subkutane Rheumaknoten.
E. Viszerale Manifestationen
Amyloidose, Vaskulitis, Hyperviskositätssyndrom, Polyneuropathie, Myo- und Perikarditis, Pleuritis, Lungenfibrose, Nephropathie, Lymphadenopathie, Splenomegalie, Uveitis.
F. Ossäre Komplikationen
Osteoporose, ischämische Knochennekrosen.

Verlauf
Fehlstellungen der Gelenke,
Funktionseinbuße,
Muskelatrophie,
Röntgenbefunde (s. Larsen-Stadien).

Labor:

Aktivität:	BSG, Elektrophorese (α_2-, γ-Globulin), normo-hypochrome Anämie, Fe, CRP.
Serologie:	Rheumafaktoren (LTT, WRT), ANA (niedrigtitrig, gegen ss-DNS etc.).
Synovialanalyse:	Viskosität ↓, Zellzahl über 3000/mm^3, Rhagozyten nachweisbar, saure Phosphatase ↑, LDH ↑, Kultur steril, Komplement C3, C4 ↓.

Felty-Syndrom:
Polyarthritis + Splenomegalie + Leukopenie.
Sjögren-Syndrom:
Polyarthritis + Sicca-Komplex.
Caplan-Syndrom:
Polyarthritis mit Pneumokoniose.

II. Rheumafaktor-negative HLA/B 27-assoziierte Spondarthritiden

Kriterien
1) Sakroiliitis mit oder ohne Spondylitis.
2) Oligo- oder Polyarthritis (asymmetrisch, besonders größere Gelenke der Beine).
3) Extraartikuläre Symptome:
   Augen: Uveitis anterior (Iritis, Iridozyklitis), Konjunktivitis;
   Ulzerationen: Mundhöhle, Gastrointestinaltrakt, Genitale, Urethritis, Prostatitis;
   psoriasiforme Effloreszenzen (Haut, Nägel), Erythema nodosum, Pyoderma gangraenosum, rezidivierende Thrombophlebitis, Herzveränderungen (AV-Block, Klappenfehler etc.).
4) Genetische Disposition:
   familiäre Häufung, HLA-Typ.
5) Fehlen von Rheumafaktoren und subkutanen Rheumaknoten.

II.1 Spondylitis ankylosans

Charakteristika

1) Genetische Disposition (HLA/B 27-positiv in über 90% der Fälle).
2) Volle Krankheitsausprägung bevorzugt.
3) Hauptmanifestationsalter 15-40 Jahre, Gipfel im 3. Dezennium.
4) Manifestationsfaktoren unbekannt (Infekt?).
5) Manifestationsort: vorwiegend Stammskelett, periphere Arthritis in ca. 60% der Fälle.
6) Chronischer Verlauf.
7) Viszerale Manifestationen:
   Iritis, Iridozyklitis (über 20% der Fälle), Karditis (AV-Block in 5-10% der Fälle), Aortitis (in 1-3% der Fälle), Lungenfibrose selten.
8) Komplikation Amyloidose (klinisch in 1% der Fälle).

Frühsymptome

1) Allgemeine Krankheitssymptome.
2) Frühmorgendliche tiefsitzende Kreuzschmerzen.
3) Ischialgiforme Schmerzzustände.
4) Akute, meist flüchtige, z. T. rezidivierende Mono- und Oligoarthritiden.
5) Iritis.
6) Fersenschmerzen.

Diagnosekriterien

1) Tiefsitzende Rückenschmerzen, Nachtschmerz.
2) Meßbare Einschränkung der WS-Mobilität (FBA, KSA, Ott, Schober).
3) Reduktion der Atembreite.
4) Thoraxschmerz.
5) Arthritiden (stammnah, asymmetrisch, untere Extremitäten).
6) Fersenschmerzen, Achillodynie.
7) Iritis, Iridozyklitis.
8) Humorale Entzündungszeichen.
9) Typischer Röntgenbefund.
10) HLA/B 27-positiv.

Röntgensymptome

1) SI-Arthritis (meist symmetrisch).
2) Wirbelsäule:
   Oseoporose, Syndesmophyten, Spondylitis anterior, Spondylodiszitis, Spondylarthritis, atlantoaxiale Dislokation, Bandverknöcherungen.
3) Symphyse - Symphysitis.
4) Periphere Gelenke:
   Koxitis, Omarthritis, Gonarthritis, Vorfußarthritis (MPT-Gelenke).
5) Insertionstendinitiden (Fibroostitiden):
   Sitzbein, Fersenbein.

Labor:

Aktivität CRP, BSG, Elektrophorese (α_2, γ-„Gammatyp“),
HLA-Typisierung: B 27-positiv, evtl. CW 1- und CW 2-positiv, RF-negativ.

II.2 M. Reiter

1) Postdysenterische Form (Yersinien, Shigellen, Salmonellen, Klebsiellen, Campylobacter).
2) Venerische Form, posturethritische Form (GO, Chlamydien).
3) Idiopathische Form.

Klinische Symptome

A. Hauptsymptome - Trias - Tetrade
1) Urethritis.
2) Konjunktivitis (Iritis bzw. Iridozyklitis).
3) Arthritis (Oligoarthritis, asymmetrisch, vorwiegend untere Extremitäten).
4) Reiterdermatose:
   Balanitis circinata, Keratodermie, Onychopathie, Psoriasis.
5) Stomatitis aphthosa.

B. Begleitsymptome
1) Insertionstendinitiden.
2) Sakroiliitis, Spondylitis.
3) Virzerale Beteiligung:
   Karditis, Pleuritis, Hepatosplenomegalie, ZNS-Komplikationen.
4) Fieber.
5) Humorale Entzündungszeichen.

Röntgensymptome
1) SI-Arthritis (einseitig betont).
2) Wirbelsäule:
   Parasyndesmophyten, Syndesmophyten,
3) Insertionstendinitiden (Sitzbein, Kalkaneus).

Labor:
HLA-Typisierung: B 27 positiv in 63-96% der Fälle,
bakteriologische Serologie (s. oben),
Urethralabstrich.

II.3 Enteropathische Spondarthritiden

- bei Colitis ulcerosa,
- bei Enteritis regionalis Crohn,
- bei M. Whipple.

Charakteristika
1) Grunderkrankung.
2) SI-Arthritis, Spondylitis.
3) Arthralgien, Arthritiden (migratorisch, Mono-Oligoarthritiden, nach multiplen Attacken nur leicht Veränderungen hinterlassend).
4) Augenaffektionen (Uveitis, Konjunktivitis).
5) Erythema nodosum.

II.4 M. Behçet

Klinische Symptome

a) Klassische Trias

1) Ulzerationen der Mundschleimhaut und des Gastrointestinaltraktes.
2) Ulzerationen der Anogenitalgegend.
3) Okuläre Manifestationen:
   Uveitis anterior,
   Hypopyoniritis,
   Vaskulitis der Retina.

b) Begleitmanifestationen

1) Hautbefall in 44% der Fälle (Erythema nodosum, polymorphes Erythem).
2) Gelenkbefall in 50% der Fälle (Arthralgie, Arthritis).
3) SI-Arthritis.
4) Neurologische Symptome in 10–20% der Fälle (Meningoenzephalitis des Stammhirns, Hemi-, Monoplegien, Kleinhirnsymptome).
5) Gefäßveränderungen (Thrombophlebitiden, Arteriitiden der Retina etc.).

Labor:

HLA-Typisierung B 5 bei 75% der Fälle positiv.

III. Psoriasisarthritis

Kriterien

1) Psoriasis beim Patienten oder nahen Blutsverwandten: Haut-, Nagelveränderungen.
2) Befallsmuster der peripheren Gelenke im Strahl, DIP-Gelenke, asymmetrisch.
3) Sakroiliitis, Spondylitis.
4) Typischer Röntgenbefund.
5) Rheumafaktoren negativ.
6) HLA-Muster.

Röntgensymptome

1) Periphere Gelenke:
   arrosive und produktive Kapselansatzarrosion (Protuberanzen), Destruktionen, Mutilationen, Ankylosen, buntes Nebeneinander abbauender und an- und durchbauender Prozesse.
2) Periostale Auflagerungen.
3) Wirbelsäule:
   SI-Arthritis (oft einseitig), Parasyndesmophyten.

Labor:

HLA-Typisierung:	B 17: Psoriasisgen,
	B 27, B 37 WS-Befall.
Selten:	A 3, A 9, B 13 etc.

1.6.1 Kollagenosen

Bei den Kollagenosen handelt es sich um entzündliche, systemische Bindegewebserkrankungen mit gestörter Immunregulation. Neben dem Befall verschiedenster Organsysteme können Synovitiden und chronische Arthritiden in unterschiedlicher Häufigkeit und Ausprägung auftreten. Allen Arthritiden gemeinsam ist die meist nur mäßig ausgeprägte Destruktionsneigung, nur selten ist deshalb eine operative Intervention notwendig.
Die wichtigsten Vertreter der Kollagenosen sind:

1. Lupus erythematodes,
2. Sklerodermie,
3. Poly- und Dermatomyositis,
4. Sharp-Syndrom,
5. Panarteritis nodosa.

1.6.2 Kristallablagerungskrankheiten

Eine weitere wichtige differentialdiagnostische Gruppe der Arthritiden ist die sog. Kristallarthritis. Häufigster Vertreter ist hier die Gichtarthropathie, abzugrenzen von der Chondrokalzinose (Pseudogicht). Der Verlauf der Gicht läßt sich in verschiedene Stadien einteilen. Aus der klinisch stummen Hyperurikämie entwickelt sich das 2. Stadium der Erkrankung, der akute Gichtanfall, bei dem fast immer Gelenke der unteren Extremitäten, am häufigsten das Großzehengrundgelenk, betroffen sind. Nach einem unterschiedlich langen Intervall, der interkritischen

Tabelle 2. Kristallablagerungskrankheiten. (Nach Brune in: Hart 1979)

	„Gicht" Uratkristallablagerungen	„Pseudogicht" Kalziumpyrophosphatablagerungen
Kristalltyp	Natriumurat	Kalziumpyrophosphatdihydrat
Krankheit	Gicht	„Pseudogicht" (eine akute, subakute oder chronische Erkrankung der großen Gelenke bzw. des Kniegelenks)
Begleitkrankheiten	Hyperurikämie (Uratüberproduktion, verminderte Uratausscheidung)	Degenerative Gelenkerkrankungen, Hämochromatosis, Gicht, Hyperparathyreoidismus, Hypertonie, Nierenversagen
Röntgenologische Befunde	Unauffällig oder umschriebene juxtaartikuläre Aufhellungen,	Unauffällig oder artikuläre Chondrokalzinose
Behandlung	Colchicin, Indomethacin (Amuno), Phenylbutazon (Butazolidin), Naproxen (Proxen)	Und Glukokortikoide (lokal), Indomethacin, Phenylbutazon etc.
Prophylaxe	Senkung der Uratkonzentration im Plasma	Bekämpfung der Begleitkrankheit

Phase, kann sich die Krankheit chronifizieren und in ihr Endstadium eintreten. Dieses 4. Stadium, die chronische Gicht, ist durch eine ständige polyartikuläre Arthritis, extraartikuläre Manifestation (Weichteiltophi) und Nierenbeteiligung gekennzeichnet. Der Nachweis von Kristallen in der Synovialflüssigkeit sichert die Diagnose. Die wichtigsten Unterscheidungsmerkmale der Gicht und der Pseudogicht sind in der Tabelle 2 noch einmal kurz aufgelistet.

2 Der Hüftbefall

Unterschiedliche Angaben werden in der Literatur über das Auftreten des rheumatischen Befalls des Hüftgelenks angegeben. 10% der Patienten von Vainio u. Pulkii (1961), 17% im Krankengut von Gschwend (1977), 10-33% bei Sweetnam et al. (1960), und 30% bei Fura et al. (1975) litten unter einer rheumatischen Koxitis. Jedoch nur ca. 3% (Lenoch et al. 1966) zeigen dabei einen monartikulären, isolierten Befall des Hüftgelenks. Wie bereits vorher erwähnt, reagiert das entzündliche Synovialgewebe uniform; lediglich das Ausmaß und die Intensität des destruierenden Angriffs sind unterschiedlich. Deswegen unterscheiden sich die Krankheitsbilder rheumatisch infiltrierter Hüftgelenke nur unwesentlich voneinander. Lediglich der Befallszeitpunkt, ihr Verlauf, ihr Erscheinungsbild und die Destruktionsmechanismen der Erkrankung lassen Rückschlüsse auf die ursprüngliche Form der Erkrankung zu. Bei der chronischen Polyarthritis tritt z. B. der Hüftgelenksbefall selten einseitig auf. Hier machen gelegentlich die oftmals monartikulären Verläufe bei der juvenilen chronischen Polyarthritis eine Ausnahme. Der Hüftbefall bei der Psoriasisarthritis ist eher selten, tritt dann meist monartikulär auf und zeigt nicht die starken mutilierenden Verlaufsformen, wie sie an den kleinen Fingergelenken eher typisch für diese Erkrankung sein können. Der Hüftgelenkbefall bei der Spondylitis ankylosans kann schnell in einer Ankylosierung enden,

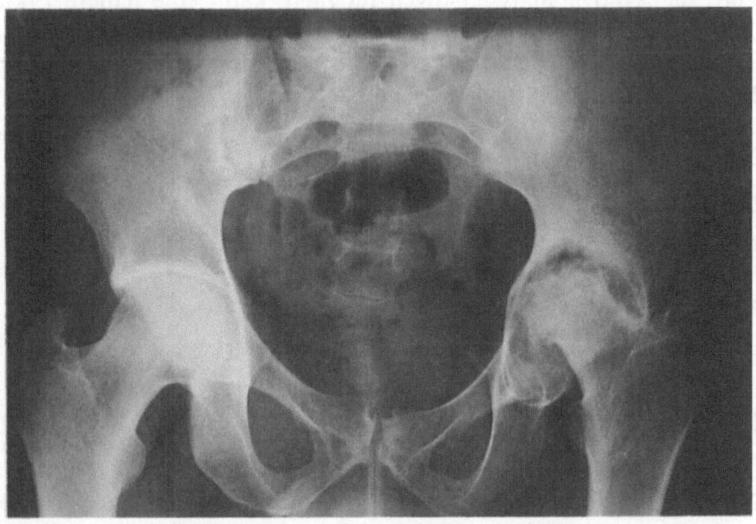

Abb. 10. Destruierende Koxitis bei juveniler Spondylitis ankylosans bei einem 23jährigen Patienten

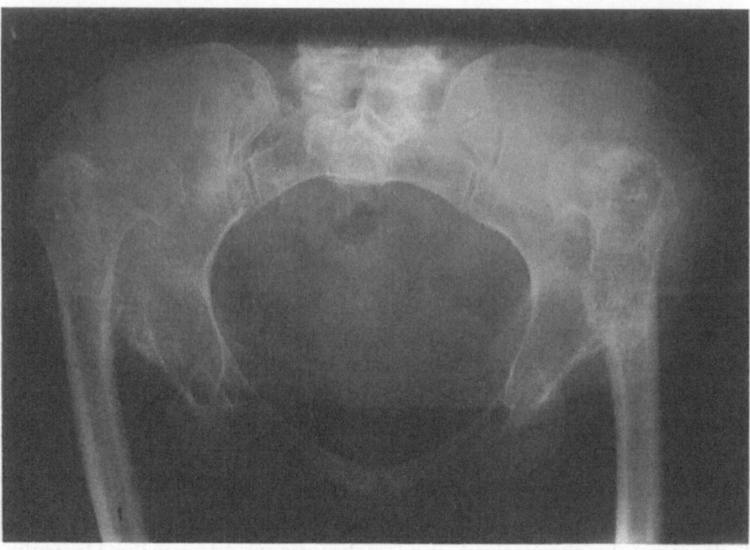

Abb. 11. Hohe Hüftluxation nach juveniler chronischer Polyarthritis. Hohe Aktivität zwischen dem 9. und 14. Lebensjahr, blander Verlauf bis zum 37. Lebensjahr (Zeitpunkt der Aufnahme), dann zunehmende Beschwerden von Seiten der Hüfte

zeigt aber auch Phasen erheblich destruierender Tendenz mit ausgeprägter Osteolyse bei der juvenilen Spondylitis ankylosans (Abb. 10).

Da der Befall insgesamt in der Regel aber ein sekundärer ist, kann die Diagnose aus der Grunderkrankung gestellt werden, ganz im Gegensatz zum isolierten monartikulären Befall. Hier ist dann die immunologische Diagnostik oftmals wegweisend; die Synovalanalyse, soweit möglich, kann eine nähere Erklärung bringen. Oftmals läßt sich nur am Verlauf der Erkrankung eine letztendliche Zuordnung ermöglichen. Aufgrund der Verlaufsformen lassen sich jedoch 4 unterschiedliche Befallsmuster des Hüftgelenks unterscheiden:

1. dysplastische Form,
2. Protrusionsform,
3. Destruktionsform,
4. De- oder Regenerationsform.

2.1 Dysplastische Form

Diese Verlaufsform (Abb. 11 und 12) ist im Grunde an einen frühzeitigen, oftmals monartikulären Befall des Hüftgelenks gekoppelt. Zeitpunkt des Befalls sind die ersten Monate des Säuglingsalters sowie die Kleinkindzeit bis hin zum Erreichen

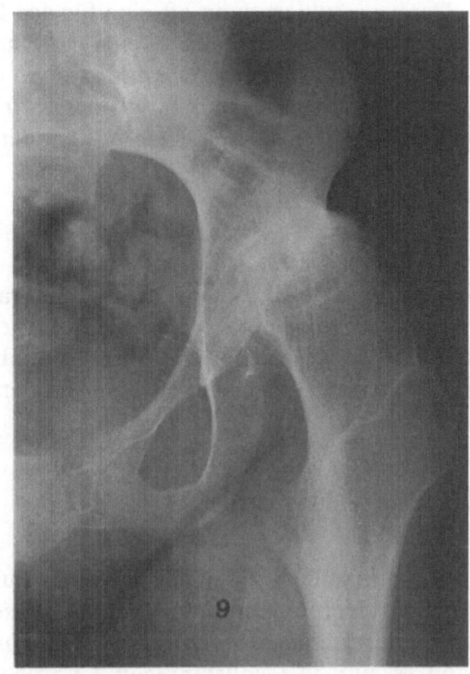

Abb. 12. Ankylosierende Koxitis nach frühkindlicher juveniler chronischer Polyarthritis. Beginn der Erkrankung im zweiten Lebensjahr. Operative Remobilisation im 19. Lebensjahr, danach 7jähriger komplikationsloser Verlauf, weiterhin normal

des 9. Lebensjahres. Es kommt zunächst zu einem Wachstumsschub der femoralen Epiphysenanteile mit Lateralisationstendenz des Hüftkopfs. Vainio u. Sairanen (1955) haben sogar eine beachtliche Anzahl von Hüftluxationen bei juveniler chronischer Polyarthritis beschrieben, die auf diesen Lateralisationsmechanismus zurückzuführen sind.

Andere Autoren, wie Forestier u. Canet (1959), Jaqueline et al. (1961) und Martel et al. (1962), konnten diese Befunde bestätigen. Rombouts u. Rombouts-Lindemans (1971) sahen diese Veränderungen in 26% der Fälle beim rheumatischen Befall der Hüfte vor dem 9. Lebensjahr. Später sank dieser Prozentsatz auf 3,5% ab. Kölle (1976) macht zudem die im frühen Kindesalter noch physiologische Valgusstellung mit verantwortlich. Ein einseitiger Wachstumsschub im femoralen Hüftanteil ist nach Rombouts u. Rombouts-Lindemans (1971) auch wiederum charakteristisch für den rheumatischen Befall des Hüftgelenks bis zum 9. Lebensjahr, wobei der Hauptwachstumsschub im Schenkelhals zur Ausbildung einer extremen Valgusposition führen kann, während der Wachstumsschub im trochantären Bereich eine Varusposition des Hüftgelenks zur Folge hat. Diese Form wird jedoch weit seltener angetroffen. Ein blander Verlauf in der Kindheit zeichnet die dysplastische Form der Hüftgelenkbeteiligung aus. Sie läßt keine weiteren knöchernen Destruktionstendenzen mehr erkennen. Zwischenzeitliche Schübe führen, zum größten Teil wahrscheinlich schmerzbedingt, zur Zunahme der Bewegungseinschränkung aufgrund bindegewebiger und muskulärer Verkürzungen. Vor allem betroffen ist hier die phylogenetisch alte Muskulatur der Adduktoren, der Musculus iliopsoas und der Musculus rectus femoris. Gerade diese Muskelgruppen neigen sehr zu Verkürzungen.

Daraus resultiert dann oft eine für das Hüftgelenk ungünstige Flexions-Adduktions-Kontraktur, die sicher eine Gefährdung der Gehfähigkeit bedeutet. Ein Großteil dieser frühkindlichen Koxitiden mündet letztendlich in einer Spondylitis ankylosans, Reiter-Erkrankung oder Psoriasisarthritis, die eine hohe bindegewebige und knöcherne Ankylosierungstendenz aufweisen (Abb. 12).

Morphologische Besonderheiten
Die morphologischen Kriterien der chronischen Synovitis sind bei dieser Erkrankungsform erkennbar, floride exsudative Schübe sind selten nachzuweisen. Das makroskopische Bild der Synovialmembranen ist eher durch eine geringe Zottenvegetation und wenig floride, entzündliche Areale gekennzeichnet. Die Fibrinexudation ist ausgesprochen mild und oftmals kaum nachweisbar. Es bietet sich fast das Bild einer ausgebrannten Synovialmembran.

2.2 Protrusionsform

Tritt der Erstbefall zum Zeitpunkt der Pubertät auf oder kommt es pubertätsbedingt zu einer Aktivierung des rheumatischen Geschehens, so sieht man häufig rapide destruierende Verläufe bei der Koxitis. Innerhalb von Monaten (Abb. 13) kann es zum fast vollständigen Knorpelverlust des Hüftkopfs und der Pfanne kommen. Kann die entzündliche Aktivität nicht gebremst werden, kommt es zur Ausbildung eines ganz typischen Destruktionsmusters (Abb. 14).

An der Knorpel-Knochen-Grenze des Hüftkopfes, vornehmlich im äußeren Quadranten, kommt es zum Übergriff des Pannus auf den Schenkelhals, indem es zur Ausbildung großer zystischer Strukturen kommt. Diese Zysten können derartige Ausmaße annehmen, daß nahezu zwei Drittel der Schenkelhalsregion von dieser Zystenbildung betroffen sind (Abb. 15 und 16). Ausgefüllt werden diese Zysten von gallertig-fibrösen Massen, die keine gerichtete Faserstruktur erkennen kassen. Der zweite Angriffspunkt des Pannus ist die Fovea centralis des Acetabulums. Hier schiebt sich der Pannus zwischen die beiden Kortikalisblätter und unterminiert durch Destruktion der Spongiosa die äußere Kortikalis der Hüftpfanne. Es kommt zur Erweiterung des Pfannenradius, wahrscheinlich aufgrund der knöchernen Resorption und des Einbrechens der äußeren Kortikalisanteile. Eine Verminderung der knöchernen Substanz ist nach Abschluß dieses entzündlichen Prozesses immer sichtbar. Abhängig vom Zeitpunkt des entzündlichen Schubs sieht man gelegentlich vor Schluß der femoralen Epiphysenfugen noch einen geringen Wachstumsschub. Die Protrusion, bedingt durch die relativ kleinen Hüftköpfe, ist oft auf einen arthritisbedingten, frühzeitigen Schluß der Epiphysenfugen im Hüftkopfbereich zurückzuführen. Diese Protrusionsform findet sich auch bei hochaktiven entzündlichen Prozessen der Hüfte, die vornehmlich bis zum 30. Lebensjahr auftreten.

Bei medikamentös noch unbehandelten oder nur kurzfristig anbehandelten Patienten sehen wir eine starke Vermehrung der Zottenvegetation im makroskopischen Befund, die z. T. unter medikamentöser Therapie bizarre Formen annehmen kann. Es kommt zu einer enormen Vergrößerung der sezernierenden Oberfläche

(Abb. 17). Klinisch dominiert hier die Beinverkürzung durch die Protrusion sowie der harte, knöcherne Anschlag bei der Bewegungseinschränkung (Abb. 18).

Eine zweite Form der Protrusionshüfte wird vorwiegend jenseits des 40. und 50. Lebensjahres gefunden. Ihr Auftritt ist mit einer Osteoporose vergesellschaftet. Nach Gschwend (1964) sind hier vorwiegend 2 Mechanismen wirksam:

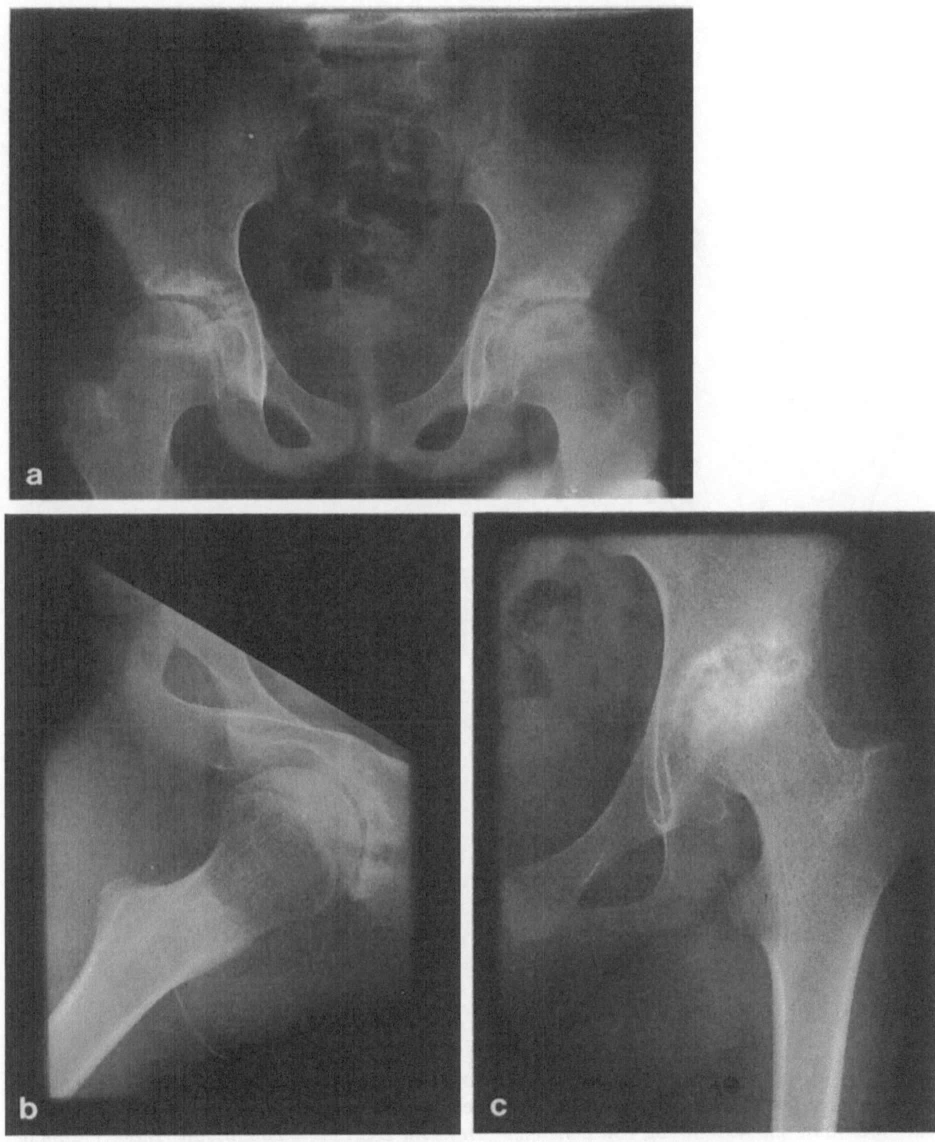

Abb. 13. **a** Juvenile chronische Polyarthritis mit Befall des rechten Hüftgelenks zur Zeit der Pubertät, 11. Lebensjahr **b** Gleiches Hüftgelenk 1½ Jahre später, Alter 12½ Jahre. **c** Gleiches Hüftgelenk 2½ Monate später als in **b**, Alter 12¾ Jahre. *Verlauf:* Spätsynovektomie, als 18jährige cupversorgt, z. Z. normaler Verlauf 5 Jahre postoperativ

1) Erweiterung der Gelenkpfanne,
2) Verkleinerung des Femurkopfes.

Die Erweiterung der Gelenkpfanne spielt hierbei die entscheidende Rolle. Durch Osteoporose bedingte Mikroeinbrüche im Pfannengrund kann es zur Inkongruenz zwischen Hüftkopf und Hüftpfanne kommen. Bei Belastung entstehen zentrale Spitzendrücke, die die Protrusionstendenz zusammen mit dem entzündlichen Angriff auf den Knochen noch verstärken.

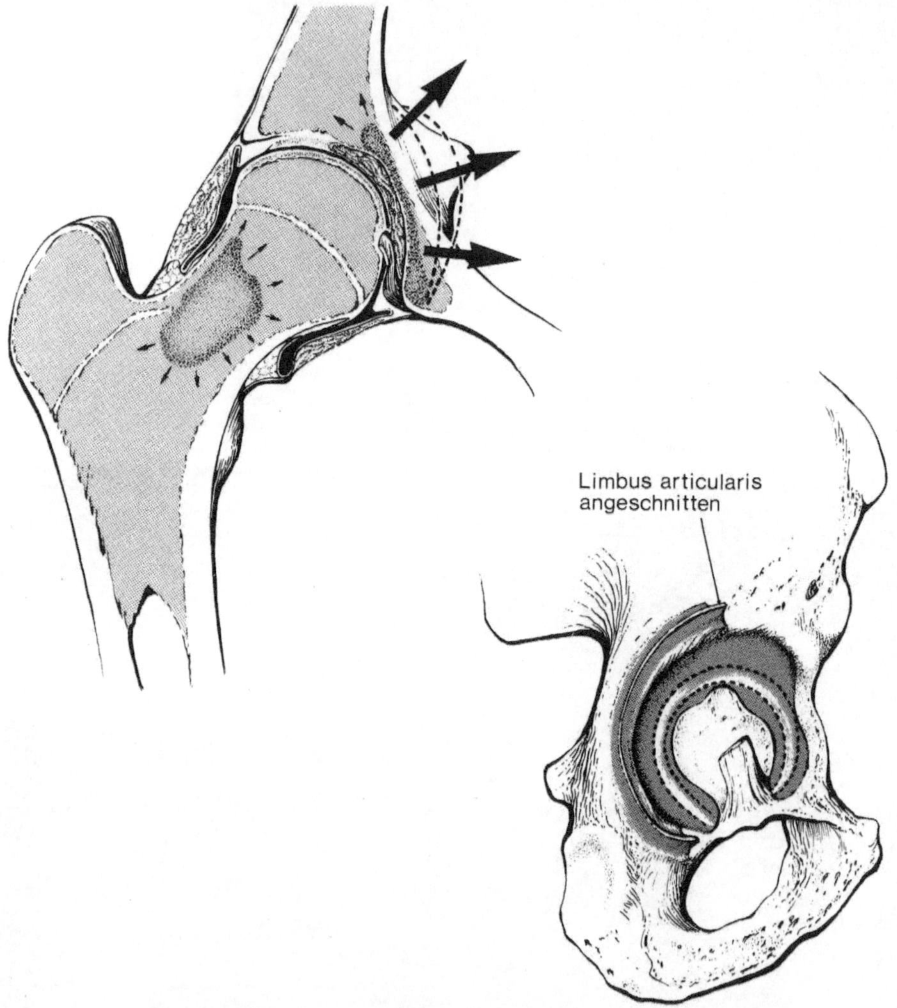

Abb. 14. Typische Verlaufsform des Pannusangriffs auf das juvenile Hüftgelenk. Zunächst kommt es im lateralen oberen Quadranten an der Knorpel-Knochen-Grenze zur Ausbildung von invasivem Wachstum mit Ausbildung von Schenkelhalszysten. Der zweite Angriffsort ist der Pfannenboden und hier die Fovea zentralis. Das äußere Kortikalisblatt wird vom Pannus und von destruierenden Synovialmembranmassen unterwandert und unterhöhlt. Es kommt zu Einbrüchen im Pfannenboden, zur Inkongruenz zwischen Hüftkopf und Hüftpfanne und zur Ausbildung einer Protrusion

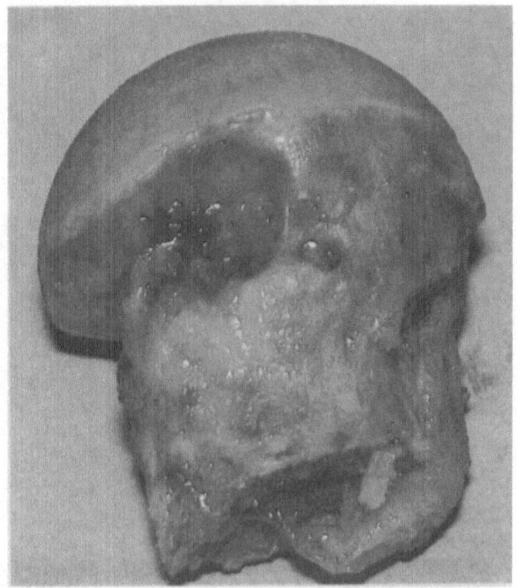

Abb. 15. Operationspräparat eines vollkommen entknorpelten Hüftkopfes mit starken Zystenbildungen an der Knorpel-Knochen-Grenze

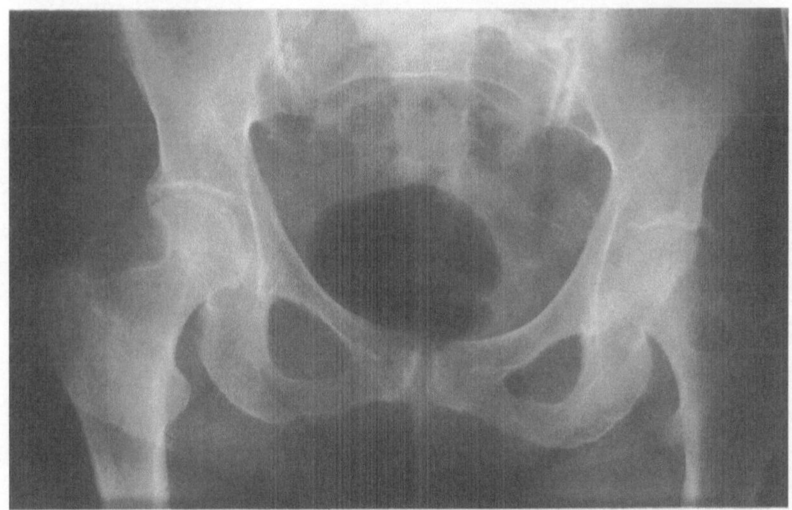

Abb. 16. Ähnliche zystische Veränderungen *rechts* an der Knorpel-Knochen-Grenze mit Aufbrauch nahezu eines Drittels des gesamten Schenkelhalses. Zystenbildung *linksseitig* in Schenkelhalsmitte bei einer jungen Polyarthritikerin

Die Synovialmembran dieser Form zeigt nicht die oben beschriebenen enormen Oberflächenvergrößerungen, sondern eher glatte oberflächliche Strukturen. Dies soll nicht besagen, daß die Aktivität der Erkrankung abgeschwächt ist.

Die entzündliche Aktivität erscheint bei den klinisch-serologischen Parametern erhöht, die Reaktionsfähigkeit der synovialen Gewebe aber eingeschränkt. Diese Beobachtung läßt sich vielleicht durch eine oft jahrelange medikamentöse Therapie erklären.

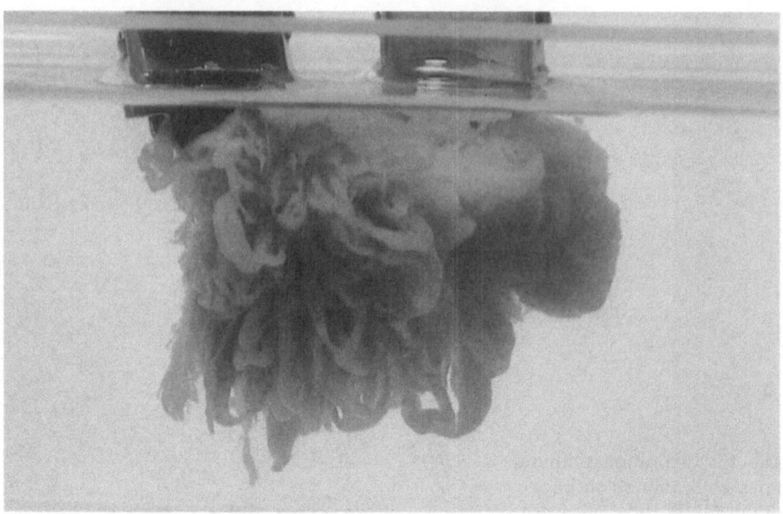

Abb. 17. Synovialmembranpräparat in Ringer-Lösung. Stark vergrößerte, stark sezernierende Oberfläche bei Protrusionskoxitis

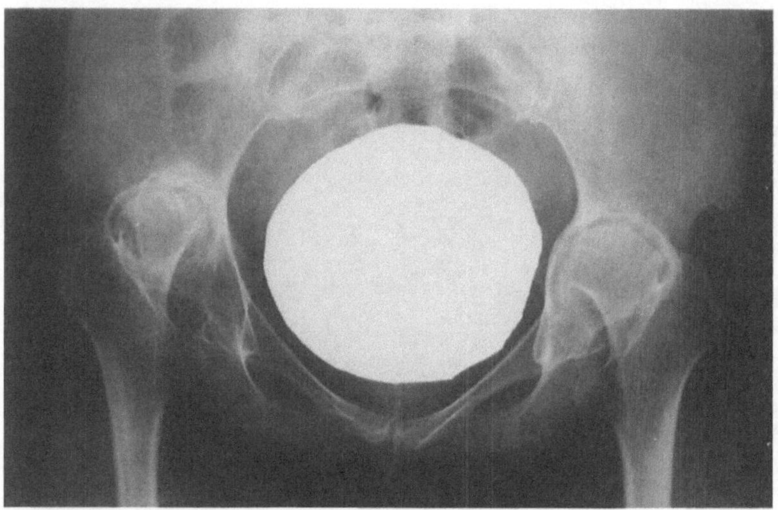

Abb. 18. Zustand nach juveniler Protrusionskoxitis nach Abschluß des Knochenwachstums. Weiterhin stark progrediente Verlaufsform mit zunehmender knöcherner Einsteifung des Bewegungsspiels

2.3 Destruktionsform

Hipp (1962) hat angiographisch eine Form des rheumatischen Hüftbefalls nachgewiesen, die mit der Obliteration der kleinen Gefäße, vornehmlich in der Endstrombahn im Hüftkopf, einhergeht. Klinisch ist diese Form gehäuft jenseits des 3. Lebensjahrzehnts und auch gehäuft unter langdauernder Kortisonmedikation

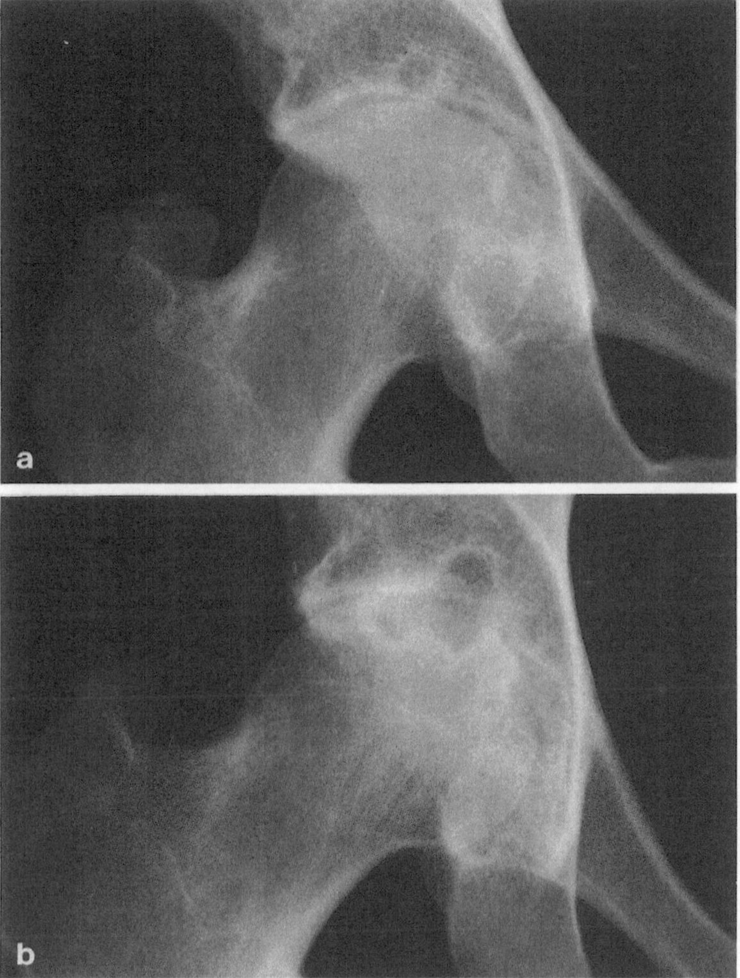

Abb. 19. **a** In Hüftgelenksmitte Ausbildung einer Pfannendachzyste. **b** Der gleiche Patient 3 Monate später. Weitere Zunahme der Pfannendachzyste. Ausbildung einer auf der Gegenseite korrespondierenden Zystenformation, eine weitere Zystenbildung im Pfannendach

nachweisbar (Sweetnam et al. 1960). Röntgenologisch ist der Ausgangspunkt meist eine kleine Knochenzyste im hinteren oberen Pfannendach (Abb. 19). Nachfolgend entwickelt sich ebenfalls eine zystische Formation auf der gegenüberliegenden Femurseite. Bald bietet sich das Bild einer kleinzystischen fleckigen Nekrose des Hüftkopfs. Im Operationssitus sieht man bei noch erhaltener Zirkumferenz des Kopfes im Frühstadium viele kleine Bindegewebspfropfen auf einer Knorpelglatze (Abb. 20). Bei weiterem Fortschreiten der Destruktion kommt es zu Einbrüchen der Kopfkortikalis. Histologisch zeigen diese Nekroseherde ein typisches Bild (Abb. 21). Die Nekrosezone wird durch ein derbes Pannusgewebe in der Hüftpfanne ersetzt. Hierdurch läßt sich oft die enorme Diskrepanz zwischen rönt-

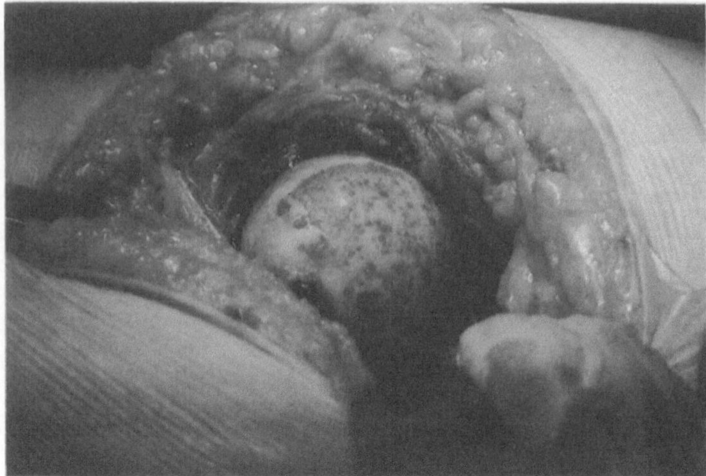

Abb. 20. Kompletter Knorpelabtrieb in den lasttragenden Anteilen. Kleinfleckige, erhabene, wie Bindegewebsnoppen imponierende zystische Formationen

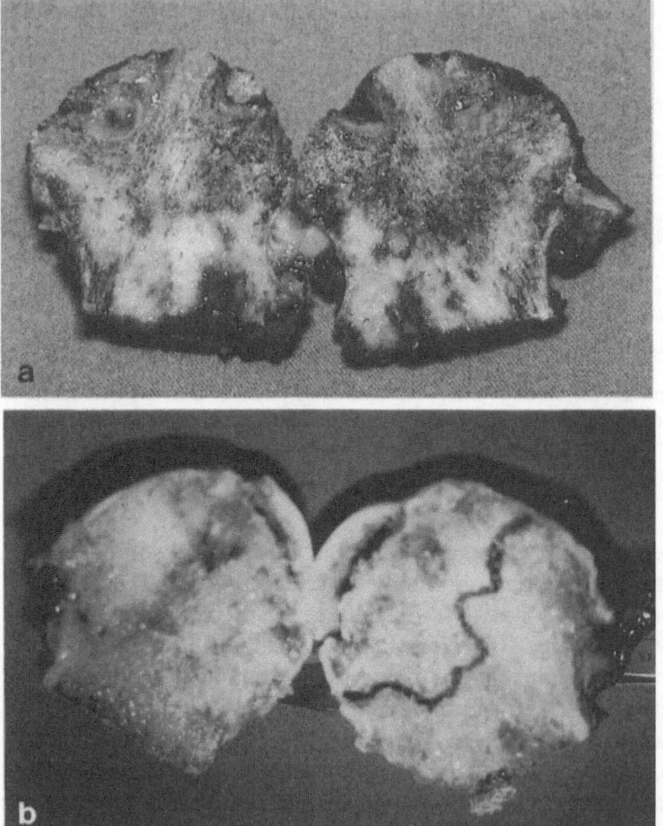

Abb. 21

genologisch sichtbaren Destruktionen und Mangel an klinischer Schmerzsymptomatik erklären (Abb. 22).

Diese Form ist durch einen rapiden destruierenden Verlauf im Hüftgelenkbereich gekennzeichnet. Pietrograndi u. Mastromarino (1957), Sweetnam et al. (1960) und Edström (1961) beschrieben schon in den 50er Jahren diese Zerfallsform. Den beiden Befallsformen gemeinsam ist der Zerfall einer regelrechten, oft schon sehr

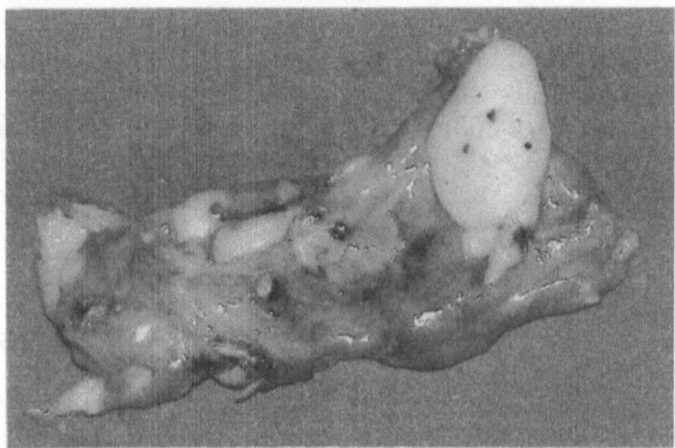

Abb. 22. Derbes Pannusmaterial vom Pfannengrund mit großen eingeschlossenen Fibrinplaques

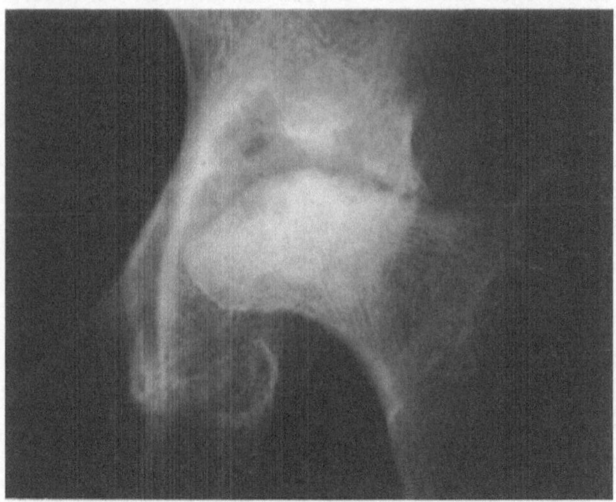

Abb. 23. Ausbildung eines Schenkelhalstorsos mit stark sklerotischen Anteilen in den gelenktragenden Bereichen. „Relativ weiter" Gelenkspalt durch derbes Interponat

---

◁ **Abb. 21. a** Operationspräparat einer ähnlich verlaufenden zystischen, kleinfleckigen Hüftkopfnekrose bei rheumatischer Koxitits. **b** Ausbildung eines avaskulären detritusähnlichen Anteils im Bereich des Hüftkopfes mit Ablösung der Knorpelschichten im weiteren Verlauf der destruktiven Veränderung des Hüftkopfes

porotischen, arthritisch gekennzeichneten Hüftgelenkstruktur innerhalb von Monaten und Wochen zu einem Schenkelhalstorso (Abb. 23). Dieser Zerfall geschieht, wie bereits oben erwähnt, nahezu schmerzfrei. Ein zusätzlicher Grund mag hier die begleitende Kortisontherapie sein. Die Autoren sehen in der Kortisontherapie einen Grund für die bizarre Zerstörung des Hüftkopfs. In weit geringerem Maße ist das Acetabulum betroffen. Auch in unseren Fällen war ein deutlicher Zusammenhang zwischen der Kortisontherapie und der Zerstörung der Schenkelhalsstruktur erkennbar. Erschwerend für die exakte Aussage ist sicherlich die Tatsache, daß die Patienten, bedingt durch den nahezu schmerzfreien Zerfall, erst sehr spät in ärztliche Behandlung gelangen. Intraoperativ sieht man den oben bereits erwähnten dicken fibrösen Pfannenbelag, der ein gutes Widerlager für den durch Destruktion arthroplastisch verformten Hüftkopf bietet. Das Knochenmaterial selbst ist sehr weich, fast zerfließlich, mit spongiösen Anteilen. Man hat das Gefühl, als ob nur die destruierte, in den Randbezirken auch sklerosierte Kortikalisstruktur dieses Gebilde zusammenhält.

2.4 Arthrotische Form (De- oder Regenerationsform)

Diese Form des arthritischen Hüftbefalls ist sicher die günstigste Veränderung. Der Krankheitsprozeß ist geprägt durch eine geringe Progredienz. Es finden sich hier vorwiegend sog. frühzeitig ausgebrannte Fälle, häufig nur nach einmaligem Schubgeschehen in einem Alter von 20 bis zu 35 Jahren. Bei dieser Befallsform überwiegen die reaktiven, rekonstruktiven Veränderungen der Hüfte in Form von exophytären Auflagerungen am Hüftkopf, wie wir sie bei den degenerativen

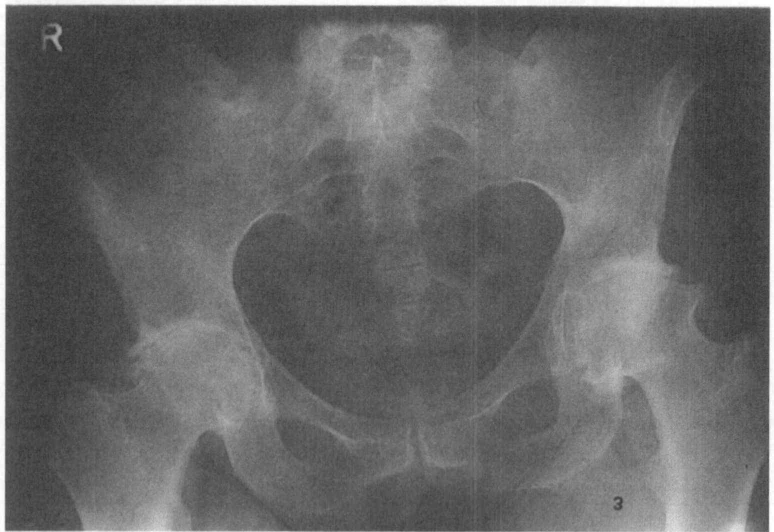

Abb. 24. Beckenübersicht einer 34jährigen Frau nach einmaligem Schubgeschehen in beiden Hüften im Alter von 28 Jahren. Stabile Pfannenbodenverhältnisse, exophytäre Auskragungen am Hüftkopf ähnlich den arthrotischen Veränderungen

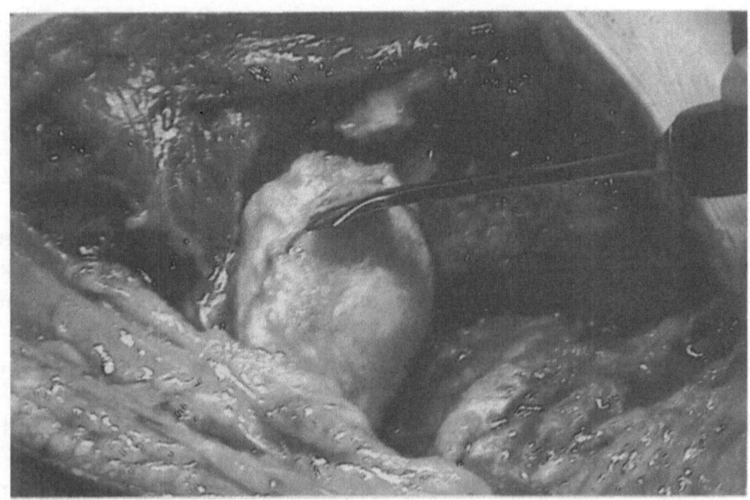

Abb. 25. Arthrotisch deformierter, mit Exophyten versehener Hüftkopf eines 48jährigen Mannes bei blandem Verlauf einer chronischen Polyarthritis

Erkrankungsformen des Hüftgelenks sehen. Gute und starke Pfannenbodenverhältnisse sind bei dieser Form eher die Regel. Zysten im Schenkelhalsbereich sind selten anzutreffen (Abb. 24 und 25).

Morphologische Besonderheiten
Die Synovialis ist eher derb und wenig zottig ausgeprägt. Das Erscheinungsbild ist blaß. Insgesamt ist der synoviale Zellverband wenig vermehrt. Nur gelegentlich findet man feine Fibrinauflagerungen auf einem mehrreihig angeordneten Deckzellabschluß. Überwiegend sind jedoch hier bindegewebige narbige Veränderungen in der Synovialmembran zu erkennen.

2.5 Manifestation im Röntgenbild

Die arthritische Veränderung im Röntgenbild ist sehr mannigfaltig. Daher kann jeder Versuch einer Klassifizierung einer Veränderung immer nur ein Versuch sein, alle Veränderungen, die ein derartig variationsreiches Bild einer Erkrankung bieten kann, einem Stadium zuzuordnen. In der Diagnose der rheumatoiden Arthritiden ist das Röntgenbild nur ein Baustein. Die Diskrepanz zwischen präoperativem Röntgenbefund und Situsverhältnissen unter der Operation relativiert täglich den Stellenwert des Röntgenbildes. Funktionelle Verhältnisse an den Gelenken, Röntgenbefund und Situs ergeben zusammen eine Aktualitätsdiagnose. Eine gelungene Stadieneinteilung für alle Gelenkformationen, die auch eine gute Brauchbarkeit für die klinischen Aspekte bietet, ist die Stadiumeinteilung der röntgenologischen Veränderungen nach Larsen (1974). Diese Röntgenbefunddokumentation korreliert größtenteils mit den klinischen Befunden. Die Stadien nach Larsen erheben keinen Anspruch auf Spezifität für die chronische Polyarthritis, sondern sind ebenso für alle entzündlichen peripheren Gelenkbeteiligungen verwendbar. Für das Hüftgelenk wäre dann die Stadieneinteilung folgendermaßen zu charakterisieren (s. auch Abb. 6):

Stadium 0: Keine Veränderungen, regelrechter Gelenkstatus, Veränderungen sind nicht unbedingt mit einer Arthritis vereinbar, z. B. könnte eine Knochenanlagerung vorhanden sein.

Stadium I: Geringe Veränderungen, eine oder mehrere der folgenden Veränderungen sind vorhanden: Weichteilschwellung, artikuläre Osteoporose, geringe Gelenkspaltverschmälerung, insgesamt frühe unsichere arthritische Zeichen, ähnlich der Sudeck-Dystrophie im Frühstadium. Der Seitenvergleich im Röntgenbild sollte stets in die Klassifizierung mit einbezogen werden!

Stadium II: Sichere Frühzeichen: Erosionen oder Gelenkspaltverschmälerungen, entsprechend dem Standardröntgenbild.

Stadium III: Mittlere destruierende Veränderungen: Erosionen und Gelenkspaltverschmälerungen sind obligatorisch. Im Hüftgelenk ist oft nur im dorsolateralen Gelenkabschnitt eine Gelenkspaltbildung zu erkennen. Deutliche subchondrale Sklerosierung und auch beginnende Zystenbildung in den Hüftkopfanteilen.

Stadium IV: Schwere destruierende Veränderungen: Erosionen, durch Gelenkspaltaufhebung destruierende Verformung des Hüftkopfes, beginnende Pfannenprotrusion, oft sklerosierende Zeichen, die an eine kleinflächige Hüftkopfnekrose erinnern.

Stadium V: Mutilierende Veränderungen: Die Gelenkoberfläche ist nicht mehr nachweisbar, ausgeprägte knöcherne Deformierungen zeigen sich in den stark lasttragenden Gelenkanteilen. Übergänge zur Ankylosierung.

2.6 Differentialdiagnostik des arthritischen Hüftbefalls

1) Nichttuberkulöse bakterielle Koxarthritis

Sie entsteht am häufigsten über eine hämatogene Ansiedelung in der Synovialmembran und im subchondralen Knochenmark. Oft sind auch Gelenkpunktionen sowie operative Eingriffe am Hüftgelenk Grund der bakteriellen Invasion. Im Säuglings- und Kleinkindalter ist vornehmlich die hämatogene Infektion führend in der Ätiologie. Frühzeichen der bakteriellen Infektionen sind die intraartikuläre Volumenzunahme und dadurch bedingte Fehlstellungen der artikulierenden Knochen zueinander. Je akuter die bakterielle Infektion verläuft, desto ausgeprägter treten frühzeitig arthritische Weichteilzeichen auf, desto unschärfer sind auch die Konturen im Bereich der Spongiosa und um so frühzeitiger sind auch Zerstörungen des Gelenkknorpels wie Gelenkspaltverschmälerungen der gelenktragenden Anteile zu erkennen. Das Ausmaß der Destruktion richtet sich nach dem Erfolg der antibiotischen Behandlung.

2) Tuberkulose des Hüftgelenks
Sie entsteht hämatogen durch Absiedelung der Erreger in die Synovialmembran. Die frühesten Zeichen sind oft erst nach 2-3 Monaten nach Beschwerdebeginn durch gelenknahe Entkalkung zu erkennen. Hier ist vor allen Dingen der immer wieder geforderte Seitenvergleich im Röntgenbild bei monartikulärem Befall äußerst wichtig. Im weiteren Verlauf kommt es dann zur Erosionsbildung und Gelenkspaltverschmälerung. Sequester und verkalkte Abszesse sind daher nur als Spätbefunde anzusehen.

3) Lipoiddermatoarthritis
Dieses Krankheitsbild ist gekennzeichnet durch Erosionen, Destruktionen und Mutilationen sowie ausgeprägte Zerstörungen am Hüftgelenk, die beidseits des Gelenkspaltes ihren Ursprung haben. Diese Veränderungen können manchmal bis auf den Schenkelhals übergreifen. Die Diagnose der Lipoiddermatoarthritis kann jedoch röntgenologisch allein nicht gestellt werden. Hier muß vor allen Dingen differentialdiagnostisch an einen Hyperparathyreoidismus gedacht werden, der ähnliche Veränderungen bieten kann.

4) Mukopolysacharidosen und Mukolipidosen
Bei diesen genetisch determinierten Stoffwechselerkrankungen kommt es zu hereditären systemischen Wachstums- und Entwicklungsstörungen des Skeletts. Diese Formveränderungen sind an beiden Hüftgelenken nachweisbar. Deformierungen der Hüftköpfe mit zystischen Formationen sind im Kleinkind- und auch im Erwachsenenalter nachweisbar und müssen streng gegen die Veränderungen der bakteriellen Koxitis abgegrenzt werden.

5) Gichtarthropathie
Diese Erkrankung zeigt keine spezifischen Formationen am Hüftgelenk. Sie verläuft eher unter dem Bild der unspezifischen Koxarthrose ab.

6) Ochronotische Osteopathie
Sie zeigt am Hüftgelenk ebenfalls das Bild der Coxarthrosis deformans. Hier fällt jedoch eine ausgeprägte Fibroostosenbildung sowie das Auftreten rundlicher Bauer-Kienböck-Knochenherde in Nähe der Insertionen von Sehnen auf.

7) Hämophilieosteoarthropathie
Sie zeigt das Bild eines Pseudotumors; durch rezidivierende Gelenkknochenblutungen kann es zu intraossären und subperiostalen Hämatomen sowie zystischen, oft gekammerten hämophilen Pseudotumoren kommen. Ist das Acetabulum beteiligt, kommt es zu zentralen Hüftluxationen; Blutungen in die Beckenweichteile lösen im Spätstadium Weichteilossifikationen aus.

8) Angeborene heriditäre Hämoglobinopathien
Sie weisen v.a. Zeichen der beginnenden Hüftkopfnekrosebildung auf. Es finden sich hier vorwiegend kleinfleckige Nekrosen, die bis zur Ausbildung von großen, an die Hüftkopfnekrose erinnernde Destruktionsbezirke progredient sein können.

Im Endstadium bieten sie dann das Bild eines dem Morbus Perthes ähnlichen Befundes.

9) Amyloidosteoarthropathie

Bei dieser oft bilateral symmetrischen Manifestation an den Hüftgelenken kommt es zu großzystischen, manchmal randständigen Osteolysen sowie Erosionen der Kapselinsertionszone. Röntgenologisch fällt ein gleichmäßig breiter Gelenkspalt auf.

10) Malignes Synovialom

Wegweisend für die Differenzierung dieser Erkrankung sind pleomorphe Verkalkungen in einer unmittelbar periartikulären, oft gelappten Weichteilverdichtung sowie Knochenerosionen. Eine Verdrängung der Weichteilstrukturen läßt auf infiltrierendes Wachstum dieses Weichteiltumors schließen.

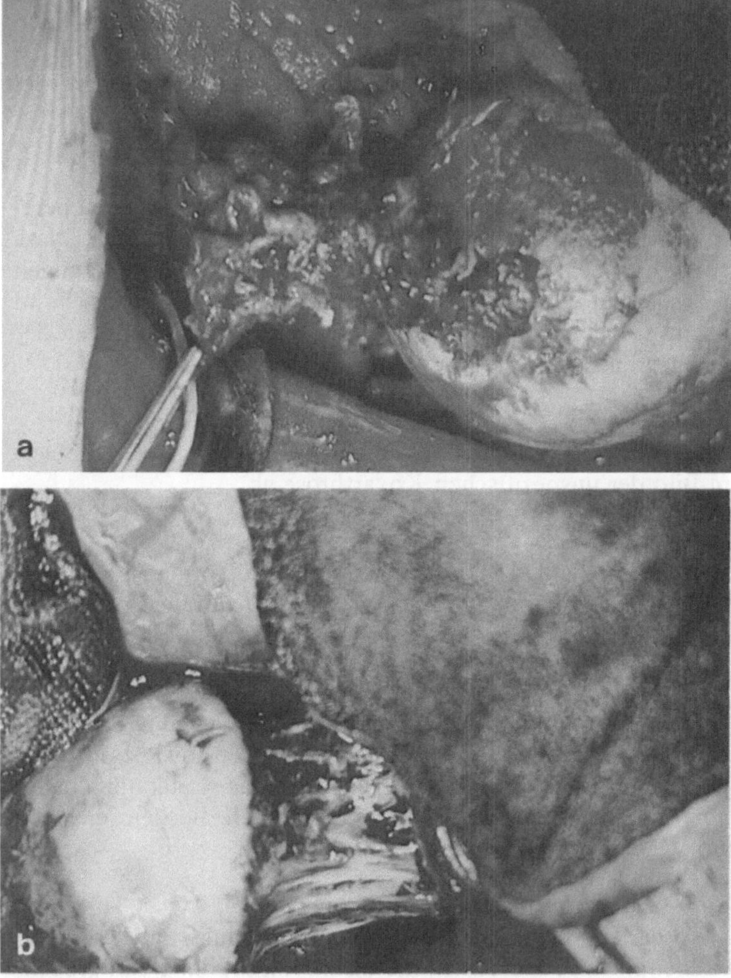

Abb. 26. a 25jähriger Patient mit pigmentierter Synovialitis villonodularis, Synovialzotten am Schenkelhals. **b** Gleicher Patient nach Synovektomie und temporärer Luxation des Gelenks, strähnige Kortikalisverdickung am Schenkelhals

11) Pigmentierte villonudoläre Synovialitis
Charakteristisch für diese Erkrankungen sind zystisch imponierende Osteolysen, die sowohl den Femur allein als auch den acetabulären Teil des Gelenks betreffen können.

Nach dem Kniegelenk ist das Hüftgelenk die zweithäufigste Lokalisation dieser Erkrankung. Sie kann monoartikulär auftreten. Ossäre Veränderungen sind sicher erst im Spätstadium nach mehreren Jahren Krankheitsverlauf zu erwarten. Bei den auftretenden Zysten stellt sich der Rand scharf oder unscharf, gelegentlich mit oder ohne Randsaum, dar. Bei starkem Befall der Femurkopfkalotte kann diese gelegentlich einbrechen (Abb. 26).

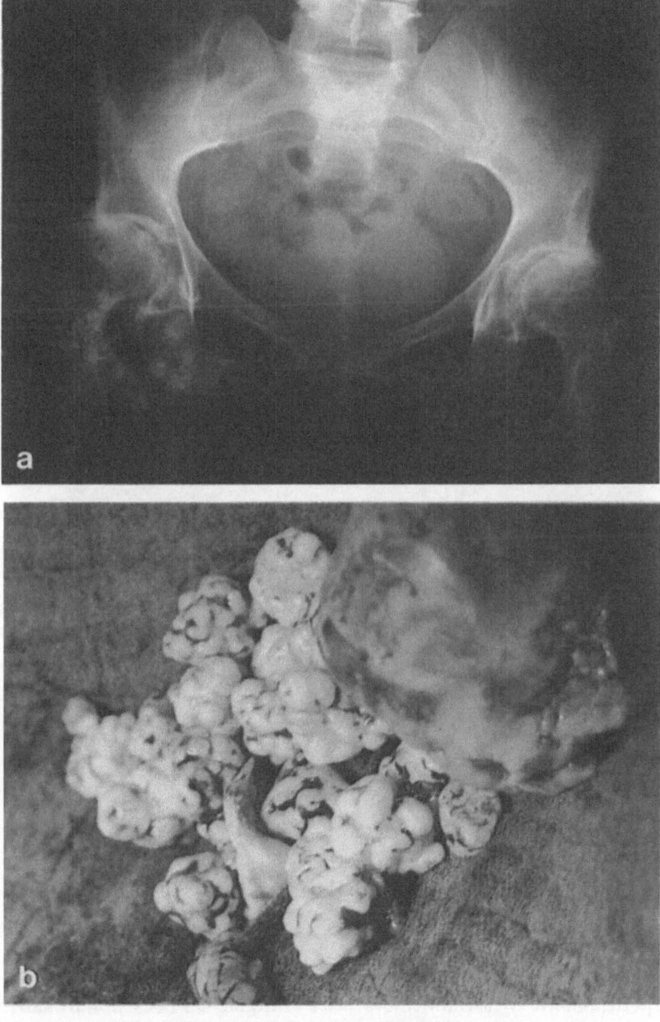

Abb. 27. a Röntgenbild einer typischen Gelenkchondromatose einer 65jährigen Frau, vollkommener Aufbrauch des Knorpelbelags des Hüftkopfes. **b** Operationssitus bzw. Präparatbild

12) Neoplastische Synovialchondromatose (Morbus Reichel)
Bei dieser Erkrankung sind zahlreiche Synovialchondrome erst zu einem sehr späten Zeitpunkt zu erkennen, wenn keine Arthrographie vorliegt. Erst im Stadium der Verkalkung wird das typische Bild sichtbar. Die Erosionen der artikulären Knochen werden durch Druck der chondromatösen Partikel erzeugt (Abb. 27).

13) Chondrokalzinose
Dieses Krankheitsbild manifestiert sich eher im periartikulären Bereich und zeigt Verknöcherungen in den knorpeltragenden Flächen. Charakteristisch sind die zarten, feinen, strichförmigen Ausziehungen entlang der Knorpeloberfläche, vorwiegend im femoralen Bereich (Abb. 28).

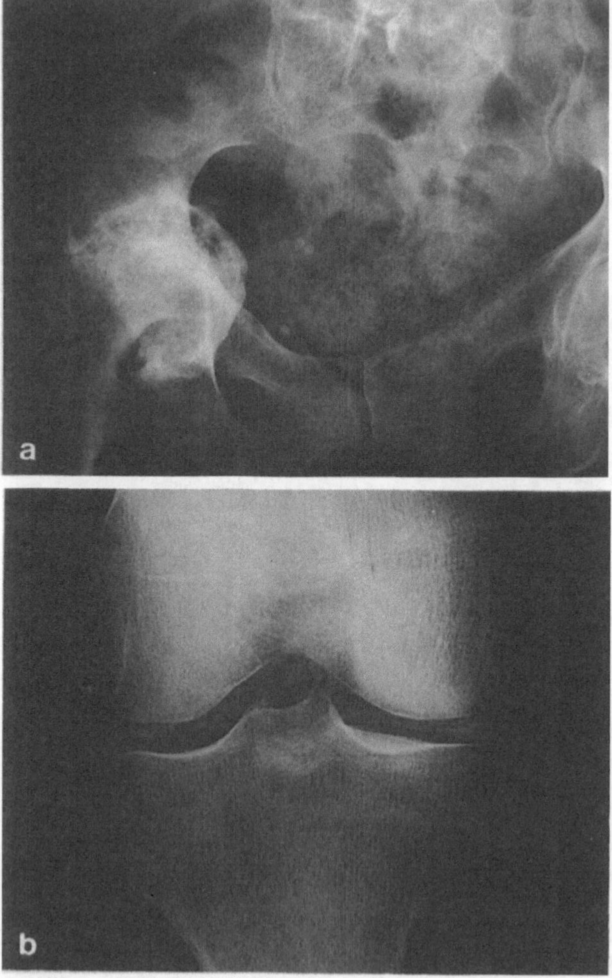

Abb. 28. a Charakteristische Veränderungen mit kalzifizierenden Einlagerungen in eine leicht hypertrophierte Synovialmembran des Hüftgelenks bei Chondrokalzinose, die eine kleinfleckige Osteonekrose vortäuschen kann. **b** Kniegelenk der gleichen Patientin mit deutlich verkalkten Menisken, die für die Chondrokalzinose typisch sind

2.7 Arthroskopie des Hüftgelenks

Das Hüftgelenk ist gerade für den Untersucher schwer zugänglich. Die straffen Weichteilstrukturen, die Adduktoren auf der medialen Seite, Rectus femoris, sowie die Abduktoren auf der lateralen Seite lassen eine Palpation der Hüftsituation ebensowenig zu wie die im chronisch-entzündlichen Stadium straffe Hüftgelenkkapsel. Auf das Hüftgelenk bezogene Aktivitätskriterien bei der Untersuchung sind daher nur schwer möglich. Lediglich die seitendifferente Schmerzangabe und die Bewegungseinschränkung weisen auf eine aktivitätsbezogene Diagnose hin. Weitere Aufschlüsse über eine lokale Aktivität lassen sich über die

1) Arthroskopie,
2) Szintigraphie gewinnen.

Die arthroskopische Gelenkdiagnostik bei der rheumatoiden Arthritis des Hüftgelenks ist keine Routinemethode. Lediglich aus der Klinik Lund wird diese Methode als Routinemethode zur Aktivitätsdiagnostik bei juveniler chronischer Polyarthritis des Hüftgelenks propagiert. Ein Erfahrungsbericht über 15 Arthroskopien des Hüftgelenks in einem Zeitraum von 11 Jahren aus dem Jahre 1981 beschreibt den Wert dieses Untersuchungsverfahrens (Holgerson et al. 1981).

Arthroskopiert wurden jedoch nur Gelenke mit dringendem Verdacht auf eine floride Synovitis des Hüftgelenks. Die Arthroskopie erfolgte stets in Operationsbereitschaft zur Synovektomie des Hüftgelenks. Allein 11 Patienten wurden anschließend einer Synovektomie unterzogen. Der Zugang erfolgte über einen lateralen Einstich durch die Abduktorengruppe.

Wir haben uns zu diesem invasiven diagnostischen Verfahren nicht durchringen können. Der klinische Befund, die Enzymaktivität und die Anfertigung eines Szintigramms sind ausreichende Kriterien zur Beurteilung der Aktivität der entzündlichen Veränderungen des Hüftgelenks.

Dabei sollte man sich nie auf einen einmaligen stationären Befund verlassen, sondern stets engmaschige Kontrollen zur Beurteilung der Aktivität durchführen. Persistieren der szintigraphischen Veränderungen und Progredienzen im röntgenologischen Verlauf, die schon recht frühzeitig zu sehen sind, sind Indikationen für weiterführende lokale Maßnahmen.

3 Therapie des chronisch-entzündlichen Gelenkbefalls

Der chronische Gelenkrheumatismus hat als Erkrankung eine erhebliche Bedeutung für die Lebensqualität des Patienten. Die Folgen dieser Erkrankung beeinträchtigen diesen in hohem Maße, ohne jedoch die Lebenserwartung wesentlich zu verkürzen. Rückwirkungen auf die Psyche bleiben durch die ständige Konfrontation mit dieser Erkrankung sicher nicht aus.

Das Erleben ständiger Schmerzen und das Miterleben des Verfalls der Gelenke bei weiterer Progredienz beeinflussen den Kranken erheblich. Seine Einstellung zur Familie, zum Arbeitsplatz und zur Gesellschaft wird daher von der Progredienz dieser Erkrankung bestimmt (Josenhans 1977).

Die Therapie des chronisch-entzündlichen Gelenkrheumatismus kann demnach nicht einseitig sein. Ziel jeglicher Behandlung soll es sein, den Erkrankten vor der Isolation zu bewahren, ihm ein größtmögliches Maß an Schmerzfreiheit zu gewähren, die Gebrauchsfähigkeit seiner Gelenke möglichst zu erhalten, um eine lange Integration in die Gesellschaft zu erhalten, und ihn von der Hilfe des Mitmenschen unabhängig zu machen, ohne ihn jedoch zu isolieren. Probleme im Erwerbsleben werden durch vorübergehende Arbeitsunfähigkeit, notwendige Arbeitspausen und drohende vorzeitige Invalidisierung hervorgerufen.

Die Gestaltung des Arbeitsplatzes, die Schwierigkeiten beim Arbeitsweg und das mangelnde Verständnis der Kollegen und Vorgesetzten, sowie ein durch die Krankheit manchmal entstehender Prestigeverlust, sind für die Erkrankten von großer Bedeutung. Die Therapie ist daher nicht auf eine medikamentöse Behandlung allein zu stützen. Spezielle krankengymnastische Therapie, Bewegungstherapie in Gruppen sowie ggf. die lokale Gelenkbehandlung, sei sie konservativ oder durch ein operatives Verfahren, sind so miteinander zu kombinieren, daß dem Patienten die Möglichkeit gegeben wird, lange und aktiv am Leben teilzunehmen.

3.1 Allgemeine medikamentöse Therapie

3.1.1 Nichtsteroidale Antirheumatika

Bei den chronisch-rheumatoiden Gelenkentzündungen muß die Forderung nach einer möglichst frühzeitigen und ausreichenden Therapie gestellt werden. Beginnende Polyarthritiden mit geringer und mäßiger Prozeßaktivität ohne wesentliche Progredienz können mit sog. symptomatischen Antirheumatika therapiert werden (Behrend 1981). Ihr Wirkungseintritt ist gegenüber den sog. Basistherapeutika schnell. Sie haben kein Steroidgerüst und bewirken keine Freisetzung von Steroidkörpern. Ein wesentlicher Wirkungsmechanismus der Antirheumatika liegt in der

Synthesehemmung der Prostaglandine. Den Prostaglandinen kommt im Pathomechanismus der Entzündung eine wesentliche Bedeutung zu, darüber hinaus erfüllen sie eine Vielzahl biologischer Funktionen.

Aufgrund der Tatsache, daß die nichtsteroidalen Antirheumatika nicht nur den entzündlich aktivierten Prozeß beeinflussen, sondern die Prostaglandinsynthese systemisch hemmen, können die substanzbedingten Nebenwirkungen erklärt werden. Im Gastrointestinaltrakt kommt es zu Fehlsteuerungen der Magensaftsekretion und der Schleimsekretion sowie zur Beeinflussung der Motilität. Folge ist eine möglicherweise auftretende Selbstverdauung, die sich in Magenschmerzen und Magenblutungen sowie Auftreten von Magenulzera äußern kann. Wegen der Resorptionsstörungen und Motilitätsstörungen können Diarrhöen auftreten. Im Bereich des ZNS steht zwar der Beweis der Prostaglandinsynthesehemmung noch aus, es liegt jedoch der Verdacht nahe, daß das Auftreten von Schwindelsymptomatiken sowie Hör- und Sehstörungen durch die Beeinflussung des Wasser- und Elektrolyttransportes bewirkt werden. Die Beeinflussung der Gerinnungsstörung, bedingt durch die Hemmung der Thrombozytenaggregation und der Vitamin-K-Antagonisten, macht man sich heute therapeutisch sogar zunutze. Bei Rheumatikern kann durch die bereits bestehenden Gerinnungsstörungen eine Potenzierung störende und erheblich beeinträchtigende Ausmaße erreichen. In den Nieren wird durch Prostaglandine das Renin-Angiotensin-System und die glomeruläre Filtration beeinflußt. Ihre Hemmung bewirkt eine vermehrte Natriumrückresorption, wodurch es zur Flüssigkeitsretention mit Auftreten von Ödemen und Oligurie kommen kann. Hier treten vor allen Dingen Wechselwirkungen mit Diuretika auf. Die Prostaglandinhemmer sind durchaus in der Lage, die Wirksamkeit der Diuretika herabzusetzen. Prostaglandinen kommt ebenfalls eine Wirkung auf die glatte Muskulatur zu. Sie relaxieren und kontrahieren die glatten Muskelfasern. Im Bereich der Lunge haben die Prostaglandine daher einen erheblichen Einfluß auf die Bronchialmuskulatur. Durch die Hemmung kann bei Asthmapatienten ein Anfall produziert werden. Bekanntestes Beispiel hierfür ist das sog. Aspirinasthma. Für die einzelnen Substanzgruppen sind außerdem noch spezifische Nebenwirkungen nachgewiesen. Die Plasmakonzentration von Arzneimitteln ist wegweisend bei der Ermittlung von Dosierungschemata, der therapeutische Effekt eines Arzneimittels ist jedoch allein von der Konzentration am Wirkort abhängig. Da sich die rheumatoide Arthritis an der Synovialmembran abspielt, ist es wichtig, Aufschluß über Konzentrationen in der Synovialflüssigkeit und in den Synovialmembranen zu erhalten, um so auch eine Aussage über den Effekt der nichtsteroidalen antirheumatischen Therapie zu erhalten.

Unter die nichtsteroidalen Antirheumatika fallen verschiedene Substanzklassen, und zwar die Salizylsäurederivate, die Pyrazolonderivate, die Indol- und Indendederivate, die Anthranilsäurederivate, die Phenylcarbonsäurederivate und Pyrolderivate, sowie auch als Vertreter der Langzeitpräparate die Stoffgruppe der Oxicame.

Salizylsäurederivate

Salizylsäurederivate, in erster Linie die Azetylsalizylsäure (Aspirin), werden im deutschsprachigen Raum bei rheumatischen Erkrankungen nur selten als Dauertherapeutika eingesetzt. Wegen der nur schwachen analgetischen und antiphlogistischen Wirkung ist eine Tagesdosis von 4–6 g notwendig. Die dabei häufig auftretenden Nebenwirkungen gastrointestinaler (Übelkeit, Erbrechen) und zentralnervöser (Ohrensausen) Art verhindern ihren Einsatz als Langzeitmedikamente.

Interferenzen (Interaktionen). Es existieren zahlreiche Wechselwirkungen, z. B. mit Urikosurika, oralen Antidiabetika. Antikoagulanzien, trizyklischen Antidepressiva und Methotrexat.

Vorsichtsmaßnahmen. Ulkusanamnesen sind sorgfältig zu erheben. Kontrolle des Blutbildes in kurzfristigeren Abständen.

Kontraindikationen. Ulzera des Magen- und Darmtraktes, Gerinnungsstörungen, ausgeprägte Anämien, Nierenschäden sowie Innenohrschädigungen.

Pyrazolonderivate
Diese Gruppe zählt zu den nichtsteroidalen Antirheumatika der ersten Generation. In letzter Zeit häufen sich Nebenwirkungsfälle, deshalb hat das BGA hier Einschränkungen in der Indikationsstellung gemacht, so daß diese Präparategruppe nur noch für akute Fälle eingesetzt werden sollte. Biochemisch sind diese Substanzen durch eine starke Hemmung der lysosomalen Enzyme, durch Stabilisierung der Lysosomenmenbran und durch ausgeprägte Hemmung der Prostaglandinsynthese charakterisiert. Pyrazolon- sowie Pyrazolidinderivate führen gelegentlich zu Erosionen, Ulzerationen und Blutungen der Magen- und Darmschleimhaut und neigen zur Förderung der Retention von Natriumchlorid. Die in der Rheumatologie wichtigste und gefürchtetste Nebenwirkung ist jedoch die Verminderung der Leukozytenzahl. Vereinzelt wurden auch toxische Hepatitiden, Nierenschäden und Anämien, sowie Thrombopenien beschrieben.

Kontraindikationen. Hypertonie, Herzinsuffizienz, Nieren- und Leberfunktionsstörungen, Magen- und Darmulzera (auch abgeheilte).

Interferenzen. Die Präparate verstärken die Wirkung von Penicillin und Sulfonamiden sowie der oralen Antidiabetika und Hypnotika, der Hemmstoffe der Blutgerinnung vom Cumarintyp und der Schilddrüsenhormone.

Vorsichtsmaßnahmen Ulkusanamnese, Überwachung des Blutstatus, der Blutgerinnung, der Nierenfunktion. Stuhlkontrollen auf Blut.

Ein Vertreter aus der Gruppe der Pyrazolone ist das Azapropazon, chemisch 5-Dimethylamino-9-methyl-2-propyl-1H-pyrazolo-1,2,4-benzotriazin-1,3-dion, Handelsname Prolixan.

Anhand dieser Substanz haben wir versucht, eine Synovialkinetik sowie einen pharmakokinetischen Nachweis im Synovialgewebe und in der Synovialflüssigkeit zu erhalten. Ziel unserer Untersuchungen war die Klärung der Frage, wie schnell und in welchem Ausmaß dieses Antirheumatikum bei üblicher therapeutischer Dosierung in das Synovialgewebe gelangt.

Die Untersuchung wurde an insgesamt 34 Patienten vorgenommen, bei denen eine Kniegelenksynovektomie in üblichen Parametern vorgenommen wurde.

Bei einer Gruppe von 24 Patienten wurde 600 mg Azapropazondihydrat intravenös als einmalige Dosis zu verschiedenen Zeitpunkten vor der Operation appliziert, und zwar ca. 45 min-1, 2, 4, 12, 24, 36, 48 und 60 h vor der Gewebsentnahme, so daß hier bei mehreren Patienten eine vergleichbare Transsynovialkinetik erzielen konnten. Im 2. Teil der Studie erhielten 13 Patienten über 5 Tage lang alle 12 h, also 2mal täglich, 600 mg Azapropazondihydrat peroral. Am 6. Tag wurden 2, 6 und 12 h nach der letzten Appliktion intraoperativ wiederum 3 Gewebeproben nach dem oben angegebenen Muster entnommen. Zu den entsprechenden Zeiten wurden Plasmaproben ebenfalls entnommen.

Nach einer einmaligen intravenösen Gabe von Azapropazon bei Rheumatikern gefundene Plasmakonzentrationen lagen in dem Bereich, der auch bei gesunden Probanden ermittelt wurde. Meßbare Konzentrationen waren in der Synovia und der Synovialis bereits bei denjenigen zu finden, die 1 h nach Applikation operiert wurden.

Die höchste Konzentration in der Synovialflüssigkeit, 56 bzw. 66 µg/ml, wurde bei Patienten gefunden, denen 1, 2 bzw. 12 h nach Applikation Proben entnommen worden waren. 36 h nach Medikation lag die mittlere Konzentration bei 16 µg/ml, nach 60 h war nur noch ein Gehalt von 0,6 µg/ml nachweisbar.

Die nach 5tägiger peroraler Gabe on 120 mg Azapropazondihydrat täglich gefundenen Konzentrationen in der Gelenkflüssigkeit lagen bei Operationen 2 h nach der letzten Applikation im Mittel bei 64 µg/ml, nach 6 h bei 38 µg/ml, und nach 12 h bei 28 µg/ml. Die entsprechenden Werte in den 3 verschiedenen Gewebeproben aus der Synovialis betrugen im Mittel 20, 15 und 9 µg/g.

Es gab keine Anzeichen für eine Kumulation von Azapropazon in den untersuchten Geweben. Konzentrationen, die nach den In-vitro-Untersuchungen einen membranlabilisierenden Effekt haben sollten, wurden in dieser Studie nicht gefunden. Eine Anreicherung der Substanz, entweder im pathologisch stark veränderten Bereich in der Synovialmembran oder in makroskopisch kaum betroffenen Geweben, die evtl. zu einer verzögerten Elimination aus den Geweben hätte führen können, konnte ebenfalls nicht nachgewiesen werden. Es bestand vielmehr eine Korrelation zwischen den gefundenen Gewebespiegelwerten und den Plasmakonzentrationen.

Anhand dieser Untersuchungen konnte gezeigt werden, daß in den angegebenen Konzentrationen von 900–1200 mg Azapropazon täglich eine auch am Wirkort ausreichende Entzündungshemmung erzielt werden konnte.

Anthranilsäurederivate und ähnliche Verbindungen

Vertreter dieser Gruppe sind Mefaminsäure, Flufenaminsäure und Nifluminsäure. Sie haben eine gute antiphlogistische Wirkung. Biochemisch wird eine starke Hemmung der Prostaglandinsynthese sowie auch der Mukopolysaccharidsynthese in Erwägung gezogen. Die häufigste Nebenwirkung ist ebenfalls eine Schädigung der Magen-Darm-Schleimhaut, daneben wurden auch seltene ZNS-Störungen nachgewiesen. Allergische Reaktionen konnten gelegentlich beobachtet werden. Hohe Dosen können zu hepatonephrotoxischen Erscheinungen führen. Diese Substanzgruppe hat sich aber in der Rheumatherapie nur ungenügend durchsetzen können, so daß sie nur der Vollständigkeit halber erwähnt werden sollte.

Indol- und Indenderivate

Die Vertreter dieser Substanzklasse sind als Rheumamedikamente sicherlich die weitverbreitetsten. Sowohl das Indometacin als auch das Acemetacin sind Standardpräparate in der nichtsteroidalen antirheumatischen Therapie. Diese Substanzen haben eine ausgeprägte antiphlogistische Wirkung. Biochemisch wird die Hemmung der Prostaglandinsynthese sowie der Chemotaxis der Leukozyten, die Stabilisierung der Lysosomenmembran und die Hemmung der Mukopolysaccharidsynthese und der Histidincarboxylase diskutiert.

Nebenwirkungen. Die Nebenwirkungen entsprechen in der Häufigkeit denen der Pyrazolderivate. Unter Indometacin kann es gelegentlich zu ZNS-Symptomatik, wie Schwindel, Benommenheit, Ohrensausen kommen, die nach Absetzen der Substanz wieder verschwinden.

Vorsichtsmaßnahmen. Ulkusanamnese, Kontrolle des Blutstatus, der Gerinnung und der Nierenfunktion, Stuhlkontrolle auf Blut, Vorsicht bei Allergien!

Gefahren und Kontraindikationen. Ulzera des Magen-Darm-Traktes, Schwangerschaft, Kinderpsychosen, Epilepsie, Parkinsonismus, Nierenschäden, Vorsicht bei gleichzeitiger Antikoagulationstherapie.

Bei den Indolderivaten handelt es sich um die im Bereich der rheumatischen Erkrankungen wirksamsten nichtsteroidalen Antirheumatika, die für den rheumatologisch Tätigen zur Verfügung stehen.

Die Indolderivate haben eine relativ kurze Halbwertszeit. Durch galenische Verfahren wurden in den letzten Jahren Retardpräparate auf den Markt gebracht, die auch über eine gleichmäßige Verteilung der Wirkstoffabgabe eine bessere und gleichmäßige Wirksamkeit dieser nichtsteroidalen Antirheumatika gewährleisten. Die Nachteile der Plasma- und Wirkungsspitzen, die von den Patienten auch deutlich empfunden wurden, konnten damit wesentlich gesenkt werden. Auf der anderen Seite muß bedacht werden, daß lange Eliminationszeiten aus dem Plasma auch zusätzlich Gefährdungen in sich bergen. Ähnliche Gewebe- und Konzentrationsuntersuchungen, wie zuvor beschrieben, wurden von Köhler et al. (1981) auch für das Acemetacin und das Indometacin durchgeführt. Es wurden jedoch nur Proben nach der letzten Applikation untersucht. Das Patientengut bestand aus 11 Patienten, die 6 Tage lang mit 3mal 50 mg Indometacin und 3mal 60 mg Acemetacin behandelt wurden. Am 7. Tage, 6 h nach letzter Gabe, wurde dann operativ das Gewebe entnommen. Es zeigte sich in den Ergebnissen gegenüber den Blutkonzentrationen eine deutliche Konzentrationsvermehrung in der Synovialflüssigkeit sowie auch in der Synovialmembran.

Dementsprechend waren hohe Wirkstoffkonzentrationen am Ort des entzündlichen Geschehens nachweisbar, wobei das Acemetacin und das Indometacin in adäquaten Dosen in die Synovialmembran penetrierten. Die Aufnahme in die Synovialflüssigkeit scheint bei dem Indometacinpräparat noch deutlich erhöht. Der Nachteil dieser Untersuchungen war lediglich, daß nur ein Zeitpunkt der Entnahme zur Verfügung stand und so keine Transsynovialkinetik erzielt werden konnte. Ähnliche Untersuchungen bei den Indol-Derivaten liegen jedoch nicht vor (Tabellen 3 und 4).

Tabelle 3. Wirkstoffgehalt (μmol/l bzw. μmol/kg KG) in Körperflüssigkeiten und Gewebe nach 19maliger p. o.-Applikation äquimolarer Dosen Indometacin bzw. Acemetacin (3mal 50 bzw. 3mal 60 mg/Tag) bei Rheumatikern, 6 h nach der letzten Applikation, Mittelwerte, n = 11. (Nach Köhler et al. 1981)

Substanz	Blut	Synovialflüssigkeit	Synovialmembran	Muskel	Knochen	Fett
Indometacin	0,47	1,83	0,85	1,51	0,38	0,14
Acemetacin	0,63	1,15	1,41	1,90	1,26	0,00

Tabelle 4. Prozentuale Konzentration in Synovialflüssigkeit und Gewebe, bezogen auf Blut = 100% nach 19maliger p. o.-Applikation äquimolarer Dosen Indometacin bzw. Acemetacin (3mal 50 bzw. 3mal 60 mg/Tag) bei Rheumatikern; 6 h nach der letzten Applikation, Mittelwerte, n = 11. (Nach Köhler et al. 1981)

Substanz	Blut	Synovial-flüssigkeit	Synovial-membran	Muskel	Knochen	Fett
Indometacin	100	389	181	321	81	30
Acemetacin	100	190	224	300	200	0

Phenylkarbonsäurederivate

Hier unterscheiden wir zunächst 2 große Gruppen: einmal die Fenacgruppe mit ihrem Hauptvertreter, dem Diclofenac oder Voltaren, sowie die Profengruppe mit den Hauptvertretern Ibuprofen, Naproxen und Pirprofen.

Die Wirkstoffe der Fenacgruppe sind hochwirksame Substanzen; die pharmakokinetischen und pharmakodynamischen Eigenschaften sind mit dem Indometacin vergleichbar und auch im Stellenwert der antirheumatischen Therapie in ähnlich hoher Position angesetzt. Qualitative Unterschiede bestehen v. a. im Spektrum der unerwünschten Nebenwirkungen. Das Diclofenac hat eine kurze Plasmaeliminationshalbwertszeit (ca. 1-2 h) und unterliegt einer intensiven Biotransformation.

Für einige Wirkstoffe mit kurzer Halbwertszeit (bis zu 3 h) wurden Retardformen entwickelt. Dadurch wird eine längere (bis zu 10 h) und gleichmäßigere Abgabe des Wirkstoffes erreicht (Fenner 1983).

Die Übersicht bringt die Plasmahalbwertszeiten nichtsteroidaler Antirheumatika:

Wirkstoffe mit kurzer Halbwertszeit (bis zu 3 h):
Azethylsalizylsäure (Aspirin): ca.10 min, Salizylsäure: ca. 3 h (dosisabhängig), Acemetacin (Rantudil), Diclofenac (Voltaren), Flurbiprofen (Froben), Ibuprofen (Brufen), Indometacin (Amuno), Indoprofen (Flosin), Ketoprofen (Orudis), Lonazolac (Irritren), Tiaprofensäure (Surgam), Tolmetin (Tolectin).

Wirkstoffe mit mittlerer Halbwertszeit (ca. 12 h):
Azapropazon (Prolixan), Fenbufen (Lederfen, Wirkstoff Biphenylessigsäure), Naproxen (Naprosyn, Proxen), Sulindac (Imbaral, Wirkstoff Sulindacsulfid).

Wirkstoffe mit langer Halbwertszeit:
Piroxicam (Felden): ca. 35 h, Isoxicam (Pacyl): ca. 30 h.

Wirkstoffe mit sehr langer Halbwertszeit:
Oxyphenbutazon (Tanderil), Phenylbutazon (Butazolidin): ca. 70 h (und Salze).

Bei einem weiteren wichtigen Vertreter der anderen Phenylessigsäurederivatgruppe, der Profengruppe, wird eine antiphlogistische und analgetische Wirkung durch das Einführen von Substituenten in das α-Methylphenylessigsäuremolekül erzielt.

Beim Pirprofen, einem Vertreter dieser Gruppe, kommt es zur nahezu vollständigen Resorption der peroral verabreichten Substanzmenge. Das Pirprofen hat eine Halbwertszeit von 5,9 h und ist daher schon ein Vertreter der mittellangwirkenden nichtsteroidalen Antirheumatika. Konzentrationsuntersuchungen liegen für diese Stoffklassen nicht vor. Ihre analgetische Potenz und ihre antiphlogistische Wirksamkeit entsprechen nicht ganz denen der Fenacgruppe und der Indolderivate.

Pyrrolderivate
Diese Stoffgruppe ist strukturell mit dem Ketoprofen verwandt. In ihrer Grundstruktur unterscheiden sie sich nur dadurch, daß ein benzoides gegen ein heterozyklisches Ringsystem ausgetauscht ist. Ihre Wirksamkeit ist ähnlich dieser Substanzgruppe. Im Tierversuch zeigten sich 10–20mal stärkere antiphlogistische Effekte als bei der Azetylsalizylsäure. Die Wirksamkeit wurde auch durch den klinischen Alltag bestätigt. Ein weiterer Vorteil dieser Gruppe ist eine ausgesprochen niedrige Ulkusfrequenz und gute Verträglichkeit im Magen-Darm-Bereich.

Oxicame
Ein neuer Strukturtyp entzündungshemmender analgetischer Wirkstoffe liegt bei den Oxicamen vor. Das Piroxicam (Felden) wurde als erstes dieser Derivate in die Rheumatherapie eingeführt, ein Nachfolgepräparat, das Isoxicam, wegen erheblicher Nebenwirkungen z.Z. aus dem Handel gezogen. Oxicame besitzen eine gute entzündungshemmende und analgetische Wirkung, wobei das Piroxicam deutlich wirksamer als das Isoxicam ist. In der Pharmakokinetik unterscheiden sich diese Substanzen deutlich von den anderen nichtsteroidalen Antirheumatika. So besitzen diese Substanzen Plasmaeliminationshalbwertszeiten von ca. 36 h, was eine einmale Verabreichung einer therapeutischen Tagesdosis von 20 mg möglich macht. Nach 5- bis 10tägiger Behandlung wird ein Steady state erreicht. Dies war immer wieder in Plasmakonzentrationsuntersuchungen nachzuweisen.

Fraglich war, ob derartige Langzeitpräparate an den Ort der Entzündungen der Synovialmembranen gelangen. Um dieses nachweisen zu können, wurden bei 25 stationären Patienten beiderlei Geschlechts, die sich einer Synovektomie unterziehen mußten, Serum, Synovia und Synovialgewebe entnommen. Bei jeweils 5 Patienten wurden zu jedem der 5 Meßzeitpunkte (nach 1-, 3-, 5-, 6- und 7tägiger Behandlung mit 20 mg Piroxicam einmal täglich) Proben entnommen und auf ihren Piroxicamgehalt hin untersucht. Dadurch wurde zwar keine einheitliche Transsynovialkinetik eines einzelnen Probanden erreicht, es konnten jedoch über Mittelwerte Rückschlüsse auf die Transsynovialkinetik des Präparates bei verschiedenen Probanden geschlossen werden.

Gleichzeitig wurde ein Teil der entnommenen Synovialmembran histologisch untersucht und aus dem synovialen Gewebe eine Zuordnung entsprechend der Synovialklassifikationszahlen nach Fassbender durchgeführt. Eine zweite, aus demselben Gebiet stammende Probe wurde direkt nach Serumentnahme und nach Entnahme aus dem Operationssitus tiefgefroren. Es zeigte sich aus den Analyseergebnissen, daß Piroxicam zu 35% vom Serum in die Synovia, zu 26% in die nicht- oder schwach floride Synovialis, und zu 31% in die floride oder hochfloride Synovialis gelangte. Es konnte damit nachgewiesen werden, daß Piroxicam die Voraussetzungen für die nichtsteroidalen Antirheumatika, nämlich an den Ort der entzündlichen Geschehen zu gelangen, durchaus erfüllt.

Gerade in der Langzeittherapie hat sich daher auch dieses Präparat mit der langen Halbwertszeit als durchaus günstig für die Behandlung der chronischen Polyarthritis und auch der Spondylitis ankylosans erwiesen.

Bedingt durch die individuellen unterschiedlichen Ansprechbarkeiten auf die nichtsteroidalen Antirheumatika bei einzelnen Patienten und bei verschiedenen Erkrankungsformen ist es nicht möglich, genau anzugeben, mit welchem Präparat und mit welcher Dosierung im Einzelfall der beste Therapieerfolg mit den geringsten Nebenwirkungen erzielt werden kann. Es muß daher immer wieder individuell ein Therapieversuch mit der besten Verträglichkeit und der besten Wirksamkeit für den Patienten durchgeführt werden. Zu den dominierenden Nebenwirkungen dieser Substanzklassen gehören die gastroenterologischen Störungen, die auf einer veränderten Zusammensetzung der Magenschleimhaut bzw. Schädigung des Schleimhautepithels beruhen. Diese Nebenwirkungen sind in der Regel dosisabhängig. Besondere Vorsicht ist bei Hyperazidität geboten, unter Alkoholeinfluß können diese Nebenwirkungen verstärkt werden. Wichtig ist daher eine ausführliche Aufklärung des Patienten über mögliche Begleiterscheinungen und ihre Relevanz. Er muß darauf aufmerksam gemacht werden, daß bei starken Magen- und Darmstörungen, Haut- und Schleimhautveränderungen, Fieber unklarer Genese und Sehstörungen sofort der behandelnde Arzt mitkonsultiert werden sollte. In der Gravidität sind die Antirheumatika grundsätzlich kontraindiziert.

3.1.2 Glukokortikoide

Im Unterschied zu den Basistherapeutika steht uns als weitere symptomatische Behandlungsmöglichkeit und auch als Maßnahme mit sofortigem Wirkungseintritt, als überbrückende Maßnahme oder gelegentlich auch als niedrig dosierte Dauertherapie, die Behandlung mit Glukokortikoiden zur Verfügung.

Die Einführung der Glukokortikoide in die Rheumatologie brachte zwar überraschende Besserungen in der Behandlung der rheumatischen Krankheitsbilder, jedoch bewirkten weder Kortison noch die Kortikosteroide eine Heilung des Krankheitsprozesses. Die Kortikosteroide sind lediglich in der Lage, die Entzündungsreaktion während der Therapiedauer zu unterdrücken. Die falsche Applikation und zu lange Medikation mit Steroiden führt immer wieder zu erheblichen Nebenwirkungen, die in der heutigen Zeit zu einer starken Verunsicherung der Patienten geführt haben. Dennoch haben die Kortikosteroide ihren festen Platz in der Behandlung chronisch-entzündlicher Gelenkerkrankungen. Bei der Indikation muß man die lokale und die systemische Therapie streng voneinander trennen. Die folgenden Ausführungen sind lediglich für die systemische Therapie zu verwenden. Eine absolute Indikation für die systemische Anwendung von Kortikosteroiden ist die progressive Verlaufsform der Kollagenkrankheiten bei

1. systemischem Lupus erythematodes,
2. Panarteriitis nodosa,
3. Dermotomyositis und Polymyositis,
4. Polymyalgia rheumatica.

Hierbei sind hochdosierte Steroidbehandlungen mit Initialdosen, die 60–100 mg Prednisolon pro Tag äquivalent sind, z. T. erforderlich. In der Behandlung der chronischen Polyarthritis lassen sich die Indikationen für die systemische Kortisontherapie folgendermaßen darlegen:

1) im akuten Schub,
2) beim Auftreten bestimmter viszeraler Manifestationen, z. B. Perikarditis, Pleuritis, ausgeprägtes Felty-Syndrom etc.,

3) bei einer durch Basistherapeutika und nichtsteroidale Antiphlogistika unbeeinflußbaren Polyarthritis. Um Nebenwirkungen zu vermeiden sollte hier eine Dauerbehandlung in möglichst kleinen Dosen erfolgen. Die Tageshöchstdosis sollte die Äquivalenzdosis von 7,5 mg Prednisolon nicht überschreiten (vgl. Tabelle 5). Auch bei anderen entzündlichen rheumatischen Erkrankungen im akuten Schub ist eine systemische Kortisonbehandlung indiziert. Hochakute, lebensbedrohliche Krankheitszustände erfordern eine hohe Initialdosis; bei chronischen Verlaufsformen werden die Kortikoide dementsprechend niedriger dosiert.

Als Regel für die Langzeittherapie mit Kortikoiden sollte neben der Maximaldosierung einer Äquivalenzdosis von 7,5 mg Prednisolon pro Tag zudem die alternierende und zirkadiane Therapie unbedingt angestrebt werden. Für die orale Verabreichung sollten keine Depot- sowie keine Kombinationspräparate verwendet werden. Für den hochakuten Schub ist außerdem noch die Anwendung eines sog. Kortisonstoßes empfehlenswert. Initial wird hier in der Regel eine Äquivalenzdosis von 40-60 mg Prednisolon verabreicht, die dann schrittweise reduziert werden muß. Ein Ausschleichen der Therapie in Stufen von 2,5 mg im Abstand von 3-4 Tagen ist erforderlich. Auch hier sollte auf eine zirkadiane oder alternierende Gabe der Präparate geachtet werden. Treten beim Ausschleichen der Kortisondosis erneut Entzündungszeichen und Schmerzen auf, ist es erforderlich, kurzfristig die Kortisondosis wieder zu erhöhen und den Ausschleichversuch zu protrahieren (Wirth 1981).

Die Äquivalenzdosen der Wirkungsstärken von Nebennierenrindenhormonen sind in Tabelle 5 noch einmal gesondert aufgeführt.

Bei der Reduzierung der Kortisondosis muß auf die Symptomatik des Kortisonentzugsyndroms geachtet werden. Akut treten hierbei Temperaturanstieg, u. U. von 40° und höher, auf, sowie Schweißausbrüche und motorische Unruhe. Gelegentlich sind Arthralgien, Myalgien und plötzliche psychische Alterationen wie Uneinsichtigkeit, psychotische Symptome und Katatonien nachweisbar. In der Regel finden sich auch Konzentrationsschwächen sowie gelegentliches Nebelsehen, Akkommodationsstörungen und Lichtempfindlichkeit bei Entzugserscheinungen nach längerer Kortisontherapie. Hypotonien, Erbrechen, Durchfall und migräneartige Kopfschmerzen sind ebenso nachweisbar wie Anorexien bis zur Kachexie sowie Amenorrhöen.

Alternativ zur Glukokortikoidtherapie bietet sich in besonderen Fällen die Therapie mit ACTH an. Vorteile gegenüber den Glukokortikoiden bietet die ACTH-Therapie dadurch, daß der Patient keine Nebennierenrindenatrophie bei exakter Dosierung erleidet. Die Patienten bleiben streßfähig und zeigen kaum Entzugssyndrome. Die Häufigkeit der Nebenwirkungen (insbesondere die ulzerogene Wirkung) ist deutlich geringer. Ein Absetzrezidiv wird kaum gesehen. Durch die gleichzeitige Mobilisierung von Androgenen ist die Osteoporoserate, die Myopathierate und die Hautatrophie sowie die Wundheilungsstörung vermindert.

Ferner werden Wachstumsstörungen, Magen-Darm-Störungen und allergische Reaktionen seltener gesehen. Nachteilig wirken sich v. a. die Natriumretention, die Steigerung des Hochdrucks sowie eine Kaliumverlustsymptomatik aus. Vermehrt gesehen werden durch die Mobilisierung der Androgene Ausbildungen von

Tabelle 5. Äquivalenzdosen und Handelspräparate verwendeter Glukokortikoide. (Nach Fenner 1983)

	Äquivalenz-dosis [mg]	Wichtigste Handelspräparate
Prednison	5	Decortin (Tbl. zu 5 mg, Tbl. zu 50 mg) Hostacortin (Tbl. zu 5 mg) Prednison Dorsch (Tbl. zu 5 mg) Prednison Ferring (Tbl. zu 2 mg, Tbl. zu 5 mg, Tbl. zu 50 mg) Ultracorten (Tbl. zu 5 mg, Tbl. zu 50 mg)
Prednisolon	5	Decortin-H (Tbl. zu 5 mg, Tbl. zu 50 mg) Deltacortril (Tbl. zu 1 mg, Tbl. zu 5 mg) Keteocort-H (Tbl. zu 5 mg) Predni-H-Tablinen (Tbl. zu 5 mg) Prednisolon Ferring (Tbl. zu 2 mg, Tbl. zu 5 mg) Prednisolon Lentia (Tbl. zu 5 mg) Scherisolon (Tbl. zu 5 mg) Ultracorten-H (Tbl. zu 5 mg)
Fluocortolon	5	Ultralan (Tbl. zu 5 mg, Tbl. zu 20 mg, Tbl. zu 50 mg)
Triamcinolon	4	Delphicort (Tbl. zu 2 mg, Tbl. zu 4 mg, Tbl. zu 8 mg) Volon (Tbl. zu 1 mg, Tbl. zu 4 mg, Tbl. zu 8 mg, Tbl. zu 16 mg)
6-Methyl-prednisolon	4	Urbason (Tbl. zu 4 mg, Tbl. zu 40 mg) Medrate (Tbl. zu 4 mg)
16-Methylen-prednisolon	6	Decortilen (Tbl. zu 6 mg, Tbl. zu 60 mg)
Paramethason	2	Monocortin (Tbl. zu 2 mg)
Dexamethason	0,75	Auxiloson (Tbl. zu 0,5 mg) Decadron (Tbl. zu 0,5 mg) Dexamed (Tbl. zu 0,5 mg, Tbl. zu 1,5 mg) Dexa-Scheroson Fortecortin (Tbl. zu 0,5 mg, Tbl. zu 1,5 mg) Millicorten (Tbl. zu 0,5 mg, Tbl. zu 1 mg)
Betamethason	0,50	Betnesol (Tbl. zu 0,5 mg) Celestan (Tbl. zu 0,5 mg)

Aknen, Menstruationsstörungen und gelegentlich Hirsutismus; eine Hyperpigmentierung kann auftreten.

3.1.3 Sogenannte Basistherapie

Bei Fortdauer der entzündlichen Progredienz trotz Therapie mit nichtsteroidalen Antirheumatika sollte auf jeden Fall eine sog. medikamentöse Basistherapie angeschlossen werden. Allen Basistherapeutika gemeinsam sind folgende Tatsachen: Ihre klinische Wirksamkeit tritt frühestens nach mehreren Wochen, oftmals nach 3- bis 6 Monaten ein, ihr Wirkungsmechanismus ist unbekannt. Diese Basistherapeutika sollten jedoch nie isoliert verordnet werden, sondern stets in Kombination mit einem nichtsteroidalen Antirheumatikum. Bei Remissionen der Grundkrankheit kann das nichtsteroidale Antirheumatikum u. U. abgesetzt werden, das langwirksame Basismedikament sollte jedoch weitergegeben werden. Zur Gruppe der sog. Basistherapeutika gehören

1) Antimalariamittel,
2) Sulfasalazine,
3) Goldsalze,
4) D-Penicillamin,
5) Immunsuppressiva.

Obwohl man nicht in der Lage ist, die Ansprechbarkeit auf eines der Basistherapeutika im Einzelfall bzw. nach dem vorliegenden Krankheitsbild vorauszusagen, lassen sich doch erfahrungsgemäß gewisse Differentialindikationen aufstellen.

1) Antimalariamittel
Diese Gruppe zeichnet sich durch relativ geringe Nebenwirkungsquoten aus. Auf der anderen Seite sehen wir auch eine lange Anlaufzeit. Eine Wirksamkeit dieser Präparate tritt oftmals erst nach 3-6 Monaten auf. Entsprechend ist auch die Erfolgsquote gegenüber den anderen Vertretern doch recht gering. Eine spezielle Indikation sind Frühfälle mit geringer Aktivität und der Lupus erythematodes disseminatus.

Präparate. Resochin, Quensyl.

Dosierung. Resochin 1mal 250 mg, Quensyl 2mal 200 mg.

Therapiedauer: Mindestens 6 Monate (Anlaufphase), dann Dauertherapie.

Kontraindikationen. Makulopathien, Knochenmarkinsuffizienz, Niereninsuffizienz, Schwangerschaft, Porphyrie, schwere Lebererkrankungen, Myasthenia gravis.

Nebenwirkungen. 1) Magenunverträglichkeit, Schlaflosigkeit, Nervosität, Kopfschmerz, Hautallergie, Augenflimmern.
Therapieempfehlung: evtl. Absetzen.
2) Korneaeinlagerung (reversibel), Retinopathie (irreversibel, dosisabhängig, selten), Haarentfärbung, Neuromyopathie (Paresen), Gewichtsverlust, Leukopenie, Thrombopenie.
Therapieempfehlung: Absetzen.

Kontrollen. Augenarzt initial, dann alle 3 Monate; großes Blutbild, Thrombozyten, GOT, γ-GT alle 6 Wochen.

2) Sulfasalazine
Sulfasalazine ist eine seit Jahrzehnten bekannte, zuerst auch in der Therapie der chronischen Polyarthritis, später dann fast ausschließlich bei der Colitis ulcerosa eingesetzte Azoverbindung von Sulfapyridin und 5-Aminosalizylsäure. Nachdem

in jüngeren Studien bei Patienten mit aktiver chronischer Polyarthritis nachgewiesen wurde, daß Sulfasalazine genauso wirksam war wie D-Penicillamin und parenterales Gold, sowie gegenüber Placebo wesentlich wirksamer war, wurde diese Substanz in die Gruppe der sogenannten Basismedikamente aufgenommen. Besonderer Vorteil von Sulfasalazine ist der rasche Wirkungseintritt nach 6-10 Wochen.

Präparate. Azulfidine RA, Colo-Pleon.

Dosis und Therapiedauer. Beginn mit 0,5 mg täglich, wöchentlich um 0,5 mg steigern. Erhaltungsdosis 2mal 2 Dragees à 0,5 g pro Tag. Bei guter Wirkung evtl. Dosisreduktion.

Kontraindikationen. Überempfindlichkeit gegen Sulfonamide oder Salizylate. Akute intermittierende Porphyrie.

Nebenwirkungen. Übelkeit, Appetitverlust, Kopfschmerzen, Schwindel. Blutbildveränderungen: hämolytische Anämie, Thrombopenie. Reversible Störungen der Spermatogenese.

Kontrollen. In den ersten 3 Monaten alle 2 Wochen großes Blutbild, Thrombozyten, Urin, Kreatinin, GOT, GPT, γ-GT, alkalische Phosphatase. Bei guter Verträglichkeit Kontrolluntersuchung alle 2-3 Monate.

Sie werden hauptsächlich zur Milderung der entzündlichen Prozeßaktivität, wenn nichtsteroidale Antirheumatik nicht ausreichend wirksam sind, im akuten Schub und bei gleichzeitigen Beteiligungen, vereinzelt auch bei der Immunvaskulitis, angewandt.

3) Goldsalze

Die Erfolgsaussichten der Goldsalze für eine positive Beeinflussung der chronischen Polyarthritis werden mit 70% angegeben. Sie sind um so höher, je früher der Einsatz erfolgt. Die Häufigkeit der Nebenwirkungen liegt bei 30-40%.

Präparate. Neben den intramuskulär verabreichten Goldpräparaten steht nun seit kurzem auch ein oral verabreichbares Goldpräparat zur Verfügung, das in seiner Wirkung nicht ganz so ausgeprägt ist wie die parenteral verabreichten Formen, jedoch auch in den Nebenwirkungen nicht diese Häufung bietet.

Parenterale Goldpräparate. Aureo-Detoxin (Aurothiopolypeptid, wäßrig, 13% molekulares Gold),
Aureotan (Aurothioglukose, ölig, 50% molekulares Gold),
Tauredon (Na-Aurothiomalat, wäßrig, 46% molekulares Gold).
Orales Goldpräparat Ridaura.

Dosis und Therapiedauer. Aufsättigung i.m. bis ungefähr 650 mg molekulares Gold (z.B. 0,2 g Aureo-Detoxin 2mal pro Woche bei stationärer Behandlung, insgesamt 25 Injektionen).

Aureotan/Tauredon 50 mg 2mal pro Woche stationär, insgesamt 25 Injektionen). Dauertherapie nach Aufsättigung mit 25 mg molekularem Gold (entspricht 0,2 g Aureo-Detoxin bzw. 50 mg Aureotan/Tauredon) alle 2-3 Wochen i.m., bei Erfolg über Jahre.

Orale Goldtherapie mit 2mal einer Tablette zu 3 mg (1 mg Gold), wovon etwa 25% resorbiert werden. Damit erhält der Patient täglich 0,5 mg Gold. Nach 10 Wochen wird ein ausreichendes Goldspiegelplateau von 0,6 mg/ml erreicht (etwa ein Fünftel des Spiegels bei intramuskulärer Therapie).

Kontraindikationen. Schwere Lebererkrankungen, Lupus erythematodes, Colitis ulcerosa, Knochenmarkinsuffizienz, schwere Nierenerkrankungen, Schwangerschaft, hochtitrige antinukleäre Faktoren über 1:80, sonst unter sorgfältiger Kontrolle.

Nebenwirkungen. 1) Pruritus, Enanthem, Exanthem, Gingivitis, Stomatitis, Eosinophilie unter 10%, anaphylaktische Reaktionen.
Therapieempfehlung: Reduktion der Dosis und/oder Intervallverlängerung.
2) Haarausfall, Enterokolitis, Dermatitis, Polyneuropathie, Enzephalopathie, Eosinophilie über 10%, Leukopenie, Thrombozytopenie, Anämie, Proteinurie, Hämaturie, Zylindrurie, Cholestase.
Therapieempfehlung: Absetzen, evtl. Steroide und Chelatbildner.

Kontrollen. In den ersten 3 Monaten alle 2 Wochen großes Blutbild, Thrombozyten, Urinstatus, Kreatinin, γ-GT, alkalische Phosphatase, GOT (stationär wöchentlich), danach vor jeder 2. Injektion. Befragung und Inspektion vor jeder Injektion.

4) D-Penicillamin

Werden Goldpräparate von den Patienten nicht vertragen, so bieten sich alternativ gelegentlich D-Penicillamingaben an. Im Grunde ist das Wirkungsspektrum ähnlich den Goldpräparaten. Es wird dringend eine einschleichende Dosierung über mehrere Wochen zur Vermeidung von Nebenwirkungen empfohlen. Die Indikationsbreite entspricht denen der Goldsalze. Eine klinische Wirkung ist bei langer und ausreichend dosierter Gabe etwa in 66-75% der Fälle zu erwarten. Mit einer Wirkung ist nach 3-6 Monaten zu rechnen, abhängig von der erreichten Dosierung. Ist nach längerer Dosierung über 1200 mg kein Erfolg sichtbar, muß mit einem Therapieversagen gerechnet werden.

Präparate. Metalcaptase, Trolovol.

Dosis und Therapiedauer. Beginn mit 300 mg tgl. für 4 Wochen, dann Erhöhung um 150 mg alle 2 Wochen bis 600 (900) mg, anschließend bei Erfolg Reduktion auf eine Dauerdosis zwischen 300 und 600 mg, evtl. über Jahre.

Kontraindikationen. Knochenmarkinsuffizienz, Nierenerkrankungen, Penicillinallergie, hoch positive antinukleäre Faktoren, Schwangerschaft.

Nebenwirkungen. 1) Magenunverträglichkeit, Pruritis, Exanthem, Enanthem, Dermatitis, Stomatitis, Geschmacksstörung oder -verlust, Wundheilungsstörung postoperativ.
Therapieempfehlung: Dosisreduktion oder passageres Aussetzen.
2) Myasthenie, Eosinophilie, Leukopenie, Thrombopenie, Agranulozytose, Proteinurie, Hämaturie, Zylindrurie, Leberschaden, Auftreten von antinucleären Faktoren.
Therapieempfehlung: Absetzen des Präparates.

Kontrollen. In den ersten 3 Monaten 1mal wöchentlich großes Blutbild, Thrombozyten, Urinstatus, Kreatinin, GPT, γ-GT, alkalische Phosphatase mit Inspektion und Befragung; dann monatliche Kontrolle inklusive antinucleärer Faktoren.

5) Die sog. Immunsuppressiva
Wegen der bekannten Nebenwirkungen und der noch nicht übersehbaren etwaigen Folgen nach Gabe von Immunsuppressiva (Purin- und Folsäureantagonisten, Alkylanzien), v.a. im Hinblick auf mögliche teratogene Schäden und kanzerogene Effekte sollte diese Therapie unter strengen Kriterien und unter Ausschluß von Kinderwunsch und nur bei schweren, komplizierten und therapieresistenten Fällen durchgeführt werden. Am wenigsten bedenklich und damit auch für die Praxis mit entsprechender Kontrollmöglichkeit anwendbar ist die Behandlung mit Azathioprin (Imurek). Wie das Azathioprin gehört das Amethopterin (Methotrexat) als Folsäureantagonist in die Gruppe der Antimetaboliten. Schon lange war seine ausgezeichnete Wirkung bei der Arthritis psoriatica bekannt. Seit einigen Jahren findet Methotrexat vermehrt Anwendung bei der chronischen Polyarthritis. Gleich wie Azathioprin ist eine ambulante Therapie unter entsprechenden Kontrollen, s. untenstehende Auflistung, möglich. Wesentlich seltener, weil von wesentlich häufigeren Nebenwirkungen begleitet, werden die Alkylanzien Chlorambucil (Leukeran) und Cyclophosphamid (Endoxan) angewandt. Diese in der Regel der Klinik vorbehaltenen Substanzen sind v.a. bei foudroyanten Krankheitsverläufen mit Immunvaskulitiden und anderen viszeralen Manifestationen indiziert.

Dosis und Therapiedauer von Azathioprin. 2,0 mg/kg KG tgl. über 1-12 Wochen, bei Wirkungslosigkeit absetzen. Bei Wirkungseintritt Dosisreduktion auf 50-100 mg tgl. Überprüfung der Indikation zur Dauertherapie erforderlich.

Dosis und Therapiedauer von Amethopterin. Beginn mit wöchentlich 15 mg, verteilt auf 3 Einzeldosen à 5 mg oral im Abstand von 12 h, oder Beginn mit wöchentlich 20 mg einmalig intramuskulär. Nach Wirkungseintritt Dosis auf 10 mg wöchentlich reduzieren.

Kontraindikationen. Knochenmarkinsuffizienz, schwere Niereninsuffizienz, floride Infektionen, Schwangerschaft.

Nebenwirkungen. 1) Magenbeschwerden, Appetitlosigkeit, Übelkeit.
Therapieempfehlung: Dosisreduktion oder Absetzen.

2) Resistenzminderung, Arzneimittelfieber, Exanthem, Knochenmarkdepressionen, Cholestase.
Therapieempfehlung: Absetzen.

Interaktionen. Bei gleichzeitiger Allopurinolgabe muß die Dosis von Imurek auf 25% verringert werden.

Kontrollen. In den ersten 2 Monaten wöchentlich großes Blutbild, Thrombozyten, GOT, γ-GT, Inspektion und Befragung, später 1mal pro Monat.

Die klinische Wirkung tritt unter Immunsuppressiva wohl rascher ein als bei einer Goldsalzbehandlung oder einer D-Penicillaminbehandlung. Die Risiken sind sicherlich jedoch ungleich höher.

3.1.4 Besonderheiten der Therapie der juvenilen chronischen Polyarthritis

Bei der Therapie der juvenilen chronischen Polyarthritis sind einige Besonderheiten zu beachten. Ebenso wie bei der chronischen Polyarthritis der Erwachsenen gibt es hier keinerlei Kausaltherapie (Küster 1981). Lediglich bei den reaktiven Arthritiden kann über die Bekämpfung der Grunderkrankung eine annähernd kausale Therapie erreicht werden. Vorrangiges therapeutisches Ziel ist es natürlich, beim kindlichen Organismus die Gelenkfunktion und das Wachstum des kindlichen und jugendlichen Gelenks zu erhalten. Das gelingt bei Betrachtung des Gesamtkollektives in ca. 60-80% der Fälle durch alleinige Gabe nichtsteroidaler Antirheumatika. Diese müssen jedoch ausreichend dosiert werden. Grundsätzlich werden alle gebräuchlichen Präparate auch von Kindern und Jugendlichen vertragen, sofern die Dosis entsprechend Körpergewicht und Körperoberfläche verringert wird. Die aus Standardlehrbüchern im angloamerikanischen Schrifttum entnommenen Salizylatdosen sind dabei als überhöht zu betrachten. Bei dieser Dosierung wurden vermehrt Intoxikationserscheinungen und Leberenzymsteigerungsraten gesehen. Die Dosis von 100 mg/kg KG sollte daher auf die Hälfte reduziert werden. Zu empfehlen sind Präparate mit größerer therapeutischer Breite und längerer Halbwertszeit, die auf eine 2malige tägliche Applikation abzielen. Die Saftform hat sich als Applikation bewährt, und zwar beim Naproxen in einer Tagesdosierung von 10-15 mg pro kg Körpergewicht, bei Diclofenac von 2 mg pro kg Körpergewicht und bei Indometacin von 2-3 mg pro kg Körpergewicht. Bei bedrohlicher viszeraler Symptomatik, bei transfusionsbedürftiger Infektanämie, bei allgemeiner Kachexie sowie fortschreitender Funktionseinschränkung trotz adäquater Gabe nichtsteroidaler Antirheumatika und fachgerechter Physiotherapie ist die Indikation zur Prednisolontherapie auch im Kindesalter angezeigt. Auch hier sollte die Prednisolongabe möglichst zirkadian oder noch besser alternierend verabfolgt werden. Die ACTH-Injektion gibt zwar dem behandelnden Arzt die Möglichkeit der Kontrolle der Medikamentenzufuhr, die unerwünschten Begleitreaktionen sind jedoch zweifelsohne im Kindesalter stärker.

Die Beeinflussung der Wachstumsaktivität ist jedoch nicht in dem Maße ausgeprägt wie bei der Prednisolongabe nachweisbar. Besteht eine weitere Aktivitätszunahme des Prozesses, so ist auch im Kindesalter und jugendlichen Alter der Einsatz von Chloroquin, von Gold, von D-Penicillaminderivaten oder von Zytostatika zu erwägen. Auch hier müssen die oben besprochenen Kontrolluntersuchungen exakt und peinlich genau eingehalten werden.

3.2 Spezielle krankengymnastische Therapie

Die gesamte medikamentöse Therapie, sowohl im Kindes- und Jugendlichenalter als auch im Erwachsenenalter, stellt einen erheblichen Eingriff in den Gesamtorganismus dar. Die Aktivität und die Progredienz der Erkrankung zwingen jedoch zu diesen Maßnahmen. Je nach Funktion und Aktivitätsstadium muß die entsprechende medikamentöse Therapie ausgewählt werden. Sie darf jedoch nicht die alleinige Therapie sein. Wichtig in allen Phasen des Krankheitsgeschehens ist die zusätzliche physikalische Therapie, die eine Bewegungstherapie durch Krankengymnastik und physiotherapeutische Maßnahmen sowie die Einweisung und Unterweisung in die Gelenkschutzmechanismen beinhaltet (Brättström 1977).

Diese Therapie wird von den skandinavischen Rheumatologen als die sog. Basistherapie bezeichnet. Sie sollte in jedem Stadium und über den gesamten Krankheitsverlauf hinweg geschult, beibehalten und durchgeführt werden. Unterscheiden muß man bei der krankengymnastischen Therapie die Therapie im freien Intervall und die Therapie im akuten Schubgeschehen.

3.2.1 Schubfreies Intervall

Im schubfreien Intervall sollten vor allen Dingen mobilisierende Maßnahmen durchgeführt werden. Hier bieten sich das aktive und passive Führen des Gelenks in die Endbewegungen an. Wichtig ist die Verhinderung von Verkürzungstendenzen der vorwiegend phylogenetisch alten Muskelgruppen, die das Hüftgelenk überspannen. Bei bereits vorhandenen verkürzten Strukturen der umgebenden Weichteile, der Muskulatur, muß hier möglichst frühzeitig eine Dehnungsbehandlung der Muskulatur angeschlossen werden. Hier sind die Prinzipien der manuellen Medizin für die Dehnungstechniken der Muskulatur vorteilhaft. Jede Mobilisation und Dehnungsbehandlung sollte stets unter einer leichten Traktion zur Schmerzminderung und zur Überwindung der arthrogenen kontrakten Strukturen durchgeführt werden. Wichtig ist dabei, daß arthrogen kontrakte Gelenke nicht gewaltsam behandelt werden. Hierfür ist eine aktuelle und sorgfältige Gelenkdiagnostik erforderlich. Normalwerte (Angaben über Bewegungsumfang der verschiedenen Gelenke) sind oft nur von geringem Nutzen bei der Beurteilung, ob kapsuläre oder muskuläre Strukturen verkürzt sind und gedehnt werden müssen. Bei der Untersuchung muß man exakt prüfen, ob arthrogene, kapsuläre oder muskuläre Strukturen Ursachen der Bewegungseinschränkungen sind. Bei den myogenen Kontrakturen haben sich die Dehnungsbehandlungen nach Evjenth u. Hamberg (1981) bewährt.

Ein normal funktionierender Muskel zeichnet sich durch eine optimale Zirkulation, Innervation und Bewegungsfähigkeit mit einem guten Kontraktionsvermögen aus. Außerdem ist er schmerzfrei in allen Bewegungsrichtungen. Schon bei leichten entzündlichen Strukturen sind all diese Voraussetzungen nicht mehr gegeben. Bei den chronisch-entzündlichen Prozessen ist vor allen Dingen die Gefäßläsion ein wichtiger Faktor, so daß auch die das Gelenk umgebenden Weichteilstrukturen von diesem Prozeß erheblich mitbeeinträchtigt sind. Da die Muskeln zu den meistbelasteten Strukturen der Bewegungsfunktion gehören, müssen sie stets anpassungsfähig sein. Entzündliche Veränderungen im periartikulären Gewebe führen, auch bedingt durch die Inaktivität, schnell zu Verkürzungen. Verkürzte und gespannte Muskeln müssen aber dennoch aktiviert werden, was im akuten Schub z.T. nicht immer möglich ist.

Ist jedoch die schmerzhafte Periode verstrichen, muß an eine frühzeitige Mobilisation und evtl. auch an eine Muskeldehnung gedacht werden. Gewaltsame Dehnungen sind dabei zu vermeiden, um Mikrotraumen und Blutungen in die Muskelgewebe zu verhindern. Bei der Dehnungsbehandlung muß stets das gleiche Grundprinzip gelten. Nach einer statischen Muskelkontraktion gegen Widerstand folgt die Entspannung. Sobald sich der Muskel in dieser refraktären Phase befindet, ist eine schmerzarme Dehnung möglich. Je stärker die Kontraktion, desto größer ist dabei auch die Entspannungsmöglichkeit. Jedem Dehnen sollte nach Hamberg u. Evjenth (1981) auf jeden Fall irgendeine Form des Aufwärmens vorangehen. Die beste Möglichkeit hierfür bietet die Kontraktion gegen Widerstand. Die schonendste Methode der Dehnung ist dabei folgendes Verfahren: Das Gelenk wird mit geringer Kraft in die eingeschränkte Bewegungsrichtung geführt. Die verkürzten Strukturen pressen nun die Gelenkflächen gegeneinander. In dieser Stellung wird der Patient vom Therapeuten aufgefordert, „gegenzuhalten", um so seine Muskulatur zu kontrahieren, die gedehnt werden soll. Unter gleichzeitiger Traktion, d.h. unter Trennung der Gelenkflächen voneinander, um die arthrogene Komponente möglichst auszuschalten, erfolgt in der Entspannungsphase die Dehnung in die eingeschränkte Richtung.

Diese Therapie wird mehrmals hintereinander durchgeführt, anschließend erfolgt die Stimulierung der Antagonisten. Derartige Entspannungs- und Mobilisationsübungen sind gerade in der Phase nach einem rheumatischen Schubgeschehen von äußerster Wichtigkeit, um die während dieser Zeit auftretenden Bewegungseinschränkungen von vornherein zu normalisieren. Eine einmalige Anwendung der Dehnungsbehandlung führt sicher nicht zu dem gewünschten Erfolg. Hier ist eine mehrwöchige Dauertherapie erforderlich. Für das Hüftgelenk sind gerade die phylogenetisch alten Muskeln für die Verkürzungstendenzen anfällig. Hier muß vor allem auf die Behandlung des M. glutaeus maximus, der ischiocruralen Gruppe, des M. piriformis mitsamt der Außenrotatoren sowie des M. quadriceps femoris und des M. glutaeus medius und minimus geachtet werden.

3.2.2 Akuter Schub

Eine krankengymnastische Therapie im akuten Schubgeschehen wird von den Patienten meist nicht toleriert. Wenn eben möglich, soll jedoch eine mobilisierende Therapie mindestens 1- bis 2mal täglich versucht werden. Ansonsten muß das Hüftgelenk in Neutralstellung mit leichter Abduktionsstellung gelagert werden, um die Kontrakturneigung in Grenzen zu halten (Abb. 29).

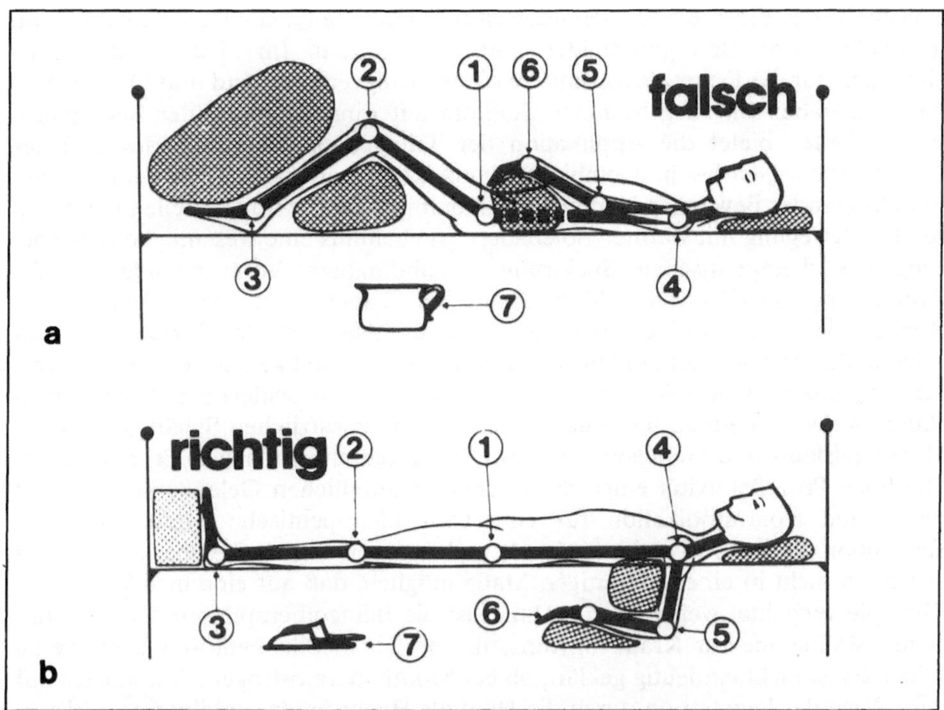

Abb. 29 a, b. Lagerung eines Kranken mit rheumatischem Hüftgelenkleiden im akuten Schub. ① Hüftgelenke dürfen nicht in Beugung gelagert werden. ② Kniegelenk stets in Streckstellung lagern, um Beugekontrakturen zu vermeiden. ③ Lagerung zur Spitzfußprophylaxe. ④ Schultergelenke in 60°-Abduktion, 30°-Anteversion lagern. ⑤ Ellenbogengelenke stets in Funktionstellung von ca. 90°-Flexion und 30°-Pronation lagern. ⑥ Handgelenk in 10°-Palmarflexion und korrigiert gegen die Ulnardrift lagern. ⑦ Jede Eigenbewegung ist im akuten Schub von enormer Wichtigkeit für den Patienten, um die Gelenkmobilität zu erhalten. Daher sollten übermäßige Hilfen von außen unterbleiben. Der Weg zur Toilette ist Therapie. (Abbildung nach Tillmann)

Gelegentlich sind physiotherapeutische Maßnahmen, wie die sich in letzter Zeit in akuten Maßnahmen anbietende Kälteapplikation mit Stickstoff, eine wertvolle Unterstützung zur Schmerzminderung. Zudem kann erreicht werden, daß das so analgesierte Gelenk durchbewegt und anschließend wieder exakt gelagert werden kann. Diese Maßnahmen werden zusätzlich durch eine im akuten Schub verstärkte medikamentöse antiphlogistische Therapie erleichtert.

3.3 Balneotherapie

Die moderne physikalische Therapie ist eine funktionserhaltende und funktionsübende Therapie (Behrend 1978). Der Balneotherapie mit Peloiden kommt ein erheblicher Reizeffekt zu. Dieser Reizeffekt kann sich bei wiederholter Anwendung summieren und zu einer sog. Kurkrise (d.h. Verschlechterung des Allgemeinbefindens und der objektivierbaren Krankheitssymptome) führen. Die Variationsbreite des Einsatzes von Peloiden ist sehr groß. Teilpackungen, Teilbäder und Vollbäder sowie Bewegungsbäder sind durchführbar. Im akuten Stadium ist sicherlich nur die Kältetherapie mit Peloiden erfolgversprechend und für den Patienten tolerabel. Im ausgebrannten Stadium mit Einschränkung der Bewegungsmöglichkeiten bietet die Applikation der Teilpackung, des Teilbades und des Moorbewegungsbades in Kombination mit krankengymnastischer funktioneller mobilisierender Bewegung Vorteile. Die Kombination der funktionellen mobilisierenden Bewegung mit warmen Solebädern ist ebenfalls eine wesentliche Bereicherung des therapeutischen Spektrums. Unabdingbare Voraussetzung für die Anwendung physikalischer Maßnahmen ist jedoch eine klare Analyse der Schwere der rheumatischen Arthritis. Zeitdauer, Ausbruch der Erkrankung, Prozeßaktivität und Verlauf sollten die Anwendungsmöglichkeiten der Balneotherapie eingrenzen. Kontraindikationen bestehen v.a. im schlechten Allgemeinzustand, in der Gravidität, im hohen Alter sowie in zusätzlichen Schädigungen des Herz-Kreislauf- und Gefäßsystems sowie in akuten entzündlichen Erkrankungen. Die hohe Prozeßaktivität einer chronischen entzündlichen Gelenkerkrankung ist meist eine Kontraindikation für eine balneotherapeutische Maßnahme. Die Resorption der in den Peloiden oftmals vorhandenen Wirkstoffe über die Haut ist sicherlich nicht in einem derartigen Maße möglich, daß auf eine medikamentöse Therapie verzichtet werden kann. Daher ist die Balneotherapie nur als unterstützende Maßnahme zur Krankengymnastik und zur medikamentösen Therapie zu sehen. Es ist nicht eindeutig geklärt, ob bei Moorbädern östrogene Substanzen auf dem Wege der Penetration durch die Haut als Hyaluronidaseinhibitoren wirksam werden oder ob eine klinisch festgestellte Hyaluronidasehemmung über andere Mechanismen infolge einer Katecholaminausschüttung zustande kommt. Es kann ferner nicht gesagt werden, ob die im Moor vorhandenen Östrogene in ausreichender Menge durch die Haut diffundieren, um vom Organismus aufgenommen zu werden.

Bei der Verordnung balneotherapeutischer Maßnahmen ist auf eine ausreichende Einhaltung von Ruhephasen nach Applikation zu achten. Übermäßige Anwendungen können hier zu einer Verschlechterung des Krankheitsbefundes führen.

3.4 Intraartikuläre Injektionsbehandlung

Kann durch medikamentöse Maßnahmen und eine physikalische Therapie kein wesentlicher Effekt auf die Progredienz der Erkrankung erzielt werden, sollten zusätzlich lokale Maßnahmen in Betracht gezogen werden. Am Anfang der lokalen Maßnahmen stehen in der Regel Versuche mit intraartikulären Injektionsbehandlungen. Diese können mit unterschiedlichen Präparaten durchgeführt werden:

1. Kortikosteroiden,
2. Enzymen,
3. Silikonölen,
4. Varicozid, Osmiumsäure (chemische Synoviorthese),
5. ^{90}Yttrium (Radiosynoviorthese).

3.4.1 Lokale Therapie mit Kortikosteroiden

Die Indikation zur Behandlung mit Kortikosteroiden ist bei mono- und oligoartikulärem Befall der chronischen Polyarthritis und der Spondylitis ankylosans gegeben. Weitere Indikationen sind die exsudative Arthritis bei Gicht, Pseudogicht und die aktivierte Arthrose. Keine Indikation für eine intraartikuläre Kortisonbehandlung ist gegeben bei

1) Arthrose ohne Entzündungsreaktion,
2) rezidivierenden Ergußbildung trotz mehrfacher Injektionsbehandlung,
3) Weichteilerkrankungen.

Als Kontraindikation für eine intraartikuläre Kortisoninjektion ist die bakterielle Arthritis anzusehen, sowie die bakterielle Infektion der Gelenkumgebung. Eine absolute Kontraindikation für jegliche intraartikuläre Therapie ist die Blutungsneigung. Der Wirkungsmechanismus bei der intraartikulären Kortisoninjektion ist nicht ausreichend bekannt. Tillmann u. Binzus (1968) sahen eine Abhängigkeit des Bindegewebsstoffwechsels von der Kortikosteroidkonzentration und vermuteten den Angriffspunkt auf der Enzymebene. Bei der chronischen Polyarthritis kam es dabei zur Erhöhung der LDH-Aktivität der Synovialflüssigkeit bei kortikosteroidbehandelten Fällen. Es zeigte sich hier offenbar eine Hemmung der Zellatmung durch die Kortikosteroide.

Es konnte nachgewiesen werden, daß bei einer Synovitis der Sauerstoffpartialdruck in der Synovia nahe Null ist und nach Applikation von Kortikosteroiden signifikant ansteigt. Klinisch zeigt sich eine entzündungs- und exsudationshemmende Wirkung. Innerhalb von Stunden bis Tagen tritt eine Verminderung der Rötung und Schwellung und eine Schmerz- und Funktionsverminderung des Gelenks auf. Bewiesen ist auch ein Rückgang der Zellzahl in der Synovialanalyse.

Von der intraartikulären Therapie mit einer Kortisonkristallsuspension weiß man, daß die gehäufte Verabreichung, insbesondere zu einem Zeitpunkt, wo das Hypophysensystem noch supprimiert ist, zu schweren, langanhaltenden und evtl. sogar irreversiblen Nebennierenathropien führen kann (Kaiser 1978). Gleichzeitig kann als weiteres Risiko eine kristallinduzierte Fremdkörperreaktion im Gelenk auftreten. Ein langes Verweilen von Kortisonkristallen garantiert nicht unbedingt eine längere therapeutische Wirksamkeit des Präparates. Chandler u. Wright (1958) haben bereits 1958 darauf hingewiesen, daß es nach gehäufter intraartikulärer Injektion zu aseptischen Knochennekrosen kommen kann. Hier sind nach Arbeiten von Lequesne u. Benasasson (1970) vor allen Dingen die am meisten belasteten Hüftgelenke betroffen. Daß die intraartikuläre Applikation eines Präparates unter den strengen Kautelen der Asepsis zu erfolgen hat, ist heute zwingend vorgeschrieben (Richtlinien der DGOT 1985).

Die Kortisonapplikation beinhaltet zudem eine zusätzliche Gefährdung durch Keimeinschleppung. Es sollte daher auch darauf geachtet werden, daß stets kleinere Kortisondosen pro Injektion verwendet werden und die Wiederholungsinjektion in das gleiche Gelenk frühestens 4 Wochen später erfolgen sollte. Grundsätzlich kann jedes Kortikoid in einer entsprechenden Dosierung verwendet werden. Wir bevorzugen die von Josenhans u. Binzus empfohlenen Überstandinjektionen mit geringer Dexamethasonkristalleinmischung, die in der Wirkung nicht schlechter und nicht kürzer anhaltend verläuft als die Verwendung der Gesamtampulle (Binzus 1978). Neben der Verminderung der entzündlichen Aktivität kommt es auch zur Verminderung der Wasserstoffionenkonzentration, zum Ansteigen des pH-Wertes in der Synovialmembran und damit wahrscheinlich auch zur Verminderung der Schmerzen. Wirkungen auf den Knorpel und seine Oberfläche konnte Puhl u. Weber (1978) anhand von gehäuften Zellnekrosen im Transelektronenmikroskop an Kaninchengelenken nachweisen. Diese Meinung wird ebenfalls von Binzus (1978) bestätigt, der letzten Endes eine Beschleunigung der destruktiven Prozesse durch eine intraartikuläre Kortikosteroidtherapie sieht. Der Wert der intraartikulären Kortikosteroidtherapie ist demnach mehr in der Ausschaltung der schmerzhaften exsudativen Phase zu sehen. Gelenke mit erheblichen Pannusmassen sollten von intraartikulären Injektionen ausgeschlossen werden. Hier ist die Kortikosteroidinjektion sicherlich nicht ausreichend. Die Domäne der intraartikulären Kortikosteroidtherapie ist demnach vorwiegend die Frühphase beim mono- und oligoartikulären Befall. Kurz hintereinander applizierte intraartikuläre Kortikosteroidinjektionen führen nicht selten zu erheblichen Nebenwirkungen, v.a. systemisch. Ausgeprägte Cushing-Symptome sind häufig beobachtet worden. Gelingt es nicht, im Verlauf eines halben Jahres mit maximal 3 Injektionen eines Kortikosteroides in möglichst wasserlöslicher Aufbereitung eine entscheidende Besserung des Lokalbefundes zu erreichen, so ist sicherlich die Lokaltherapie zu überdenken und eine Radiosynoviorthese oder eine Synovektomie anzuschließen.

Als Zugang für die intraartikuläre Applikation des Hüftgelenks bietet sich hierbei der laterale Zugang an, der ebenso häufig verwendet wird wie der ventrale Zugang durch die Leistenbeuge sowie der mediane Zugang bei Abspreizung im Hüftgelenk. Der letztere Zugang ist sicherlich für die Arthrographie und die Applikation im kindlichen und jugendlichen Alter von Vorteil, da durch die Abduktion die medialen Anteile der Hüftgelenkkapsel weit gespannt und der Raum für die Applikation eines Kontrastmitteldepots vergrößert wird.

3.4.2 Intraartikuläre Enzymtherapie

3.4.2.1 Behandlung mit Trasylol

Aus den 70er Jahren liegen Erfahrungen mit der Trasylolbehandlung vor. Es zeigte sich, daß unter der Trasylolbehandlung keine wesentlichen Besserungen bei intraartikulären Applikationen nachzuweisen waren. Der Effekt war gegenüber der Kortisonbehandlung deutlich geringer. Es ist nicht ganz klar, ob die Inaktivierung protolytischer Enzyme unbedingt notwendig ist und ob das Auftreten protolytischer Enzyme, die durch Trasylol gehemmt werden sollten, als pathogenetischer Faktor anzusehen ist, oder ob diese Enzyme nicht doch für den Gelenkstoffwechsel als notwendiger Bestandteil gelten müssen. Da, wie gesagt, die Trasylolapplikation intraartikulär eine deutliche Unterlegenheit gegenüber der intraartikulären Verwendung von Kortikosteroiden ergab, wurde diese Therapie wieder verlassen (Ohlen u. Josenhans 1970).

3.4.2.2 Therapie mit einem O_2-Antagonisten (Orgotein)

Die Orgoteintherapie gilt als eine hochspezifische Enzymtherapie entzündlich-rheumatischer Autoimmunprozesse (Goebel et al. 1981). Diese Aussage trifft Göbel am Schluß einer Pilotstudie über intraartikulär verabreichtes Orgotein bei chronischer Polyarthritis. Auch die Herstellerfirma und die Prüfer (Flohe u. Loschen 1981) sehen ihr Präparat als hochspezifisch für entzündliche Prozesse an.

Im Indikationsspektrum nimmt die chronische Polyarthritis daher eine exponierte Stellung ein. Die anfängliche Euphorie wich in unserem klinischen Alltag der Ernüchterung. Orgotein intraartikulär appliziert zeigte nicht die beschriebenen schnellen Besserungen und langanhaltenden Remissionen bei chronisch-entzündlichen rheumatischen Prozessen.

Für uns lag es daher nahe, die Wirkungsmechanismen dieses Präparates bei rheumatoider Arthritis zu überprüfen. Anhand klinisch gesicherter Fälle von rheumatoiden Arthritiden im floriden Stadium wurden Gelenkpunktionen zweimal wöchentlich durchgeführt und jeweils 4 mg Orgotein intraartikulär appliziert. Serum und Punktatanalysen wurden zu Beginn der Untersuchungsserie sowie von der 1., 2., 4. und 6. Injektion angefertigt. Die Untersuchung der Zellzahl sowie der Glukose und Laktats im Punktat wurde unmittelbar nach der Punktatentnahme durchgeführt, um die Ergebnisse nicht zu verfälschen.

Alle möglichen Aktivitätsparameter wurden sowohl im Serum als auch im Punktat überprüft.

Zum Ausschluß einer infektiösen Arthritis erfolgte die Kulturbestimmung auf Aerobier und Anaerobier.

Das Enzym Laktatdehydrogenase (LDH) zeigt im Punktat im überprüften Zeitraum keine erkennbaren Veränderungen (Abb. 30).

Ebenso zeigte sich im Verhalten der Gesamtzellzahl im Punktat ein Verlauf entsprechend der LDH-Konzentration. Auch die Zellzahl blieb im Untersuchungszeitraum fast konstant, was wiederum für eine mangelnde Wirkung des Enzyms Orgotein auf die Entzündungsparameter schließen läßt.

Im Rahmen der Entzündung kommt es zu einer vermehrten Glykolyse. Das bedeutet, daß es beim Rückgang einer Entzündung zu einer Steigerung der Glukosekonzentration und zu einem Absinken der Laktatkonzentration kommen muß. Die Darstellung zeigt jedoch keine wesentlichen Veränderungen der Glukose-Laktat-Konzentration zwischen der ersten und der letzten Punktion, d. h. daß unter der Medikation mit Orgotein keine Veränderungen der Glykolyse festzustellen waren.

Über 6 Wochen ergab sich also keinerlei nachweisbare Wirksamkeit des Enzyms Orgotein auf die Aktivitätsparameter in der Synovialflüssigkeit rheumatoid-arthritisch erkrankter Gelenke. Ein gleiches Verhalten wurde auch bei den klinischen Verläufen gesehen. 3 Monate nach Abschluß dieser Aktivitätsparameteruntersuchungen waren bereits ca. 30% der in die Prüfung eingeschlossenen Patienten in einem ausgesprochen aktiven Stadium der entzündlichen rheumatoiden Veränderungen, so daß eine operative Synovektomie angeschlossen werden mußte.

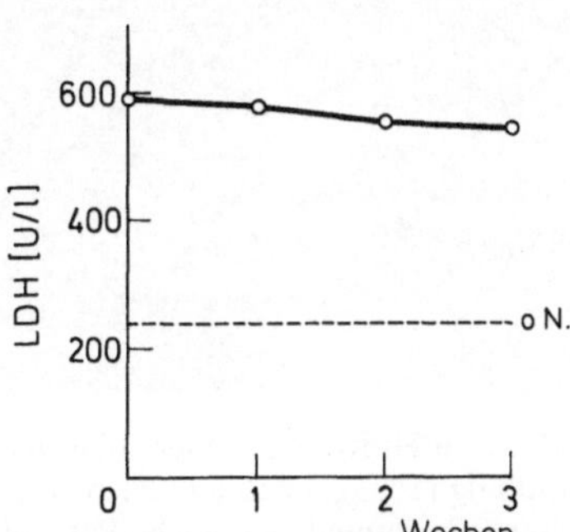

Abb. 30. Verlauf der Laktatdehydrogenase *(LDH)* im Punktat bei einer Behandlung mit Orgotein (*o. N.* oberer Normalwert)

Orgotein zeigt bei der chronischen rheumatoiden Arthritis keinen Wirksamkeitsmechanismus, im Gegensatz zu aktivierten Arthrosen, bei denen auch wir gelegentlich überraschende Wirkungen sehen konnten, die den Ergebnissen der Multizenterstudie von Puhl et al. (1982) bei aktivierter Gonarthrose entsprechen. Das O_2-Antagonistenmodell (Flohé u. Loschen 1981) der Entzündung scheint auf die rheumatoide Arthritis nicht übertragbar.

3.4.3 Chemische Synovektomie

3.4.3.1 Behandlung mit Varicocid

Bei den chemischen Synovektomieverfahren wurde lediglich die Applikation von Varicocid intraartikulär versucht. Ergebnisse am Hüftgelenk sind in der Literatur recht spärlich, lediglich Niculescu et al. (1970) behandelte 6 Hüftgelenke mit unterschiedlichem Erfolg. Auch in dem von uns geprüften Krankengut von nahezu 700 chemischen Synovektomien mit Varicocid wurde lediglich 3mal eine intraartikuläre Verabreichung am Hüftgelenk versucht. Diese Versuche waren äußerst schmerzhaft und nicht erfolgreich. Es kam zur Ausbildung einer deutlichen Zystenbildung an der Knorpel-Knochen-Grenze im dorsolateralen Anteil des Hüftkopfes bei einer Patientin. Bei Revision dieser Zystenbildung mußten wir dann diesen Defekt, der durch nekrotisches Bindegewebe ausgefüllt war und ein

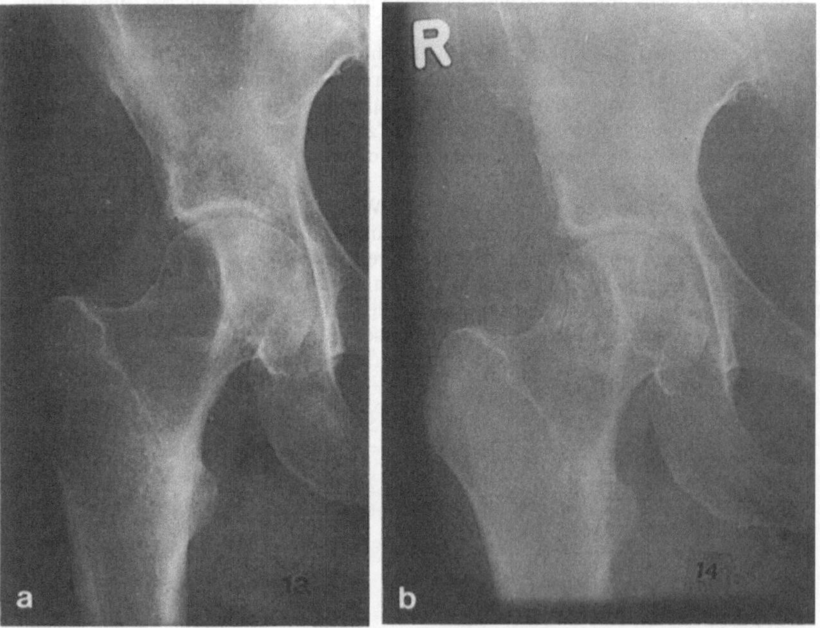

Abb. 31. a Hüftgelenk einer 34jährigen Patientin mit chronischer Polyarthritis nach Varicozidbehandlung (1983), 3 Monate nach Injektion. Starke osteolytische Zystenbildung am dorsolateralen Schenkelhalsanteil. **b** Gleiche Patientin nach operativer Zystenausräumung und Spanfütterung

erhebliches Ausmaß hatte, mit Spongiosa auffüllen, um so die Tragfähigkeit der Gelenkflächen auf Dauer erhalten zu können (Abb. 31). Diese Erfahrung hat uns daraufhin sehr zurückhaltend in der chemischen Synovektomie des Hüftgelenkes gemacht, obwohl wir bei anderen Gelenken ausgesprochen gute Ergebnisse mit der chemischen Synovektomie erreichen konnten (Thabe 1983). Wir haben uns die Destruktion des Knorpel-Knochen-Materials durch einen vermehrten intraartikulären Druck erklärt, der durch die Applikation von Varicocid in den ersten Stunden durch Detritus- und Exsudatansammlung entsteht.

Diese Drücke werden auch in allen anderen behandelten Gelenken aufgebaut. Sie erreichen z. T. erhebliche Höhen. Die anatomische Situation ist gerade für das Hüftgelenk ungünstig, da es von einer derben, durch Bänder verstärkten Kapsel umgeben ist und so ein Druckausgleich gegen die Umgebung kaum möglich erscheint. Aufgrund des mangelnden Druckausgleichs kann es unseres Erachtens zu der oben beschriebenen Ausbildung von Nekrosen kommen.

3.4.3.2 Behandlung mit Osmiumsäure

Aus ähnlichen Gründen haben wir auch die Applikation von Osmiumsäure am Hüftgelenk nicht durchgeführt. Auch hier kommt es zu einer zunächst erheblichen Gewebereaktion mit massiver Exsudatbildung. Diese Reaktion kann jedoch durch Applikation von zusätzlichen Kortikosteroiden gemildert werden. Der Verwendung von Osmiumsäure zur chemischen Synovektomie standen zudem Bedenken entgegen, da im Tierversuch schwere Schädigungen von gesundem Knorpel beobachtet wurden. Goldie et al. (1979) berichteten über Untersuchungen von mit Osmiumsäure behandelter Patienten, die 10 Monate später intraoperativ eine völlige Zerstörung großer Teile des Gelenkknorpels im Sinne einer Nekrose zeigten. Ähnliche Verhältnisse fanden Puhl u. Weber (1978) im Tierversuch an Kaninchengelenken.

In Vergleichsuntersuchungen fanden Niculescu et al. (1976), daß die auftretenden Knorpelschäden doch erheblich größer sind als bei Verwendung von Varicocid. Bei Varicocid ist lediglich eine vakuolige Einlagerung der oberflächlichen Chondrozyten zu vermerken, während bei Osmiumsäure tiefgreifende Nekrosen im Bereich der oberflächlichen Chondrozytenschichten nachweisbar sind. Die Kernstrukturen sind z. T. erheblich nekrotisch und die Kerne selbst irreversibel geschädigt. Insgesamt besteht jedoch die Ansicht, daß die Behandlung mit Osmiumsäure weniger eingreifend ist, als das Gelenk dem rheumatischen Angriff weiter auszusetzen. Die Applikation von Osmiumsäure in die Hüftgelenke ist jedoch zahlenmäßig nicht derart hoch, als daß man von einem Routineverfahren sprechen könnte.

3.4.4 Verwendung von Silikonöl

Patzner (1968) hatte 1968 eine intraartikuläre Instillation von Silikonöl als Ersatz für die Totalendoprothese angeregt. Bei dem dabei verwendetem Silikonöl handelt es sich um eine hochvisköse, physiologische indifferente Flüssigkeit, die von der chemischen Fabrik Freising hergestellt wird. Müller (1978) berichtete anläßlich des Symposiums über Synovektomie und Synoviorthese über 84 Fälle von Silikonölgelenkplomben, die in nachfolgender Weise durchgeführt wurden.

Immer ist ein operatives Einbringen mit einer sog. Kanüle erforderlich, die mittels eines Hautschnitts über den Trochanter in den Schenkelhals bis in den Hüftkopf vorgetrieben werden muß. Danach kommt es zum Einpressen von Silikonöl nach Ausräumen der Gewebsfragmente. Des öfteren wurde sogar eine Adduktorentenotomie durchgeführt, um eine Entspannung der Kapsel und somit die Applikation von mindestens 20 ml Silikonöl pro Hüftgelenk zu erreichen. In der Nachbehandlung ist eine Extension erforderlich sowie krankengymnastische Bewegungsübungen, die sich über 10 Tage erstrecken. Der stationäre Aufenthalt betrug bei den Patienten von Müller 18 Tage. Das Silikonöl sollte als indifferentes Gleitmittel einen gewissen Schmiereffekt auf das blockierte Gelenk ausüben und die arthrotisch und arthritisch bedingten Gelenkflächenunebenheiten ausgleichen. Es zeigte sich jedoch, daß diese Applikation keinen Dauereffekt haben konnte und eine hohe Gefährdung in fast 10% der Fälle mit aseptischen, rasch progredienten Kopfnekrosen diagnostiziert werden mußte. Die wenig dauerhaften und mit erheblichem Risiko verbundenen Eingriffe führten dann dazu, daß diese Methode im Laufe der Jahre fast vollständig verlassen wurde und sie heutzutage nicht mehr dem Standard der intraartikulären Gelenkbehandlung entspricht. Über diese Behandlung haben wir in unserer Klinik keinerlei eigene Erfahrungen.

3.4.5 Radiosynoviorthese

In der Literatur sind Radiosynoviorthesen des Hüftgelenks nur wenig beschrieben. Nach intraartikulärer Applikation von ^{90}Yttrium kommt es in den ersten 2 Wochen nach Radionuklidverabreichung zum Schwund des Synovialmesothels. Diese Ergebnisse konnten anhand von Tierversuchen und humaner Synovialmembran nachgewiesen werden. Vor allem in den Synovialzotten finden sich Gefäßverschlüsse und Fibroblastenvermehrungen. Bereits nach 4 Wochen erkennt man ausgeprägte Vermehrungen der Fibroblasten und vermehrt lyophilisierte, ektatische Gefäße im subsynovialen Gewebe. Gleichzeitig erfolgt eine Regeneration des Synoviamesothels. Es handelt sich hier um das Bild einer Strahlensklerose (Meier-Ruge et al. 1978). Kerschbaumer u. Erschbaumer (1984) fanden anhand von Knorpelbiopsien des menschlichen Knorpels 4 Wochen nach Behandlung in der gesamten Knorpelzellschicht zahlreiche Chondrozytenkerne mit pyknotisch destruktiven Veränderungen. Nach 12 Wochen zeigte sich, daß die beobachteten Kernschädigungen irreversibel waren und mikroskopisch einer völligen Chondrozytolyse gleichen. Elektronenoptisch waren besonders Veränderungen an der Zellmembran der Chondrozyten nachweisbar, sowie gelegentliche multiple Ausstülpungen. Auch die Kollagenfasern zeigten Veränderungen in Form von Brüchen und Verlust der Querstreifung und ihrer regelmäßigen Anordnung.

Einen protektiven Effekt der Synoviorthese durch die Umwandlung der polypösen Synovialzotten vor der Behandlung in fibrotische, deutlich oberflächenverkleinerte Synovialzotten 3 Monate nach Gabe von ^{90}Yttrium konnten die Autoren Kerschbaumer u. Erschbaumer (1984) durch rasterelektronenoptische Aufnahmen beweisen. Elektronenoptisch wurden auch Chondrozytenpartikel gefunden, die man als Abfallprodukte der Yttriumreihe identifizieren konnte. Der Schweregrad der Nebenwirkungen ließ sich aber nach den Untersuchungen von Kerschbaumer u. Erschbaumer (1984) nicht mit den Befunden vergleichen, die eine normale Knorpeldestruktion im Rahmen der Erkrankung durchlaufen würde. Die Tatsache, daß die degenerativen Schädigungen des hyalinen Gelenkknorpels durch die Radiosynoviorthese 3 Monate nach Applikation deutlich geringer zu bewerten waren als die im Vergleich beobachteten schweren destruktiven Veränderungen des Gelenkknorpels als Folge der rheumatischen Entzündung, läßt auf jeden Fall die Radiosynoviorthese doch gerechtfertigt erscheinen. Bei der Radiosynoviorthese sind jedoch einige Richtlinien zu beachten:

1. Strenge Asepsis,
2. streng intraartikuläre Injektion, evtl. unter Zuhilfenahme eines Bildwandlers und Injektion von Kontrastmittel,
3. Vermeidung des Rückflusses radioaktiven Materials durch den Stichkanal (Nachspritzen von Kochsalzlösung oder Kortikosteroiden),
4. richtige Auswahl des Radionuklids für das zu behandelnde Gelenk, z.B. ^{90}Yttrium für das Hüftgelenk, ^{169}Erbium für die Fingergelenke,
5. Beachtung der Dosierungsrichtlinien,
6. Ruhigstellung des Gelenks nach der Injektion über 3 Tage (zur Vermeidung eines vermehrten Eindringens der Radionuklide in den Gesamtorganismus),
7. Mindestalter von 35 Jahren wegen möglicher Keimschädigung.

Bei der Indikationsstellung zur Radiosynoviorthese sind sicherlich die wenig befallenen Gelenke für die Behandlung vorteilhafter und bieten erfahrungsgemäß die besseren Ergebnisse. In der orthopädischen und radiologischen Abteilung der Rheumaklinik Bad Bramstedt werden Gelenke nur noch im Larsen-Stadium 0 und 1, gelegentlich auch im Stadium 2, mit einer Radiosynoviorthese behandelt. Der Eingriff sollte gerade am Hüftgelenk möglichst frühzeitig erfolgen. Erfahrungsgemäß sind jedoch die Veränderungen bei Beschwerden im Hüftgelenk schon derart weit fortgeschritten, daß sie dem Larsen-Stadium 1-2 entsprechen, ehe der Patient klinische Angaben über Schmerzen und Beeinträchtigung der Bewegungsmöglichkeit angibt. Stark beeinflußt wird der Effekt der Radiosynoviorthese auch durch die Verlaufstendenz der Erkrankung. Bei stark progredientem Verlauf ist das Resultat dieses Verfahrens allgemein weniger günstig als bei blande verlaufenden oder stationären Krankheitsfällen.

Ergebnisse über die Radiosynoviorthese am Hüftgelenk sind in der Literatur nur spärlich vorhanden. Rampon et al. (1976) ließen 14 Patienten mit einer Radiosynoviorthese des Hüftgelenks behandeln. Nach 6 Monaten war eine Besserung bei 43%, nach 12 Monaten eine Besserung bei 40% und nach 24 Monaten bei 44% der Patienten noch nachweisbar. Das Krankengut aus der Rheumaklinik Bad Bramstedt erstreckt sich auch auf 32 Radiosynoviorthesen am Hüftgelenk, die Befunddokumentation vor der Radiosynoviorthese ist jedoch nicht ausreichend, um eine Aussage über den Wert dieses Verfahrens machen zu können. Nach Befragung der Patienten gaben ca. 54% eine Besserung bzw. keine Verschlechterung der Befunde im Hüftgelenk an. 26% der Patienten wurden in der Zwischenzeit am Hüftgelenk operativ versorgt.

Insgesamt kann gesagt werden, daß die intraartikuläre Behandlung des Hüftgelenks ihre Grenzen aufweist. Die Applikation von Kortikosteroiden sollte sehr sorgfältig und höchstens 3mal während einer gesamten Behandlungsphase mit einem wasserlöslichen Präparat erfolgen.

Chemische Synovektomien des Hüftgelenkes mit Osmiumsäure und Varicocid sind nicht erstrebenswert, da die auftretenden negativen Erscheinungen doch in keinem Verhältnis zur Beeinflussung des Krankheitsbildes stehen.

Die Varicocidinjektion des Hüftgelenks haben wir aufgrund des beschriebenen Hüftkopfnekrosefalles verlassen. Osmiumsäure ist noch nicht in unser therapeutisches Konzept aufgenommen worden. Aufgrund der beschriebenen Veränderung des Knorpelbereiches ist es jedoch fraglich, ob diese Therapie für die besonders stark lasttragenden Anteile des Hüftgelenks Verwendung finden sollte. Dagegen hat sich die Radiosynoviorthese als eine Möglichkeit zur lokalen Behandlung des Hüftgelenks erwiesen. Es muß jedoch darauf geachtet werden, daß die Hüftgelenke frühzeitiger der Radiosynoviorthese zugeführt werden, um hier im Rahmen der Möglichkeiten des Verfahrens optimale Ergebnisse erreichen zu können. Läßt sich die lokale Situation mit diesen Maßnahmen jedoch nicht beherrschen, so müssen weitergehende Verfahren, wie die operative Synovektomie, angeschlossen werden.

4 Operative Probleme – allgemeine Vorbedingungen

Die Meinung, daß ein an rheumatischer Arthritis erkrankter Patient so lange nicht operiert werden dürfte, wie der Krankheitsprozeß aktiv und die Aktivitätskriterien hoch sind, hat sicherlich in den letzten Jahrzehnten die Fortschritte der Rheumaorthopädie behindert.

Erst im letzten Jahrzehnt haben v.a. die guten Ergebnisse nach operativen Eingriffen bei chronischer Polyarthritis diese Tatsache widerlegen können. Für den an rheumatischer Arthritis erkrankten Patienten ist die operative Versorgung eine wesentliche Bereicherung zur Überwindung seiner Erkrankung geworden. Wie keine andere Erkrankung erfassen die chronische Polyarthritis und die anderen chronischen Arthritiden den Bewegungsapparat des Patienten in einer derart radikalen Art und Weise, daß man nicht durch Einzeleingriffe eine wesentliche Besserung des Befundes erwarten könnte. Mehr als bei jeder anderen Erkrankung ist gerade bei der chronischen Arthritis das Team gefordert, bestehend aus Internisten, Orthopäden, Ärzten für Allgemeinmedizin für die häusliche Versorgung, Psychologen, Krankengymnasten, Ergotherapeuten sowie die in letzter Zeit doch stärker werdenden Hilfsorganisationen, wie z.B. die Rheumaliga. Bei dem multilokulären Befall dieser Erkrankung muß jedoch auf Prioritäten im Behandlungsplan gesetzt werden. Gschwend (1981) hat den von Polyarthritis befallenen Körper treffend mit einem brennenden Haus verglichen:

1. Es handelt sich mehr um einen Dauerbrand, der schwerlich je ganz gelöscht werden kann.
2. Nur ausnahmsweise brennt das ganze Haus auf einmal.
3. Das Haus steht auf Grundpfeilern, die den Einsturz verhindern sollen und die es zu erhalten gilt.
4. Es besitzt Nebenräume, deren Zerstörung weniger weitreichende Bedeutung hat.
5. Will man für das Haus etwas Wirksames unternehmen, so gilt es, das Vertrauen des Besitzers zu gewinnen.

Aus dem Gesagten ergibt sich, daß gerade die erste Aktion, die erste operative Versorgung, für das Vertrauensverhältnis zum operierenden Rheumatologen von ganz entscheidender Bedeutung für die Folgezeit im Arzt-Patienten-Verhältnis ist. Dem Hüftgelenk kommt in diesem Behandlungsschema und in diesem Vergleich sicherlich eine zentrale Bedeutung für die Gehfähigkeit des Patienten zu. Es kann daher als eines der Schlüsselgelenke bezeichnet werden. Zur Realisierung all dieser Wunschvorstellungen bedarf es der Kenntnis über die Prognose des Krankheitsverlaufs sowie über die Einschätzungsmöglichkeiten des zu erwartenden Erfolgs. Ganz entscheidend ist die Behandlung des Patienten sicherlich von der Motivation des Kranken sowie auch von dessen Mitarbeit abhängig.

Der Operateur kann nur die Grundvoraussetzungen schaffen, um eine bessere Funktion eines Gelenks herbeizuführen. Mit dieser Funktion leben und sie nutzen kann der Patient nur ganz allein.

Gerade bei der multilokulären Befalls- und z.T. Zerfallssituation ist es ganz wichtig, in einführenden Gesprächen herauszufinden, welche Prioritäten vom Patienten selbst gesetzt werden. Hier muß insbesondere auf die Bedürfnisse des Erkrankten eingegangen werden. Alter und Beruf sind sicher von entscheidender Bedeutung für die Indikationsstellung bei operativer Versorgung.

4.1 Soziale Probleme

Die familiäre Situation ist ein weiterer wesentlicher Faktor, der die Entscheidung mit beeinflußt. Verpflichtungen in Familie und Gesellschaft werden daher bei jüngeren Menschen eher zur operativen Versorgung drängen als bei einem älteren Menschen, der nicht mehr unter der Last des beruflichen Alltags steht. Der z.T. durch die erheblichen Zerstörungen des Gelenks, durch Luxation und Versteifung entstandene Funktionsverlust und der auftretende Schmerz sind sicher Indikationen zu einer dringlichen operativen Intervention. Immer jedoch sollte man vorher abklären, ob nicht durch eventuelle konservative Maßnahmen Hilfen und durch Erlernen von Ersatzhandlungen Möglichkeiten gegeben werden, um eine operative Versorgung in den betroffenen Gelenken hinausschieben zu können. Hier könnte dann ein dringend notwendiger Eingriff an einer anderen Stelle vorgezogen werden. Die operative Behandlung eines Rheumatikers ist meist nicht auf ein einzelnes Gelenk beschränkt, so daß gerade dieser Gesichtspunkt von entscheidender Bedeutung sein könnte. Hier muß jedoch bedacht werden, daß gerade der an chronischer Arthritis erkrankte Patient erheblichen physischen Belastungen ausgesetzt ist. Nach Josenhans (1977) sind 10–15% der Patienten mit chronischer Polyarthritis bei der Bewältigung ihrer Alltagsfunktionen behindert. Die Behinderung kann soweit gehen, daß die Kranken beim Essen, beim Waschen und beim Stuhlgang auf fremde Hilfe angewiesen sind. Die Abhängigkeit bringt zwangsläufig soziale Probleme mit sich. Aus der ohnehin schon vorhandenen Passivität wird Resignation. Es besteht die Sorge, den Partner übergebührlich zu belasten und dadurch vielleicht zu verlieren. Auch nach den häufigen sexuellen Schwierigkeiten sollte daher der Arzt direkt fragen und die Patienten beraten, da zumindestens bei Beteiligung der Hüftgelenke erhebliche Erschwernisse bei der Kohabitation auftreten können. Im gesellschaftlichen Leben verhalten sich die Rheumatiker daher auch scheu, z.T. schämen sie sich ihrer Behinderung. Die Gesellschaft ist nicht genug verständnisvoll und hilfsbereit, um darauf zu reagieren. Es muß noch einmal betont werden, daß die operative Versorgung und die Behandlung des Orthopäden sicher nur ein Baustein zur Überwindung all dieser Schwierigkeiten sein kann. Ziel sollte es immer sein, einen langfristigen Behandlungsplan für den chronisch erkrankten Patienten aufzustellen, in dem alle Behandelnden mitbeteiligt sein sollten.

Zielsetzungen und Indikationen

Bei der operativen Intervention unterscheiden wir je nach Eingriff 3 große Zielsetzungen:

1. die präventiv-kurativen Maßnahmen,
2. die rekonstruktiven Maßnahmen,
3. kombinierte Verfahren.

Dabei muß man zwischen extraartikulären und artikulären Eingriffen unterscheiden. Während in den 70er Jahren vornehmlich die präventiv-kurativen Zielsetzungen mit Frühsynovektomien, Synovektomien der Sehnenscheiden und Eingriffen an Muskeln und Nerven Vorrang hatten, sind wir in letzter Zeit zunehmend dazu gezwungen worden, durch die Schwere der Erkrankungen den rekonstruktiven Eingriffen, hier vornehmlich den Arthroplastiken, mehr Raum zu geben. Vainio u. Puekki hatten schon 1961 eine Unterscheidung in absolute und relative Operationsindikationen getroffen, die heute noch ihre Gültigkeit hat. Absolute Indikationen sehen sie in

1. drohenden und manifesten Sehnenrupturen,
2. drohenden oder manifesten Nervenkompressionen,
3. störenden Rheumaknoten (?).

Hinzuzufügen wäre nach Gschwend (1977) noch

4. die Stabilisierung der instabilen subluxierenden Halswirbelsäule mit neurologischen Zeichen,
5. extreme Fehlstellungen, die die primitivste Pflege eines Patienten unmöglich machen (hier ist v. a. die extreme Adduktionsfehlstellung der Hüften ein wesentlicher Indikationsgrund),
6. die Resektion des Kieferköpfchens bei totaler Okklusion der Zahnreihe.

Als relative Indikationen sind demnach

1. die persistierenden Synovitiden, die Tenosynovitiden und Bursitiden,
2. dauernde Beschwerden und Schmerzen,
3. störende Steifheit und
4. die Fehlstellung eines Gelenks anzusehen.

Bei der Indikationsstellung zur operativen Versorgung sollte man sich möglichst nicht von ästhetischen Indikationen leiten lassen, obwohl gerade die Patienten häufiger deswegen zur operativen Versorgung drängen. Wichtig ist bei der Entscheidung jedoch die Kenntnis und die Erfahrung über den Erfolg des Eingriffs sowie die Möglichkeiten der Rekonstruktion bei eventuellen Fehlschlägen. Gerade bei einem Indikationsbegehren seitens des Patienten sollte dieser lange und ausführlich über alle Möglichkeiten einschließlich der Fehlschläge informiert werden. Das bloße Vorhandensein einer Fehlstellung, die von einem Patienten gut korrigiert und ausgeglichen werden kann, ist sicherlich dann keine Indikation zur operativen Versorgung. Schwieriger ist es eher, den Patienten von präventiv-kurativen Frühsynovektomien zu überzeugen, da der entsprechende Leidensdruck und die Einsicht in die Notwendigkeit nicht ausreichend besteht.

Kommt es zu vermehrten Funktionseinbußen und zu erheblichen Schmerzen, wird der Verlauf der Erkrankung den Patienten eher einsichtig machen und ihn gleichzeitig zur vermehrten Mitarbeit motivieren. Bei vollständiger Zerstörung eines Gelenkes, Luxation oder Versteifung ist die Indikation sicherlich erheblich leichter zu stellen.

Kontraindikationen sind alle in der Allgemeinchirurgie geltenden Einschränkungen, wie

1. kardiovaskuläre Erkrankungen,
2. Erkrankungen der Atmungsorgane,
3. hohes Alter und schwerste Polyarthritis mit vitalem Risiko,
4. fehlende Motivation,
5. mangelnde Kooperationsbereitschaft des Patienten,
6. zwanghaftes Operationsbedürfnis des Patienten.

4.2 Anästhesieprobleme

Da Eingriffe beim Rheumatiker nicht unbedingt als lebensnotwendige Eingriffe anzusehen sind, sollte auch von Seiten der Anästhesie eine möglichst schonende Behandlung gefordert werden. In letzter Zeit sind vor allen Dingen die Narkosetechniken keine nenneswerte Belastung mehr für die gebrechlichen und alten Rheumatiker.

Die richtige Vorbehandlung und die exakte prä- und intraoperative Behandlungsform aus anästhesiologischer Sicht sind daher von größter Wichtigkeit. Die Anästhesie beim Rheumatiker ist nicht problemlos und meist mit den speziellen Risiken dieses Krankheitsbildes behaftet. Im operativen Vorfeld müssen sorgfältig bereits anamnestische Kriterien herausgearbeitet werden, um gerade beim Rheumatiker, der durch einen erheblichen Medikamentenkonsum vorgeschädigt ist, eine optimale Narkoseform herauszufinden. In der Behandlung Rheumakranker hat sich im wesentlichen die Lumbalanästhesie mit einem Langzeitanästhetikum für die Routineeingriffe im Hüftbereich bewährt. Nach lumbaler Punktion in L3/L4 werden 3 ml einer 1%igen Carbostesinlösung ohne Adrenalinzusatz intradural appliziert.

Als zweite Form hat sich v.a. bei Langzeiteingriffen die Intubationsnarkose bewährt. Beim Rheumatiker ist es jedoch nicht immer möglich, eine Intubationsnarkose durchzuführen. Erhebliche Schwierigkeiten bereitet der Befall der Kiefergelenke; die Kieferöffnung kann oftmals erheblich gestört sein. Hier bieten sich dann Kombinationsnarkosen an.

4.3 Spezielle Probleme beim Befall der Halswirbelsäule

Die Halswirbelsäule bereitet gerade bei der Intubationsnarkose Probleme, sie birgt eine zusätzliche Gefährdung für den Patienten. Eine unabdingbare Forderung ist für die Intubationsnarkose daher die röntgenologische Untersuchung des okzipitocervikalen Übergangs mit einer a.-p.-Aufnahme sowie seitlichen Funktionsaufnahmen. Zusätzlich muß eine klinische Diagnostik zum Ausschluß neurologischer Zeichen erfolgen. Vor allen Dingen die Veränderungen im Stadium III und IV

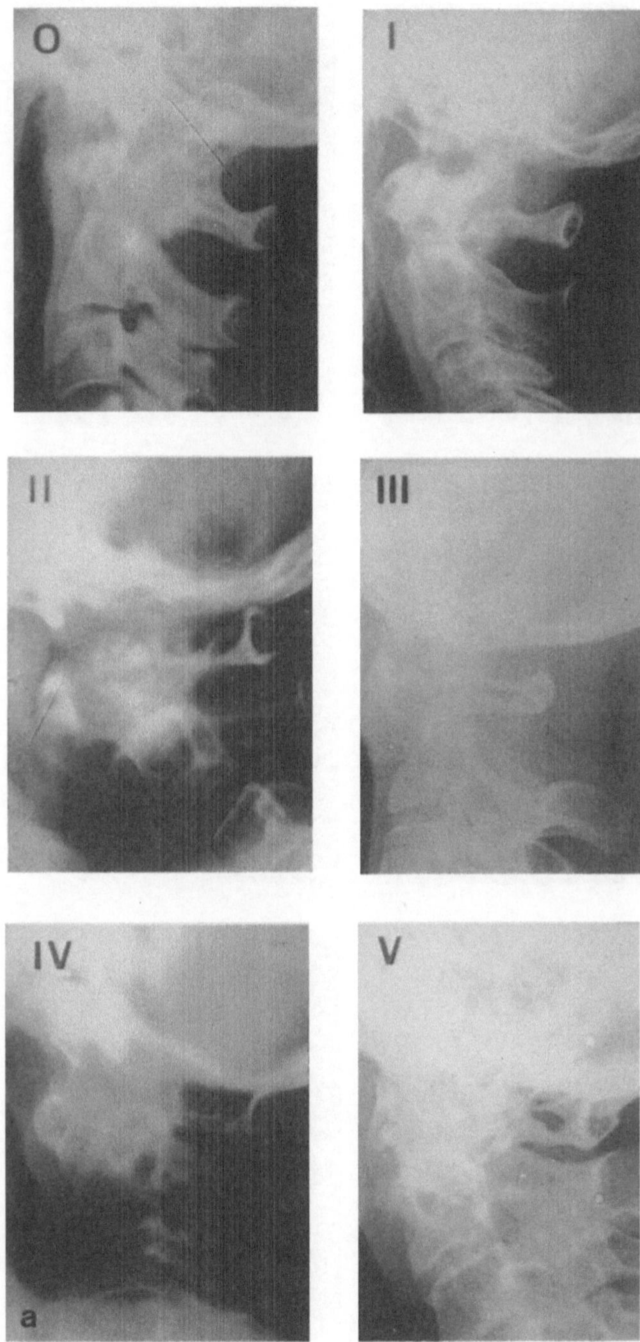

Abb. 32. a Röntgenologisch-klinische Stadieneinteilung (0–V) der HWS-Veränderungen bei rheumatoider Arthritis im okzipitozervikalen Übergang

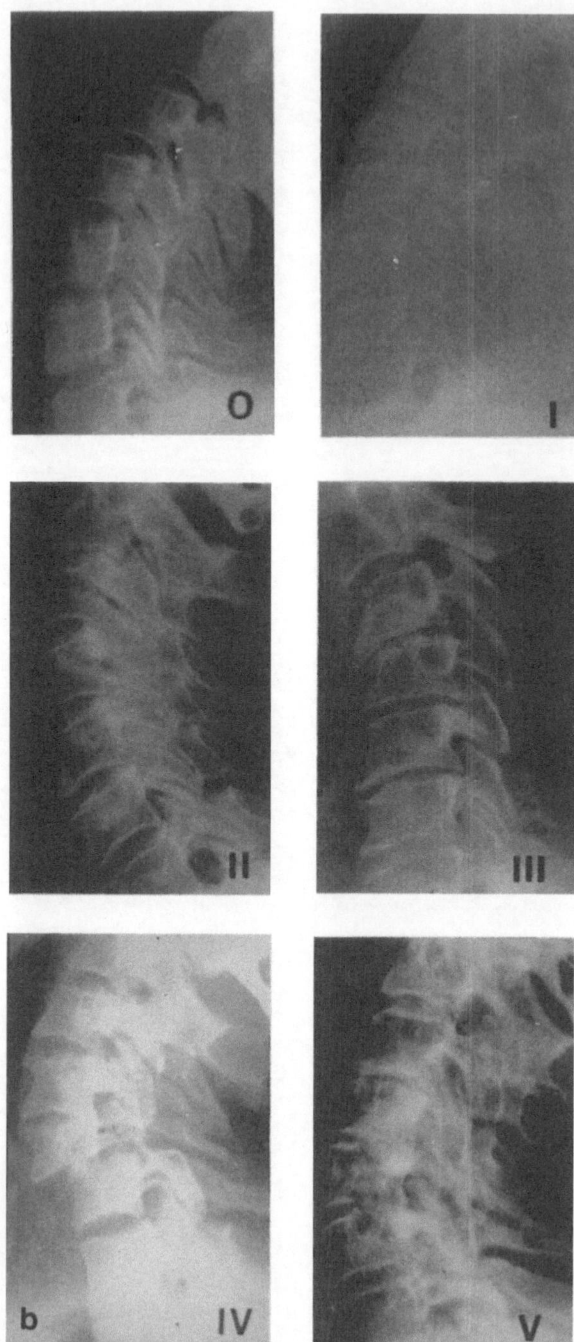

Abb. 32. b Röntgenologisch-klinische Stadieneinteilung (0–V) bei rheumatoider Arthritis der mittleren und unteren HWS

nach vorliegender Stadieneinteilung (Abb. 32) an den Kopfgelenken zeigen eine erhebliche Tendenz zu neurologischen Ausfallssymptomatiken. Beim relaxierten Patienten sind gerade die Inklinationsbewegungen sehr gefährlich. Gleichzeitig sollte das freie Hantieren mit der HWS in diesem Stadium auch in Reklination und Rotation unterlassen werden, zumal gelegentlich spontane Densfrakturen bei vorgeschädigtem Knochenmaterial auftreten können. Hier ist eine erhebliche Gefährdung durch das Auftreten eines Os odontoideum bei der chronischen Polyarthritis gegeben. Aus Autopsieberichten sind Läsionen der A. vertebralis bei zu starker Rotationsbeweglichkeit mit nachfolgender Thrombose und Ischämie des Halsmarks beschrieben worden. Die von Sprotte (1981) beschriebenen Komplikationen durch die Destruktion des Lig. transversum atlantis sind weniger in der Reklinationsbewegung gefährlich als in der Inklinationsbewegung, wodurch es zu einer Strangulationsbewegung des Halsmarks gegen die Densstrukturen kommen kann.

Schluckbeschwerden, Zungenbeinansatztendinosen, Schwindel, migräneartiger Kopfschmerz und abnorme Blutdruckschwankungen sind schon Zeichen der Kompression des Halsmarks im okzipitocervikalen Übergang, die auf eine schwerwiegende Läsion dieses Bereiches schließen lassen (Thabe 1981).

Eine weitere Problematik bietet gerade bei Fehlstellung der HWS die Verdrängung der Glottisanteile. Klinisch weist eine leichte Heiserkeit auf diese Symptomatik hin. Hier muß u. U. eine Fachkonsilaruntersuchung erfolgen. Die nasale Intubation ist nicht immer problemlos, sie ist kompliziert durch starke Bewegungsstörungen des gesamten HWS-Systems und der Kopfgelenke, sowie kompliziert durch eine zusätzliche Gefährdung durch vermehrte Blutungsneigung im nasopharyngealen Raum.

Weitere Probleme bieten in der Einleitungsphase die spezifischen pharmakologischen Besonderheiten durch die Langzeittherapie mit Antirheumatika. Nebenwirkungen und überlappende Wirkungen können hier vermehrt auftreten. Zudem ist intraoperativ auf einen sorgfältigen Volumenersatz zu achten, da gerade Anämie und Hypalbuminämie von Haus aus schon eine wesentliche Gefährdung des Patienten darstellen. Die Reaktionsfähigkeit des Herz-Kreislauf-Systems ist bei chronisch erkrankten Patienten deutlich eingeschränkt.

Desgleichen muß wegen der Langzeittherapie mit Antirheumatika und auch Steroiden mit einer zusätzlichen Einengung und Belastung der Nierenfunktion gerechnet werden.

Die atrophische Muskulatur bietet zudem eine zusätzliche Gefährdung des Patienten durch Unterkühlung. Die von den Klinikern geforderte Raumtemperatur von meist unter 20° zur Verringerung der Keimdichte im Operationsbereich wird von einem Polyarthritiker nicht vertragen. Eine Kompromißlösung ist daher anzustreben. Unter Reinraumtechniken mit Vertikalflow werden bei Temperaturen bis 22° gehalten, die eine Auskühlung des Patienten durch zusätzliche Verwendung von Wärmematten auf den Operationsplätzen in Grenzen halten. Die Auskühlung ist sicherlich für den Rheumatiker ein erhebliches Problem, da die Energiereserven für die totale Wiederaufwärmung oft erheblich eingeschränkt sind. Auch die postoperative Phase bietet zusätzliche Gefährdungen. Deshalb muß gerade präoperativ besonders auf die Lagerung auf dem Operationstisch geachtet werden, um Folgen der Lagerung, die oft sehr schmerzhaft sein können, in Grenzen zu halten. Der frischoperierte Rheumatiker ist hierbei sicherlich mit mehr Risiken belastet als der gleichaltrige Patient ohne systemische Erkrankung.

Auf eine sorgfältige Bilanzierung der postoperativen Infusionstherapie ist besonders zu achten. Hypervolämie und Hypovolämie liegen gerade hier bei diesen Patienten eng beieinander.

Die von Sprotte (1981) beschriebenen Interaktionen von Arzneimitteln mit Lokalanästhetika, vor allen Dingen mit den von ihm berichteten Versagerquoten bei einer Dauermedikation von Indometacin, haben wir bei der Spinalanästhesieform nicht sehen können. Die Versagerquoten unserer Lokalanästhesien waren technisch bedingt. Diese Probleme bieten vorwiegend Patienten mit einer Spondylitis ankylosans durch Verknöcherung des Lig. flavum. Bei diesen Patienten wird zudem präoperativ eine a.-p.- und Seitenaufnahme der lumbalen Wirbelsäule durchgeführt, um von vornherein Aufschluß über mögliche Schwierigkeiten bei der Lumbalpunktion zu erhalten. Es kann jedoch gelegentlich trotz röntgenologisch noch nicht sicher nachweisbarer Verknöcherung des Lig. flavum zu derartigen Fehlversuchen kommen.

4.4 Peroperative Kortisontherapie

Patienten, die in den letzten 9–12 Monaten vor dem Eingriff unter einer Dauertherapie mit Glukokortikoiden standen, bedürfen einer besonderen Behandlung.

In diese Behandlung müssen auch diejenigen Patienten einbezogen werden, die intramuskulär verabreichte Depotpräparate eines Kortikoids erhalten haben. Anamnestisch ist besonders gründlich danach zu forschen, ebenso wie nach einer Medikation mit sog. versteckten Glukokortikoiden in Mischpräparaten. Die präoperative Glukokortikoidgabe in Form einer sog. Stoßtherapie muß auch bei Bagatelleingriffen erfolgen, da der Patient meist unmittelbar postoperativ von einer akuten Nebennierenrindeninsuffizienz bedroht sein kann. Das Fehlen einer ausreichenden Nebennierenrindenfunktion in der Streßsituation der Operation und unter der Anästhesie führt oftmals zum dramatischen Zusammenbrechen des Energiestoffwechsels, der durch die präoperative Stoßtherapie sicherlich beherrschbarer ist. Gegebenenfalls sollte ein ACTH-Test präoperativ erfolgen, um die Funktionsfähigkeit der Nebennierenrinde zu überprüfen. Präoperativ wird daher stets bei diesen Patienten eine Substitutionstherapie mit einem Kortikoid durchgeführt. Für Patienten, die eine Standarddosierung über 5 mg täglich eines präoperativen Kortisons erhalten, gilt ein sog. großes Kortisonschema. Für Patienten, die unter der 5-mg-Grenze täglich liegen und die in den letzten 3 Monaten intramuskuläre Kortisoninjektionen erhalten haben, gilt das sog. kleine Kortisonschema.

Das große Kortisonschema setzt mit einer am Abend vor der Operation durchgeführten 1. i.m.-Injektion von 100 mg Solu-Decortin ein. Diese Dosis wird am Operationstag präoperativ erneut intramuskulär verabreicht sowie am 1. postoperativen Tag. Am 2. postoperativen Tag wird die Dosis auf die Hälfte reduziert und weiterhin intramuskulär verabreicht, am 3. postoperativen Tag wiederum um die Hälfte auf 25 mg reduziert intramuskulär verabreicht. Es erfolgt nun eine schrittweise Reduzierung einer peroral gegebenen Decortin-H-Dosis um 5 mg in den folgenden Tagen, am 4. Tag um 20 mg, am 5. Tag um 15 mg, am 6. Tag um 10 mg und dann eine Reduktion, einschleichend auf die präoperativ verabreichte Dosierung. Sie beendet die schematische Gabe der peroperativen Kortisontherapie. Bei dem sog. kleinen Schema reduziert sich die gesamte Dosis um die Hälfte; präoperativ sowie am Operationstag und am Tage nach der Operation werden 50 mg Solu-Decortin intramuskulär verabreicht. Nach Reduktion am 2. Tag auf 25 mg intramuskulär erfolgt im gleichen Rhythmus eine schrittweise Reduzierung der Kortisondosis auf die Erhaltungsdosis oder ein vollkommenes Ausschleichen bei nur gelegentlicher intramuskulärer Anwendung des Kortisonpräparates im operativen Vorfeld.

4.5 Peroperative Therapie mit nichtsteroidalen Antirheumatika und Basistherapeutika

Gerade die internistische und anästhesiologische Betreuung in der postoperativen Phase ist für den Rheumatiker eine unabdingbare Forderung. Viele Probleme lassen sich zwar durch eine Leitungsanästhesie umgehen, aber auch die heutigen Verfahren der Intubationsnarkose bieten bei einer guten Zusammenarbeit von Anästhesisten und Internisten sowie Orthopäden eine erhebliche Minderung der Gefährdung durch den operativen Eingriff. Für die per- und postoperative Behandlung mit Antirheumatika für die medikamentöse Therapie der postoperativen Phase sollte im Grunde ein Leitspruch gelten. Die präoperative antirheumatische Therapie sollte prinzipiell weitergeführt werden. Auf keinen Fall darf in den Tagen vor der Operation ein Wechsel des Antirheumatikums erfolgen (Schattenkirchner 1981). Die medikamentöse Therapie wird sowohl mit der Basistherapie als auch mit den Antirheumatika in dieser Form weitergeführt; bei Verwendung von Kortisonpräparaten erfolgt unter der Operation die oben erwähnte Stoßtherapie. Ein Wechsel auf ein anderes nichtsteroidales Antirheumatikum sollte gerade wegen der Gefahr der Hautreaktion und anderer Unverträglichkeitserscheinungen nicht durchgeführt werden, um eine zusätzliche Belastung in der postoperativen Phase zu vermeiden.

Die laufende Basisbehandlung wird mit Gold und Antimalariamitteln sowie mit Immunsuppressiva weitergeführt, und zwar in der üblichen Erhaltungsdosis. Bei hohen Dosen von Immunsuppressiva wird hier eine Dosisreduzierung für die ersten Tage bis zum Abschluß der Wundheilung vorgenommen. Lediglich bei D-Penicillamin wird eine sog. Basistherapiepause von 10 Tagen durchgeführt, da unter der Fortführung der Therapie mit D-Penicillamin gelegentlich Wundheilungsstörungen gesehen wurden.

4.6 Thromboseprophylaxe

Die Thrombose ist die häufigste und gefährlichste Komplikation der operativen Behandlung. Bei der Behandlung des Rheumatikers besteht aufgrund des Krankheitsbildes, seiner Dauermedikation mit Antirheumatika und wegen seines krankheitsbedingten, oftmals zu niedrigem Faktor XIII in der Blutgerinnung schon eine verminderte Thrombosebereitschaft. Diese verminderte Thrombosebereitschaft darf jedoch nicht die alleinige Thromboseprophylaxe sein. Die immer wieder aufgestellte Forderung nach frühzeitiger Mobilisierung und krankengymnastischer Behandlung, mobilisierend und isometrisch, stellt einen weiteren wichtigen Pfeiler in der Thrombosebekämpfung dar. Zusätzlich ist die bereits erwähnte Dauermedikation mit Antirheumatika, von denen einige Nebenwirkungen auf das Gerinnungssystem zeigen, ein weiterer Faktor in der Thromboseprophylaxe.

4.7 Antibiotikaprophylaxe

Die zunehmende Zahl rekonstruktiver Eingriffe, gerade in der Rheumaorthopädie mit Verwendung zementierter und unzementierter Endoprothesen, sowie die Mehrfachversorgung von an Polyarthritis erkrankter Patienten wirft immer wieder die Frage nach einer prophylaktischen antibiotischen Therapie auf.

Bei Routineeingriffen bei chronischer Polyarthritis wird keine parenterale antibiotische Prophylaxe durchgeführt. Bei Hüftgelenkeingriffen mit Implantatversorgung führen wir seit nun mittlerweile 5 Jahren eine generelle lokale und systemische peroperative Antibiotikaprophylaxe durch. Die lokale antibiotische Prophylaxe besteht in diesem Fall in der Verwendung des antibiotischen Knochenzements Refobacin-Palacos sowie in der gleichzeitigen intraoperativen Verabreichung von antibiotikahaltigen Spüllösungen bei Implantation von endoprothetischem Ersatz. Hier wurde alternativ 2 g Stapenor auf 1000 ml Ringer-Lösung oder Nebacitin-Spüllösung in der gleichen Dosierung verwendet. Bei Implantation von Totalendoprothesen und Wechseloperationen bei endoprothetisch versorgten Hüftgelenken wird zudem eine parenterale peroperative Prophylaxe mit 6,0 g Optocillin als einmalige Gabe durchgeführt.

Daß diese Dosierung für die Vielzahl der Problemkeime ausreichend ist, konnte anhand eigener Studien an rheumatischem Krankengut belegt werden (Thabe u. Schassan 1983). In dieser Studie sollte geprüft werden, inwieweit eine Gewebepenetration von Mezlocillin und Oxacillin vorkommt und über welchen Zeitraum ein ausreichender Wirkspiegel der Präparate am Ort gehalten werden kann. Diese fixe Kombination wurde gewählt, da dieses Antibiotikum ein breites Spektrum von Anaeroben- und Aerobenproblemkeimen erfaßt. Die Kombination mit dem penicillinasefesten Oxacillin ist gerade zur sicheren Bekämpfung auch des Staphylococcus aureus als Problemkeim in der Orthopädie wünschenswert gewesen.

Nach einmaliger i.v.-Gabe von 2 g Mezlocillin und 1 g Oxacillin in fester Kombination wurden nach 30, 60, 120 und 180 min Serum-, Muskel-, Sehnen-, Kapsel- und Knochenproben entnommen.

Die Bestimmung der beiden Antibiotika erfolgte mikrobiologisch im Hygieneinstitut der Universitätsklinik Hamburg unter der Projektleitung von Herrn Prof. Dr. H. H. Schassan.

Abbildung 33 zeigt die Serumkonzentrationsverläufe von Mezlocillin und Oxacillin.

Die Mittelwerte und Abweichungen für die beiden Antibiotikakonzentrationen in Muskel, Synovia, Kapsel, Knorpel und Sehne sind aus der nachfolgenden Abb. 34 zu entnehmen. Es zeigt sich, daß über einen anhaltenden Zeitraum von nahezu 2–3 h hohe Konzentrationen der beiden Antibiotika in den Geweben erreicht werden konnten. Setzt man nun die gefundenen Gewebespiegelkonzentrationen nach einmaliger Bolusinjektion von 2 g Mezlocillin und 1 g Oxacillin in Beziehung zur Wirksamkeit gegen die vorhandenen Problemkeime, so ergeben sich ausgesprochen interessante Aspekte (Tabelle 6).

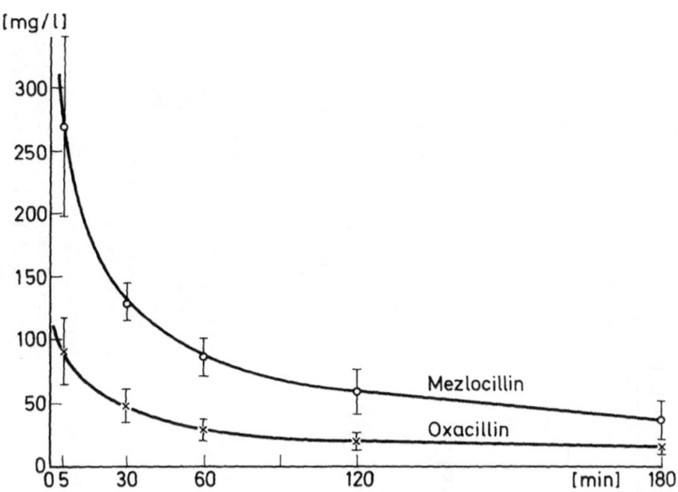

Abb. 33. Serumkonzentrationsverläufe von Mezlocillin und Oxacillin

Gegen den Penicillin-G-sensiblen Staphylococcus aureus, gegen Proteus mirabilis und Subspezies Coli, Enterobacter, Enterokokken und Streptokokken kann eine ausreichende prophylaktische Wirkung im Gewebe erzielt werden. Immerhin ist gegen Proteus eine antibakterielle Wirksamkeit von 81-92%, gegen den Penicillin-G-sensiblen Staphylococcus aureus eine antibakterielle Wirksamkeit von 89-95%, und gegen Coli von 62-74% erreicht worden. Bei dem Penicillin-G-resistenten Staphylococcus aureus bietet gerade die Kombination mit Oxacillin eine ausreichende Prophylaxe, zumal die alleinige Wirksamkeit des Mezlocillins für diese Keimgruppe nicht ausreicht. Hier werden antibakterielle Wirksamkeiten von 92-97% mit dem Kombinationspräparat erreicht.

Weniger gut sind die Ergebnisse bei Klebsiellen und Pseudomonas. Hier kann lediglich eine 28- bis 66%ige Wirksamkeit gegen Klebsiellen und eine 10- bis 64%ige Wirksamkeit gegen Pseudomonas angenommen werden. Gerade hier würde sich jedoch eine Erhöhung der Dosis als Doppelinjektion anbieten, so daß auch hier Werte erreicht werden können, die eine ausreichende Prophylaxe gegen diese Keimgruppe erlauben. Die Erhöhung der Dosis wurde inzwischen routinemäßig durchgeführt. Nach anfänglichen Antibiotikaprophylaxen von 3,0 g als einmalige Bolusinjektion verwenden wir nunmehr seit 3 Jahren die 6-g-Injektion eine Viertelstunde vor Operationsbeginn. Mit Zunahme der endoprothetischen Versorgung in der Unfallchirurgie wurden gerade Anaerobier immer mehr zu Problemkeimen. Die einmalige Injektion bietet gerade auch hier gegen die Spezies des Bacteroides fragilis, der auch zu einem Problemkeim in der Endoprothetik avanciert ist, sowie dessen Subspezies eine ausgesprochen gute antibakterielle Wirksamkeit.

Aus den Ergebnissen konnte geschlossen werden, daß sogar für einen Zeitraum von 2-3 h Konzentrationen am Operationsort erreicht werden konnten, die eine ausreichende prophylaktische antibakterielle Wirksamkeit aufwiesen. Die Wahl des Präparates war zudem günstig, da eine weitere Wirkungssteigerung durch den

Tabelle 6. Prozentsatz der gehemmten Stämme klinisch relevanter Keime durch die nach 60 min gefundenen Mezlocillinkonzentrationen. (Der Prozentsatz gehemmter penicillinasebildender Staphylokokken bezieht sich ausschließlich auf die gefundenen Oxacillinkonzentrationen.)

< positiv > negativ	Muskel		Synovia		Kapsel		Knorpel		Sehne		Autoren
Streptokokken	(93–100)	96,5	(100)	100	(93–100)	96,5	(85–100)	92,5	(93–100)	96,5	Bodey u. Pan 1977; Fu u. Neu 1978
staphylokokken-penicillinase- <	(90–100)	95	(94–100)	97	(90–100)	95	(85–100)	93	(90–100)	95	Bodey u. Pan 1977
staphylokokken-penicillinase- >	(81–100)	92,3	(84–100)	95	(82–100)	92,5	(76–97)	88,8	(78–100)	91,3	Bodey u. Pan 1977; Fu u. Neu 1978; Reeves et al. 1920; Soares u. Trabulsi 1979
Enterokokken	(90–100)	97,5	(100)	100	(90–100)	97,5	(50–100)	97,5	(90–100)	97,5	Bodey u. Pan 1977; Fu u. Neu 1978; Naumann (pers. Mitteilung); Reeves et al. 1979; Soares u. Trabulsi 1979; Werner et al. 1980
Proteus mirabilis	(86–98)	92,6	(92–100)	96,8	(86–97)	92,6	(83–96)	90,8	(86–97)	92,3	Bodey u. Pan 1977; Fu u. Neu 1978; Grimm 1979; Metzger 1976; Naumann (pers. Mitteilung); Reeves et al. 1979; Soares u. Trabulsi 1979; Thadepalli u. Rao 1979; Werner et al. 1980
Proteus spp.	(73–94)	83,1	(80–99)	91,4	(73–95)	83,3	(68–92)	79,6	(72–94)	82,1	Boday u. Pan 1977; Fu u. Neu 1978; Grimm 1979; Metzger 1976; Reeves et al. 1979; Soares u. Trabulsi 1979; Werner et al. 1980
Klebsiella	(20–61)	40,3	(40–94)	64,4	(21–62)	40,9	(10–52)	29,1	(18–56)	36,9	Bodey u. Pan 1977; Fu u. Neu 1978; Grimm 1979; Knothe 1979; Reeves et al. 1979; Soares u. Trabulsi 1979; Thadepalli u.Rao 1979

Tabelle 6 (Fortsetzung)

< positiv > negativ	Muskel		Synovia		Kapsel		Knorpel		Sehne		Autoren
E. coli	(35–100)	70,1	(43–100)	77,7	(35–100)	70,2	(32–100)	68,2	(34–100)	69,8	Bodey u. Pan 1977; Fu u. Neu 1978; Grimm 1979; Reeves et al. 1979; Soares u. Trabulsi 1979; Thadepalli u. Rao 1979; Werner et al. 1980
Enterobacter	(24–77)	55,4	(57–96)	76,0	(24–77)	55,6	(21–72)	47,8	(23–77)	54,2	Bodey u. Pan 1977; Fu u. Neu 1978; Metzger 1975; Soares u. Trabulsi 1979
Pseudomonas aeruginosa	(1–32)	18,5	(27–86)	68,5	(1–33)	18,8	(1–20)	11,3	(1–30)	16,6	Bodey u. Pan 1977; Fu u. Neu 1978; Grimm 1979; Soares u. Trabulsi 1979; Werner et al. 1980
Bacteroides spp.	(55–89)	75,3	(93–100)	95	(55–97)	76	(30–93)	64,3	(40–95)	70,5	Reeves et al. 1979; Soares u. Trabulsi 1979; Vent 1979
Bacteroides fragilis	(>29–95)	70,5	(88–100)	91,3	(>29–95)	70,8	(<29–95)	68,3	(29–95)	70	Bach et al. 1978; Bodey u. Pan 1977; Fu u. Neu 1978; Thadepalli u. Rao 1979; Werner et al. 1980

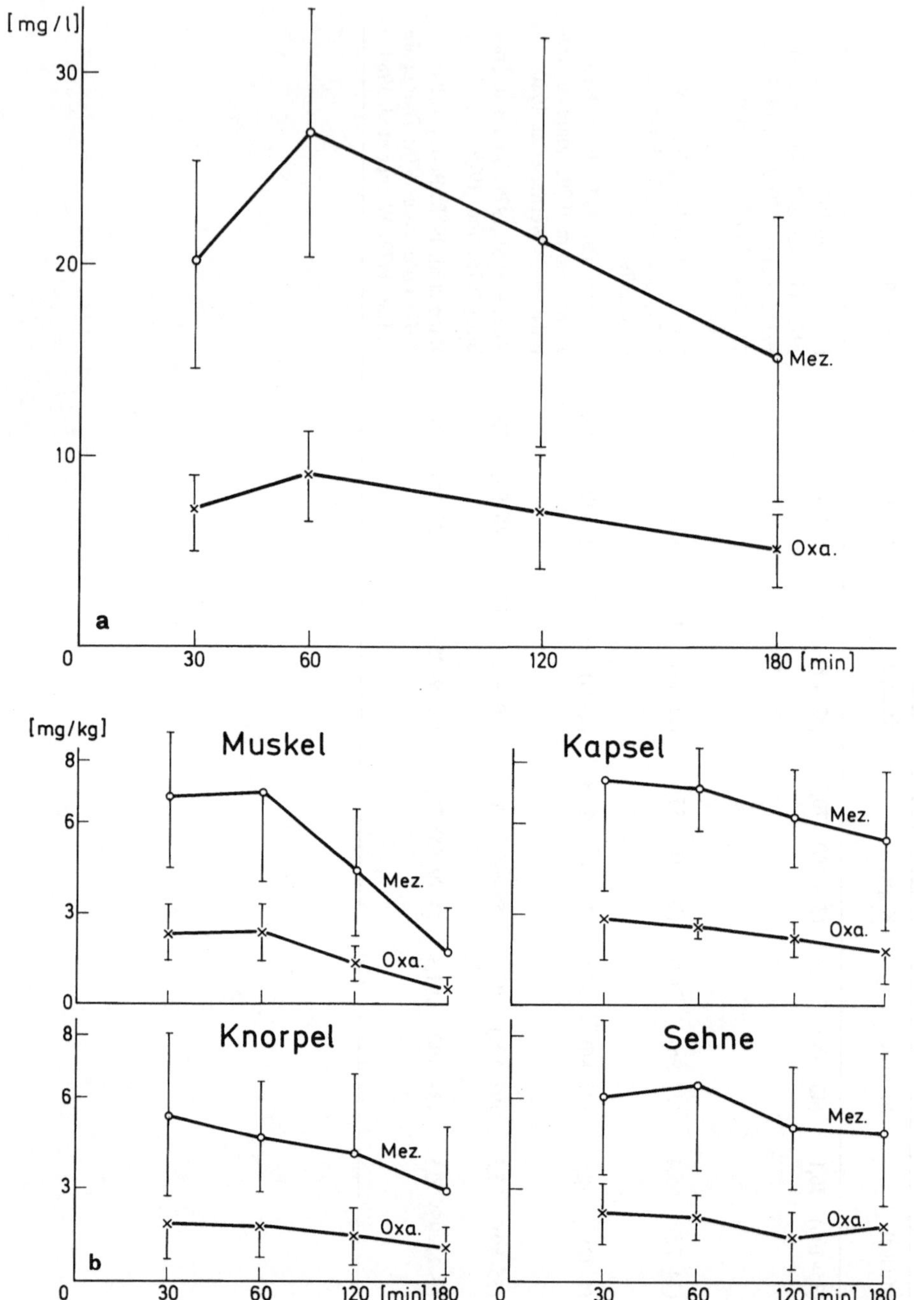

Abb. 34. a Verlauf der Konzentration von Mezlocillin *(Mez.)* und Oxacillin *(Oxa.)* in der Synovia. **b** Verlauf der Konzentration von Mezlocillin *(Mez.)* und Oxacillin *(Oxa.)* in Muskel, Kapsel, Knorpel

Synergismus an der Zellmembran bei gleichzeitiger Verwendung von Gentamycin im Knochenzement zu erwarten ist. Bis Dezember 1987 wurde keine Primärinfektion bei einem totalen Gelenkersatz gesehen.

Bei klinischem Anhalt eines infektiösen Befalls des Gewebes werden intraoperativ Abstrichuntersuchungen mit Bestimmung der Kultur und Resistenz angefertigt. Bis zum Eintreffen der Untersuchungsergebnisse kann ohne weiteres die so begonnene Prophylaxe in eine postoperative Therapie übergeleitet werden. Nach Eintreffen des Untersuchungsbefundes wird dann gezielt weitertherapiert.

Eine besondere Situation ergibt sich bei den Austauschoperationen. Wie bereits vorher erwähnt, führen wir generell bei endoprothetischem Ersatz diese peroperative Antibiotikaprophylaxe durch. Bei Wechseloperationen ist die Situation dadurch erschwert, daß nicht immer ganz klar voraussehbar ist, ob eine blande anerobe Infektion zudem die Lockerung des Prothesenmaterials begünstigt hat. Generell wird vor Prothesenaustauschoperationen eine Keimuntersuchung nach Punktion des Gelenkes durchgeführt. Diese Punktion sollte stets 1 Woche präoperativ erfolgen. Nach Erhalt des mikrobiellen Ergebnisses führen wir dann in der Regel die Wechseloperation unter der üblichen peroperativen Antibiotikaprophylaxe durch. Bei Verdacht auf Anerobierinfektion wird zusätzlich eine einmalige

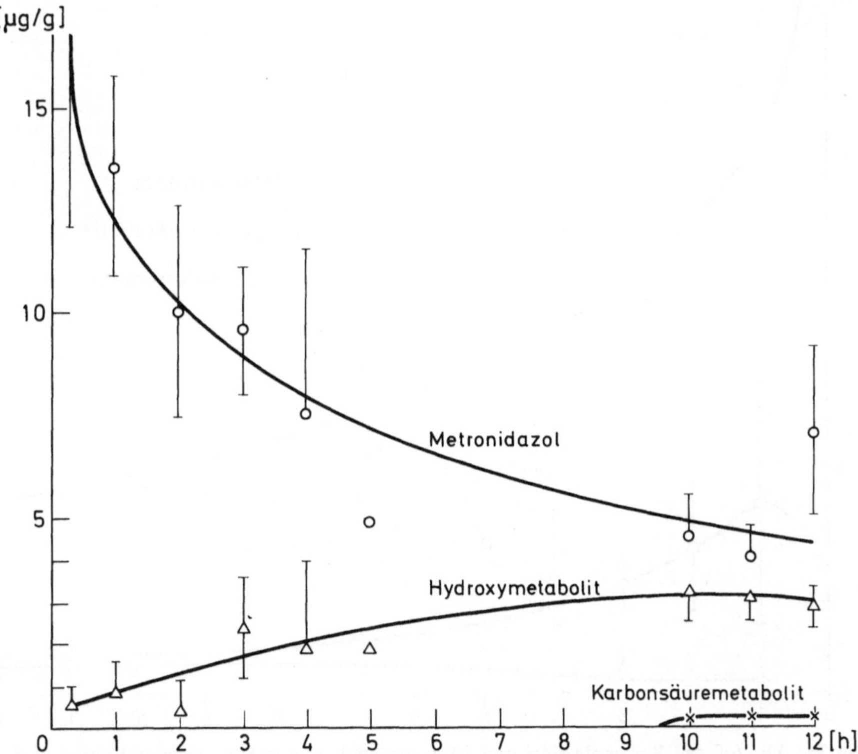

Abb. 35. Verlauf der Konzentration von Metronidazol, seines Hydroxymetaboliten und seines Karbonsäuremetaboliten im Plasma nach Infusion von 500 mg Metronidazol (n = 20)

i. v.-Gabe von 500 mg Metronidazol (Clont) verabreicht. Auch diese Dosierung hat sich bei uns aus einer laufenden Studie als in der Höhe und Dauer der Dosierung als vollkommen ausreichend erwiesen.

Beim Metronidazol lagen uns vor Beginn dieser Studie keine Angaben über die pharmakokinetischen Daten des Metronidazols und seiner mikrobiologisch aktiven Metaboliten in der Orthopädie für die für uns relevanten Gewebe vor. Wir haben auch hier in einem ähnlichen Versuchsaufbau in Zeitabständen von 30 min bis zu 12 h nach Gabe von 500 mg Metronidazol i. v.-Proben entnehmen können. Dabei wurden insgesamt 14 Proben aus unterschiedlichen Geweben entnommen: 3 aus dem Knochen, 3 aus Muskelregionen sowie Knorpel, Synovialmembran, Sehnengewebe und Synovialflüssigkeit.

Mit Hilfe der Dünnschichtchromatographie wurde die Bestimmung von Metronidazol sowie seiner klinisch aktiven Hydroxymetaboliten und Karbonsäuremetaboliten vorgenommen. Über 12 h ergab sich der in der Abb. 35 angezeigte Konzentrationsverlauf. Interessant war, daß der Konzentrationsverlauf von Metronidazol noch nach 12 h ausgesprochen hoch war. Die Konzentration der zumindest noch additiv wirkenden Hydroxymetaboliten zeigte nach 12 h ebenfalls Konzentrationen von 3 µg/g. Die frühen Muskelkonzentrationswerte waren auf die Hälfte der Serumkonzentrationswerte abgesunken. Im 12-h-Wert erfolgte eine Annäherung an die Serum-

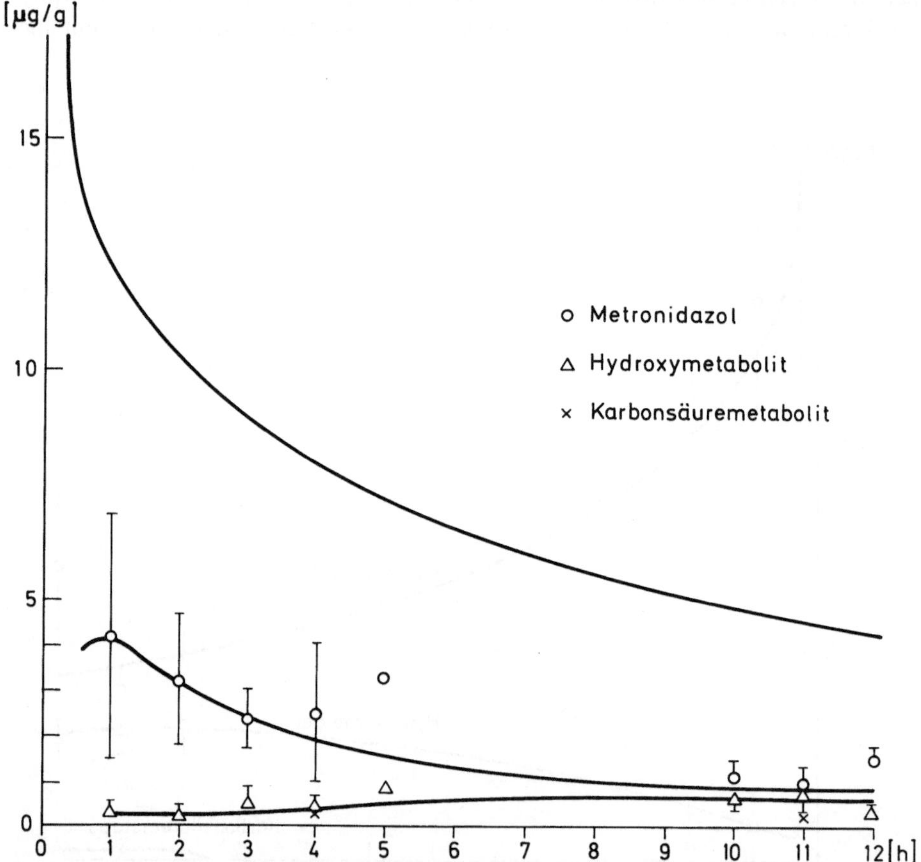

Abb. 36. Verlauf der Konzentration von Metronidazol, seines Hydroxymetaboliten und seines Karbonsäuremetaboliten im Knochen (Kortikalis) nach Infusion von 500 mg Metronidazol (n = 20). *Durchgezogene Linie:* Plasmakonzentration von Metronidazol

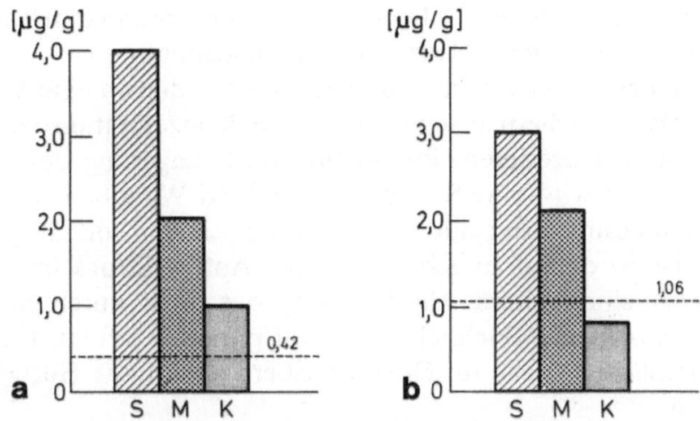

Abb. 37. **a** Metronidazolkonzentrationen in Serum *(S)*, Muskel *(M)* und Knochen *(K)* 10–11 h nach einer Verabreichung von 500 mg i. v. -------- kritische Konzentration für Bacteroides fragilis. (Nach Ullmann 1982) **b** Konzentrationen des Hydroxymetaboliten von Metronidazol in Serum *(S)*, Muskel *(M)* und Knochen *(K)* 10–11 h nach einer Verabreichung von 500 mg Metronidazol i. v. ------- kritische Konzentration für Bacteroides fragilis. (Nach Ullmann 1982)

konzentration. Bei den Knochenwerten lagen erwartungsgemäß die Konzentrationen 30–40% niedriger als bei den Muskelkonzentrationen (Abb. 36). Um die klinischen Werte dieser Ergebnisse zu relativieren, wurden Mittelwerte der gefundenen 10- bis 11-h-Konzentration gegen die minimale Hemmkonzentration des für unsere Belange wichtigen Bacteroides fragilis in Beziehung gesetzt. Dabei wurden nach einmaliger präoperativer Gabe von 500 mg Metronidazol i. v.-Serumkonzentrationen erreicht (Abb. 37 a), die noch ca. 10fach über der minimalen Hemmkonzentration liegen. Im Muskelgewebe beträgt dieser Faktor immerhin noch 5, selbst der Knochen enthält Konzentrationen, die noch doppelt so hoch liegen wie die minimale Hemmkonzentration des Bacteroides fragilis. Der bakteriologisch ebenfalls aktive Hydroxymetabolit überschreitet nach 10–11 h im Serum- und Muskelwert die minimale Hemmkonzentration (Abb. 37 b). Der Knochenwert erreicht die minimale Hemmschwelle jedoch nicht. Für die perioperative Prophylaxe erscheint demnach eine einmalige Gabe von 500 mg Metronidazol i. v. vollkommen ausreichend, da sowohl die Metronidazolkonzentration als auch die zumindest additiv wirkenden Konzentrationen der Metaboliten bei weitem die minimalen Hemmkonzentrationen des Bacteroides fragilis überschreiten.

Als klinische wichtige Konsequenz ergab sich daraus, daß eine einmalige Verabreichung pro Tag von 500 mg Metronidazol i. v. vollkommen ausreichend ist für eine wirksame Bekämpfung der Anaerobierbesiedlung des Operationsgebiets. Das intraoperativ gewonnene Abstrichmaterial wird dann auf Kultur gezüchtet und Resistenzbestimmungen angelegt, so daß danach die Möglichkeit der gezielten späteren Therapie gegen den nachgewiesenen Keim möglich wird.

4.8 Präoperative Vorbehandlung

24 h vor Operationsbeginn wird stets im gleichen Rhythmus das Operationsfeld vorbereitet. Zunächst erfolgt eine peinlich genaue Rasur der zu behandelnden Extremität einschließlich der Schamgegend bis hin zum Rippenbogenansatz, um evtl. eine Ausdehnung der Operation auf den Beckenkamm zu gewährleisten, falls notwendiges Spanmaterial gewonnen werden muß. Danach erfolgt ein Duschbad des Patienten mit einer desinfizierenden Seifenlösung. Am Vorabend wird die

Operationsseite mit in Betaisadonalösung getränkten Tüchern abgedeckt (z. Z. verwenden wir eine 10%ige Betaisadonalösung).

Bei einer bekannten Jodallergie wird lediglich eine Vorbereitung mit alkoholgetränkten Tüchern in einer niedrigen Konzentration vorgenommen, um nicht die Haut zu mazerieren. Präoperativ nach Lagerung des Patienten auf dem Operationstisch wird eine Säuberung mit 2mal Wundbenzin, 2mal Alkohol, sowie einer Sprühdesinfektion mit einem wasserlöslichen jodhaltigen Präparat durchgeführt. Dabei ist darauf zu achten, daß der Aufpralldruck im Hautgebiet 1,5 Atü beträgt, damit eine weitere Abschilferung der nicht durch die mechanische Reinigung abgelösten oberflächlichen, losen Epithelien erfolgt. Danach wird eine wasserundurchlässige Folie im Operationsbereich um das Hüftgelenk selbstklebend appliziert.

Die Abdeckung erfolgt nach orthopädischen Prinzipien, so daß stets mit dem zu operierenden Bein manipuliert werden kann.

4.9 Operativer Zugang

Bei der Planung des auszuführenden operativen Eingriffs muß vorher die Schnittführung sorgfältig abgewogen werden.

Für den Zugang zur Hüfte haben sich uns vorwiegend 3 Verfahren bewährt. Es sind dies

1. der anteriore vordere Zugang nach Smith-Petersen (1949),
2. der seitliche vordere Zugang nach Watson-Jones (1936),
3. der dorsale Zugang (sog. südlicher Zugang und seine Modifikation) nach Gibson und Fletscher (Gibson 1950; Nicola 1971).

Zugang nach Smith-Peterson und seine Modifikation
Der Hautschnitt erfolgt in Rückenlage von der Mitte der Crista iliaca bis zur Spina iliaca anterior, superior verlaufend, dann etwa 10–12 cm nach distal leicht lateral geschwungen, evtl. nach medial verzogen (in der Modifizierung nach Wagner). Nach Durchtrennen der oberflächlichen Faszie und der tiefen Faszie erfolgt die Abtrennung der Musculus glutaeus medius bis zum Tensor fasciae latae, ca.1 cm von der Crista iliaca. Dahmen (persönliche Mitteilung) empfiehlt die Abtrennung mit einer knöchernen Lamelle im Erwachsenenalter; die Refixierung erscheint hierdurch problemloser und eine frühzeitige Mobilisierung möglich.

Im Kindesalter kann der Muskel direkt an der Crista abgelöst werden, da er sich hier später mit dem knöchernen Ansatz wieder gut vernähen läßt. Auch wir haben anfänglich diesen Zugang nach Smith-Petersen bei der Cuparthroplastik durchgeführt und eine direkte Abtrennung an der Crista iliaca superior vorgenommen und später mit durchgreifenden Nähten durch die knöcherne Substanz eine Refixierung erreichen können. Das subperiostale Ablösen der Muskelmassen und Abschieben bis zum Hüftgelenk erfolgt nach Spaltung im Bereich der Tensor-fasciae-latae-Loge. Diese muß sorgfältig erfolgen, um den N. cutaneus femoris lateralis nach medial verziehen zu können und ihn nicht zu verletzen. Der aufsteigende Ast der A. circumflexa femoris lateralis wird präpariert und unterbunden. Die

Hüftgelenkkapsel wird sorgfältig freipräpariert. Nach Darstellen des queren Kopfes des M. rectus femoris wird dieser durchtrennt, um eine weitere Darstellung der Hüftgelenkkapsel zu ermöglichen. Die Kapsel sollte aufgrund der noch bestehenden Gefäßversorgung des Hüftgelenks durch die Kapselanteile möglichst pfannennah eröffnet werden. Dies gilt vor allen Dingen für alle kurativen und präventiven Maßnahmen einschließlich der Hüftkappenversorgung, Maßnahmen also, die auf eine Erhaltung der Blutversorgung im Bereich des Schenkelhalses hinzielen.

Lateraler Zugang nach Watson-Jones
Hier erfolgt ein geschwungener Hautschnitt in Rückenlage des Patienten, der etwa 2-3 cm distal und lateral der Spina iliaca anterior superior beginnt, sich nach dorsal über den lateralen Anteil des Trochanter major zieht und entlang des Femurschaftes bis etwa 5 cm unterhalb der Basis des Trochanter major verlaufen sollte. Auch hier ist nach Spalten des Subkutangewebes ein Eröffnen der Faszie erforderlich. Ein stumpfes Lösen des M. glutaeus medius und des Tensor fasciae latae nach Darstellen des Zwischenraums ergibt den Zugang zum Hüftgelenk. Sind keine großen Manipulationen im Bereich des Hüftgelenks notwendig und lediglich eine Kapseleröffnung mit Abtragen von Randzacken erforderlich, so bietet sich die Ablösung des Glutaeus medius nicht an. Bei weiteren Manipulationen, sei es beim totalen Hüftgelenkersatz oder bei einer Cuparthroplastik, kommt es immer wieder durch weites Mobilisieren des Hüftgelenks und Luxation zur sekundären Quetschung und Traumatisierung des vorderen Anteiles des M. glutaeus medius, so daß man notwendigerweise, um diese Muskelpartien zu schonen, eine Einkerbung oder gar Ablösung am Trochanteransatz durchführen sollte.

Bei ungünstigen Voraussetzungen bietet sich dann von diesem Schnitt auch eine temporäre Trochanterabmeißelung an.

Wenn möglich, sollte wegen der frühzeitigen Mobilisierung der an rheumatoider Arthritis erkrankten Patienten dies jedoch vermieden werden.

Sogenannter südlicher Zugang
Dorsaler Bogenschnitt mit einer Modifikation nach Gibson, Fletscher, Osborne und Moore (Nicola 1971; Abb. 38): Dieser Zugang wird routinemäßig von mir erwogen. Er liegt über dem Trochanter major, beginnt etwa 4-5 cm distal der Spina iliaca posterior superior und zieht nach außen unten bis ca. 4-5 cm unterhalb des Trochanter major. Nach Durchtrennen der oberflächlichen und tiefen Faszie erfolgt die Spaltung des M. glutaeus maximus in Faserrichtung. Eine Spaltung des Tractus iliotibialis läßt eine Erweiterung des Schnittes auf den Oberschenkel zu. Der M. glutaeus maximus wird nach vorn und hinten zur Seite gehalten, so daß unter der Fettschicht die Außenrotatoren dargestellt werden können. In Innenrotation des Hüftgelenks erfolgt nun die Abtrennung der Sehnen des M. piriformis, des M. gemellus superior, des M. obturatorius internus und des M. gemellus inferior. Wir versuchen stets den M. quadratus femoris zu schonen. Schon jetzt ist eine übersichtliche Darstellung der gesamten hinteren Gelenkkapsel möglich. Die Eröffnung erfolgt im pfannenrandnahen Bereich entlang des Limbus.

Eine weitere Eröffnung kann mit der leicht geöffneten Kapselscherenbranche erfolgen.

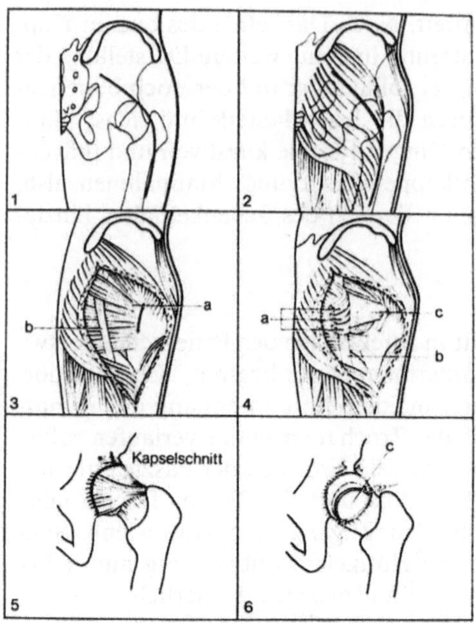

Abb. 38. Sogenannter südlicher Zugang: dorsaler Bogenschnitt nach Gibson, Fletscher, Osborne und Moore. *1* Hautschnitt, *2* stumpfe Spaltung des M. glutaeus maximus im proximalen Anteil kurze scharfe Durchtrennung des Tractus iliotibialis, *3* temporäres Abtrennen des M. piriformis des M. obturatorius und der Mm. gemelli, *4* stumpfes Darstellen der Hüftgelenkkapsel, *5* Inzision der Hüftkapsel am Limbusrand zur Schonung der Versorgungsgefäße des Hüftkopfes in der dorsalen Kapsel, Durchtrennung des queren Kopfes des M. rectus femoris, *6* Überblick über das Hüftgelenk. (Aus Nicola 1971)

Andere Zugänge

Zwischenzeitlich habe ich die von Kerschbaumer und Bauer (Bauer et al. 1972) angegebene laterale gerade Schnittführung zum Hüftgelenk ausprobiert. Dieser Zugang war lediglich für die Totalendoprothese und für die Hüftgelenksynovektomie möglich. Eine Versorgung der Hüfte mit einer Cuparthroplastik war von diesem Zugang aus nur schwer und unter großer Traumatisierung des M. glutaeus medius durchführbar, so daß wir diesen Zugang wieder verlassen haben. Der laterale U-förmige Schnitt ergibt keine ausreichende Darstellung des Hüftgelenks. Hier ist auf jeden Fall immer die Ablösung des Trochanter major erforderlich, so daß dieser Schnitt routinemäßig für unsere Verfahren nicht in Frage kommt. Er eignet sich jedoch zur Arthrodese des Hüftgelenks. Hierbei muß jedoch in Kauf genommen werden, daß eine zusätzliche knöcherne Verkalkung im Bereich des M. glutaeus medius gehäuft erfolgen kann. Der vordere Zugang zum Hüftgelenk in seiner Modifikation nach Lutlof (Nicola 1971) bietet sich für den Zugang zum Hüftgelenk bei chronisch-entzündlichen Patienten nicht an, da er im Grunde nur eine unzureichende Übersicht bietet und dem Smith-Petersen-Zugang deutlich unterlegen ist.

5 Operative Verfahren

5.1 Gelenkschützende Eingriffe

Weichteileingriffe: Isolierte Weichteileingriffe sind beim Rheumatiker äußerst selten, oft werden sie nur in Kombination mit weitergehenden Verfahren, wie der Synovektomie, dem Gelenkflächenersatz oder dem Gelenkersatz, durchgeführt.

5.1.1 Bursektomie

Eingriffe an den Weichteilen betreffen v.a. die Bursen im Bereich des Hüftgelenks. Hier ist es in der überwiegenden Zahl die Bursa trochanterica sowie die Bursa iliopectinea, die in 15% der Fälle mit der Gelenkhöhle kommuniziert. Bedingt durch die anatomische Lage ist im Bereich der Bursa trochanterica selten ein isolierter Befall nachweisbar. Die am Trochanter auftretenden Beschwerden sind deutlich von einem M. piriformis-Syndrom abzugrenzen, ehe man den Verdacht auf eine Bursitis trochanterica stellt. Rheumatische Veränderungen im Bereich der Bursa trochanterica gehen dann mit einer erheblichen Volumenzunahme und Entzündungszeichen einher. Der isolierte Befall ist jedoch äußerst selten, was auch durch die Tatsache untermauert wird, daß alleinige operative Ausräumungen dieser Bursa nie vorgenommen wurden.

Im Gesamtkrankengut der Orthopädischen Abteilung der Rheumaklinik Bad Bramstedt bis 1983 sowie der Orthopädischen Abteilung der Diakonie-Krankenanstalten Bad Kreuznach ist auch die Veränderung der Bursa iliopectinea äußerst selten, nur wenige Fälle sind in der Literatur beschrieben worden. Als Erstbeschreiber wird hier von einigen Autoren Fricke im Jahre 1834 angegeben. Weitere Fallbeschreibungen existieren von Coventry et al. (1959), Schilling u. Otte (1979), sowie Samuelson et al. (1971). Sie alle beschreiben eine ventral gelegene weite Ausdehnung einer zystischen Formation, die Verbindung mit dem Hüftgelenk hat. Diese Verbindung ist der sogenannten Baker-Zyste am Kniegelenk sowie der ventralen Zyste am Ellenbogen vergleichbar, möglicherweise eine Ausstülpung der Synovialis an der einzigen Schwachstelle im Hüftgelenkbereich oder im Bereich der präformierten Verbindungsstelle der Bursa iliopectinea mit dem Gelenk. Betroffen sind vorwiegend Patienten jenseits des 50. Lebensjahres mit einer noch erheblichen Aktivität des rheumatischen Krankheitsprozesses. Das Auftreten dieser Synovialzysten ist eher schleichend. Die Patienten sind weniger durch den Schmerz beeinträchtigt, sie sehen eher eine leichte Zunahme einer Schwellung in der Leistengegend, kombiniert mit einer Abspreizbehinderung.

Durch die unmittelbare Nähe zum Gefäßnervenstrang kommt es zur Raumverdrängung und gelegentlich auch zur Behinderung des venösen Abflusses und

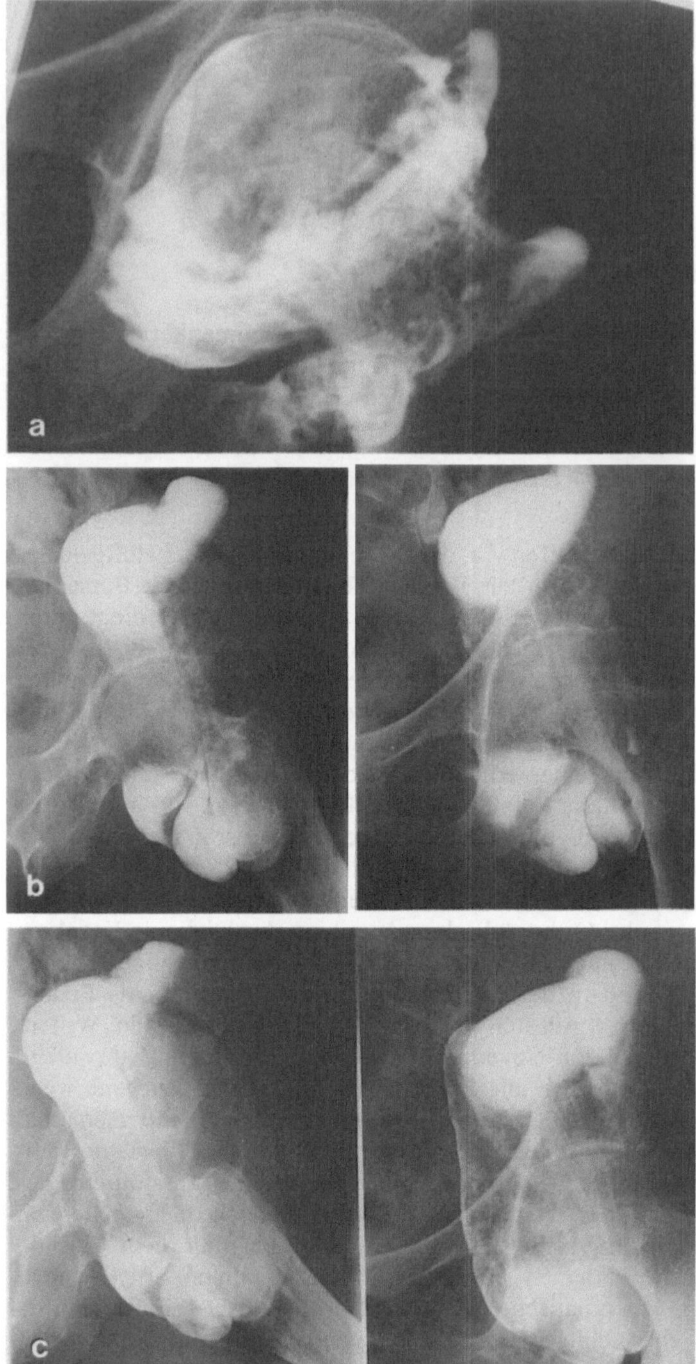

Abb. 39. a Arthrographie des Hüftgelenks bei chronischer Polyarthritis. Regelrechte Füllung der Gelenkkapselanteile am Schenkelhals und im kaudalen Anteil der Hüftgelenkkapsel. Darstellung der zottigen Synovialstruktur. **b** Frühphase der Kontrastmittelfüllung einer Bursa iliopectinea. **c** Spätphase der Füllung einer Bursa iliopectinea ohne Gelenkbeteiligung

damit auftretenden Schwellungszuständen im Bereich des Beines, die zunächst durch eine Kompression der arteriellen Gefäße das Bild der Claudicatio intermittens vortäuschen können. Im Liegen wird auch oftmals eine Verdrängung und Schwellung bis über das Leistenband hinaus sicht- und tastbar. Die fortgeleiteten Pulsationen durch die Arterie können im ungünstigsten Falle einen aneurysmatischen Prozeß der Leistengefäße vortäuschen. Die Kontrastmitteldarstellung (Abb. 39) sollte zunächst vom Hüftgelenk erfolgen, um einen möglichen Verbindungsgang im ventralen Bereich der Kapsel zur Darstellung bringen zu können. In unseren beiden Fällen konnte eine Verbindung mit der Hüftgelenkhöhle arthrographisch nicht nachgewiesen werden. Bei direkter Punktion der zystischen Formation läßt sich eine gelblich-trübe, visköse Flüssigkeit abpunktieren, die auf jeden Fall zur Differentialdiagnostik auf eine bakterielle und tuberkulöse Infektion abgeklärt werden muß. Die Innenwand dieser Zysten ist meist durch eine hypertrophe, villöse Proliferation der Synovialis charakterisiert, ganz im Gegensatz zu den doch eher glattwandigen Formationen der Baker-Zysten am Kniegelenk. Röntgenologisch müssen, wie in unseren Fällen (Abb. 39), destruierende Prozesse des Hüftgelenks nicht unbedingt mitbeteiligt sein. Eine Indikation zur operativen Entfernung dieser Zysten ist sicherlich bei raumverdrängenden Prozessen und Beeinträchtigungen der venösen und arteriellen Abflüsse gegeben.

Postoperativ ist dann eine schnelle, komplikationslose Mobilisation der Patienten möglich.

5.1.2 Tenotomie

Bei therapieresistenten Adduktionskontrakturen, die auch durch eine langdauernde Dehnungsbehandlung und krankengymnastische Mobilisationstherapie des Hüftgelenks unbeeinflußt bleiben, ist in Ausnahmefällen eine subkutane Adduktorentenotomie erfolgversprechend. Vorher sollte jedoch eine entzündlich-artikuläre Beteiligung oder ein florider Prozeß im Hüftgelenk ausgeschlossen werden. In diesen Fällen ist die isolierte Tenotomie nicht ausreichend. Eine Indikation zur isolierten Tenotomie ist in der Regel nur in sog. ausgebrannten Fällen gegeben. Der akute schmerzhafte Befall des Hüftgelenks führt auch zur Kontraktur der Adduktoren und Außenrotatoren durch die schmerzvermindernde Entlastungshaltung im Hüftgelenk. Der Patient muß gerade im akuten Schub in leichter Abduktion, Mittelstellung des Beines und Streckstellung gelagert und zumindestens so oft wie möglich passiv durchbewegt werden. Bei einer Adduktionskontraktur im akuten Schub ist die alleinige Adduktorentenotomie nicht angezeigt. Diese Fälle sollten auf jeden Fall bei gegebener Indikation mit einem artikulären Eingriff kombiniert werden. In Verbindung mit Operationen für eine Hüftgelenkendoprothese stellen wir die Indikation zur Tenotomie der oberflächlichen Adduktoren großzügig, um auf Dauer bessere Flexionsergebnisse nach derartigen Versorgungen erzielen zu können.

5.1.3 Synovektomie

Entschließt man sich zu einem weiterführenden Eingriff, so ist die Kenntnis über den zu erwartenden Erfolg des operativen Eingriffs, über den Stellenwert für den Patienten sowie über die postoperativ auftretenden Komplikationen und Behandlungsformen von größter Wichtigkeit für die Indikationsstellung. Souter (Gschwend 1981) hat für eine Reihe von operativen Eingriffen eine Rangordnung nach festgelegtem Schema erstellt, in das die Schmerzbeseitigung, die Funktionsverbesserung, die Prophylaxe, die Ästhetik und die Komplikationsgefahr eingehen. Pro Kriterium wurde eine maximale Punktzahl von 4 angesetzt. Entsprechend diesem Schema soll im folgenden jedem Operationsverfahren eine Wertung vorangestellt werden. Für die Hüftsynovektomie ergibt sich demnach, aufgeteilt in die Frühsynovektomie und in die Spätsynovektomie, mit additiven Maßnahmen folgendes Schema:

Sehr gut	++++
Gut	+++
Ausreichende Besserung	++
Leichte Besserung	+
Keine Veränderung	∅
Verschlechterung	–
	maximal 20 Punkte

			Synovektomie
	∅	mit Osteotomie	mit Myotomie
Schmerzbeseitigung	2	2–3	2
Funktionsverbesserung	2	2	1
Prophylaxe	2	2	1–2
Ästhetik	3	3–4	2
Komplikationsgefahr	1–2	1–2	1–2
	10–11	10–13	7–9 Punkte

Souter unterteilt zudem bei der Wertigkeit die operativen Eingriffe bei rheumatischen Erkrankungen in Eingriffe 1., 2. und 3. Ordnung.

Eingriffe 1. Ordnung sind demnach Eingriffe mit absoluter Priorität und hohen Erfolgsaussichten. Eingriffe 2. Ordnung besitzen einen hohen präventiven Charakter oder gute Erfolgsaussichten bei rekonstruktiven Eingriffen. Eingriffe 3. Ordnung sind demnach nur nach strenger Indikationsstellung und Abwägung der oben genannten Kriterien durchzuführen.

Die Synovektomie muß als Eingriff 2. Ordnung, die Spätsynovektomie sogar als

Eingriff 3. Ordnung angesehen werden. Diese Erfahrung wird von allen Operateuren geteilt, die sich mit der Synovektomie des rheumatischen Hüftgelenks beschäftigt haben (vgl. Tabelle 7). Die Indikation für die Synovektomie des Hüftgelenks sollte trotzdem möglichst frühzeitig gestellt werden. Dies trifft besonders für die Manifestation des Hüftbefalles im jugendlichen und Kindesalter zu. Die Indikation wird erschwert durch die hohe Anzahl häufiger Spontanremissionen, gerade in diesen Altersstufen. Andererseits ist die Notwendigkeit für eine frühzeitige Synovektomie im Kleinkindalter, um Wachstumsstörungen frühzeitig verhindern zu können, für den Patienten und die Eltern wenig einsichtig. Es fehlt die bei diesen Eingriffen unbedingt erforderliche spontane Motivation zur Mitarbeit des Patienten. Die Kinder in diesem Alter können nicht in dem erforderlichen Maße zur Mitarbeit aktiviert und motiviert werden (Pahle 1976). Ein sanftes Heranführen dieser Kinder an eine operative Therapie ist wichtig. Die Indikation zur Hüftsynovektomie muß daher streng unter Abwägung aller Kriterien gestellt werden. Die Progredienz der Erkrankung muß an diesem Gelenk ständig kontrolliert werden. Es ist zu bedenken, daß Kinder, die schon früh von Veränderungen durch die chronische Polyarthritis betroffen sind, vor einer Reihe von operativen Maßnahmen stehen werden. Der Gesamtsituation abträglich wäre, daß besonders Kinder durch eine leichtfertig gestellte Indikation zur Hüftsynovektomie verschreckt werden. Zudem ist die Hospitalisierung nach diesen Eingriffen äußerst langwierig und die Isolation dieser jungen Patienten für die Einsicht in das Krankheitsgeschehen nicht zuträglich. Eine Synovektomie in diesem frühen Stadium ist zwar wünschenswert, jedoch nicht immer unbedingt erforderlich, zumal der Hüftbefall in diesem Alter sich mehr auf den Weichteilmantel beschränkt und durch Kontrakturen und Kontrakturneigung des Weichteilmantels charakterisiert ist. Tritt eine zunehmende Schubaktivität im Pubertätsalter auf, ist die Gefährdung der Hüftgelenke, was die knöchernen Destruktionen anbetrifft, ungleich größer. Hier sollte, zumal da auch eine deutlich bessere Einsicht in die Notwendigkeit des operativen Verfahrens besteht, dann eine Frühsynovektomie des Hüftgelenks erfolgen, um weitgehende Zerstörungen der knöchernen Strukturen zu vermeiden. Gerade bei den juvenilen Arthritiden des Hüftgelenks kommt es zu rapiden Verschlechterungen mit dem Einsetzen der Pubertät. Zangenförmig kommt es zum Angriff des Pannus auf die knöchernen Formationen in 2 Stoßrichtungen:

1. An der Knorpel-Knochen-Grenze des Hüftkopfes kommt es zum Einwachsen von Pannusformationen in den Markraum und zur Ausbildung großer Zysten im Schenkelhals (Abb. 14-16).
2. ImAcetabulum kommt es zu Hinterwanderungen der Gelenkflächen, Verringerung der knöchernen Basis des Acetabulums und damit zur Protrusionsneigung des Hüftkopfes (Abb. 14-16).

Bedingt durch eine pubertäre erhöhte Aktivität kommt es gerade zur raschen Zerstörung der anfänglich noch sehr dicken Knorpelauflage. Röntgenologisch sichtbare Remissionen in dieser Zeit sind meist faserknorplige Regeneratbildungen ohne wesentliche Belastbarkeit (Bywaters 1978).

In Fällen mit noch erhaltener Knorpelstruktur entsprechend den Larsen-Stadien 1 und 2 ist die Hüftgelenksynovektomie bei starker Prozeßaktivität zwingend erforderlich (Jakubowski u. Ruszczynska 1970).

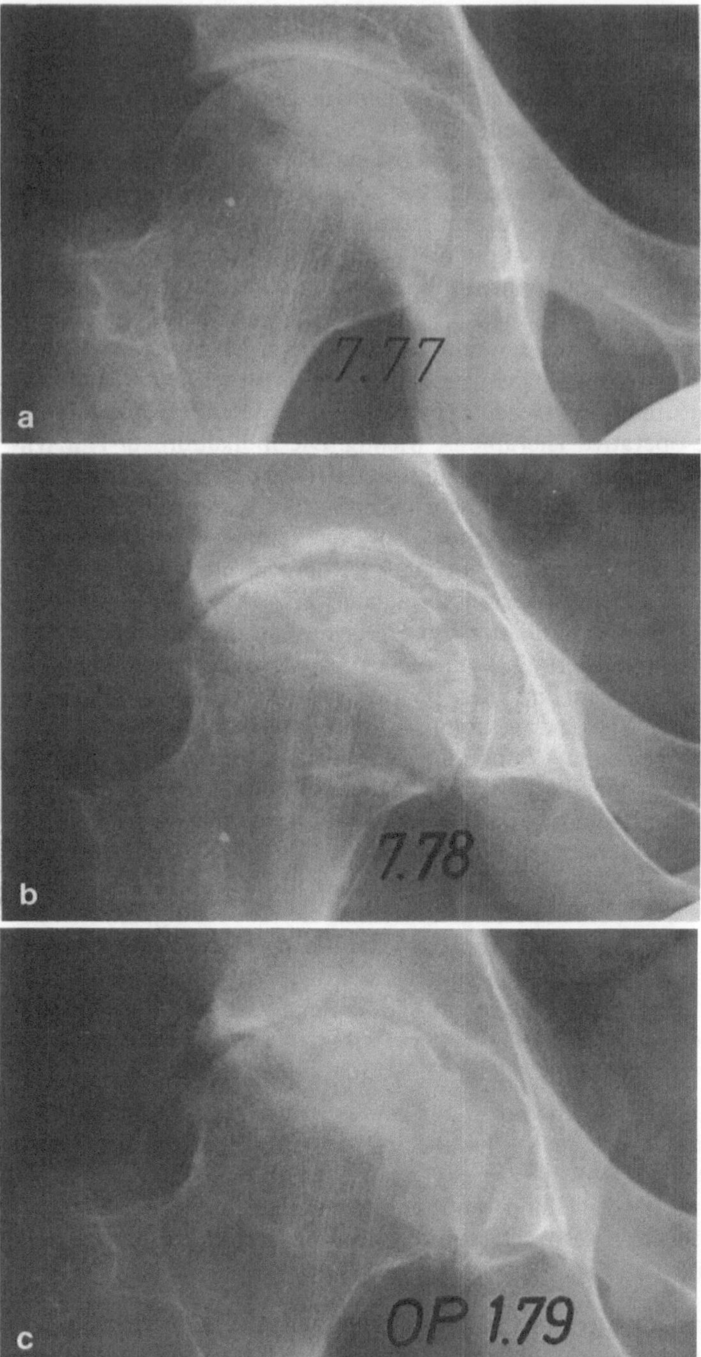

Abb. 40. a Hüftgelenk eines 24jährigen Patienten mit einer Spondylitis ankylosans zum Zeitpunkt der Erstuntersuchung, bei der eine operative Synovektomie des Hüftgelenks vorgeschlagen wurde. **b** Kontrolluntersuchung nach einem Jahr. Weitere Progredienz und beginnende knöcherne Destruktion des Hüftkopfes. Wiederum lehnt der Patient zu diesem Zeitpunkt eine operative Synovektomie ab. **c** Hüftgelenk zum Zeitpunkt der operativen Synovektomie, die noch einen Rest Knorpelbelag im Hüftgelenk zeigte. Starke Synovialmassen waren im Schenkelhalsbereich

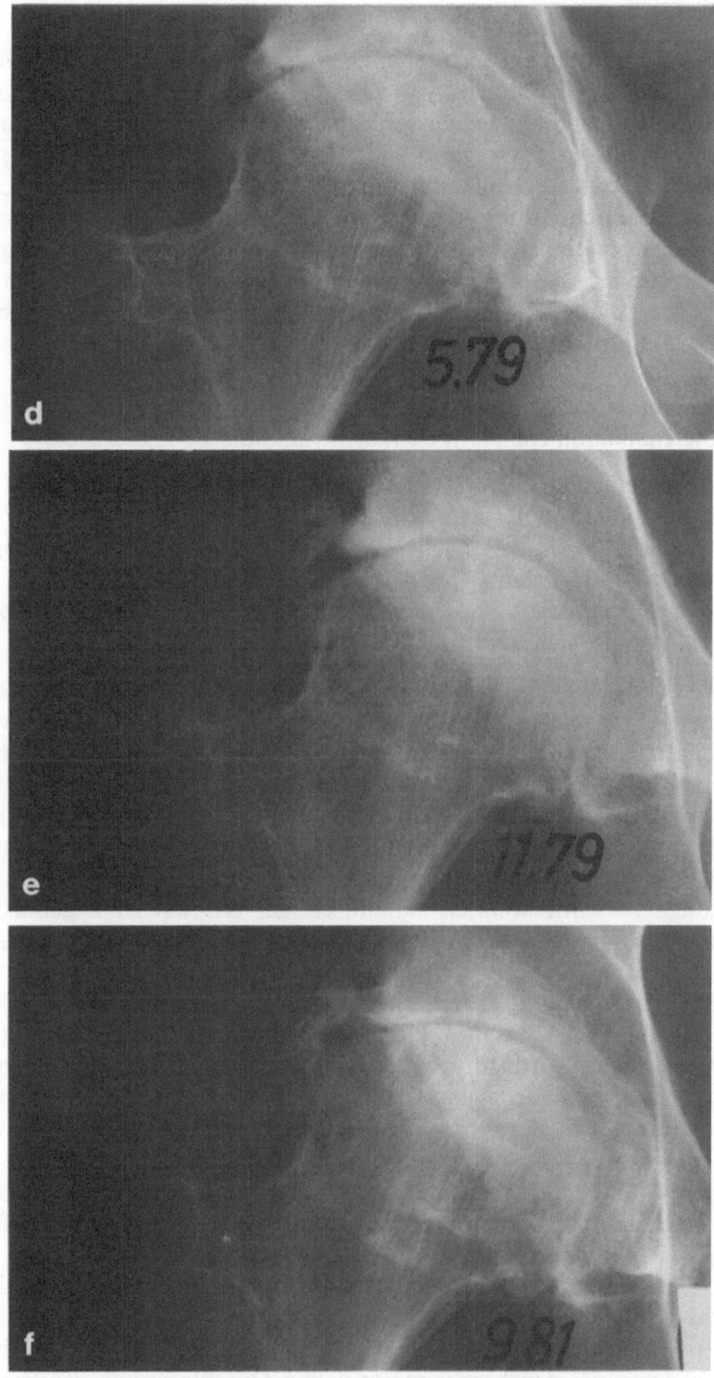

und im Pfannenboden zu sehen, die ausgeräumt wurden. **d** Das gleiche Hüftgelenk 4 Monate nach operativer Versorgung. **e** Das gleiche Hüftgelenk 10 Monate nach operativer Versorgung. Beginnende Verkalkung im Bereich des abgelösten Rektusansatzes. **f** Das gleiche Hüftgelenk 2,8 Jahre nach operativer Synovektomie. Stabilisierung des Status, weiterhin gleichbleibender, der Knorpelhöhe entsprechender Gelenkspalt sichtbar. Insgesamt keine Progredienz nach Synovektomie

Aufgrund der gerade beschriebenen zweiseitigen Angriffe der Pannusformation ist daher die Hüftgelenksynovektomie so radikal wie nur eben möglich auszuführen. Nach anfänglich sehr schlechten Erfahrungen mit den partiellen Synovektomien sind wir seit einigen Jahren dazu übergegangen, die Hüfte während der Synovektomie temporär zu luxieren (Abb. 45). Erst bei der Luxation wird die Unterwanderung des Acetabulums sichtbar, und die stark ausgeprägten Pannusmassen können aus dem Pfannengrund entfernt werden. Lediglich die komplette Ausräumung des Pfannengrundes bietet einigermaßen Gewähr, die Protrusionstendenz dieser Hüften zu stoppen. Ähnliche Erfahrungen haben Albright et al. (1975) und Weigert (1968) machen können.

Indikationsstellung
Die Indikation zur Hüftgelenksynovektomie ist gegeben bei

1. progredientem Verlauf im Kindes- und Jugendalter,
2. therapieresistenter Monarthritis,
3. Rezidivsynovitiden nach lokaler Gelenkbehandlung (Radiosynoviorthese jenseits des 35. Lebensjahres),
4. stark progredientem Verlauf der Koxitis mit Gefahr der Ausbildung der Protrusionshüfte im Erwachsenenalter.

An dieser Stelle muß noch einmal betont werden, daß die Indikation zur Synovektomie zwar möglichst früh gestellt werden sollte, jedoch eine zwingende Notwendigkeit besteht, stets die konservative Therapie voll auszuschöpfen. Erst nach erfolgloser systematischer und symptomatischer Therapie einschließlich der lokalen Gelenkbehandlung ist die Synovektomie angezeigt. Im röntgenologischen Stadium nach Larsen 3 wird die Schwelle der sog. Spätsynovektomie des Hüftgelenks überschritten. Die Spätsynovektomie des Hüftgelenks hat durchaus ihre Berechtigung. Auch wir konnten anhand einiger erfreulicher Ergebnisse über eine doch jahrelang bestehende Schmerzbefreiung und Funktionsverbesserung nach Spätsynovektomien berichten (Thabe et al. 1981; Abb. 40). Die anfänglich guten Ergebnisse gerade bei Spätsynovektomien haben uns in einigen Fällen jedoch die Indikation zur Spätsynovektomie überziehen lassen. Besteht nur noch ein geringer Knorpelbelag im lasttragenden Anteil des Kopfes sowie im Pfannenbereich mit stellenweiser Knorpelglatze, so ist mit Sicherheit die Indikation überzogen und die Hoffnung auf ein faseriges Knorpelregenerat unbegründet. In diesen Fällen führen wir noch zusätzlich eine Doppelosteotomie, einmal im intertrochantären Bereich und auf der anderen Seite sphärisch mit Hintermeißelung des Pfannenbereiches, durch. Dieses bringt nur eine zusätzliche Schmerzbefreiung über einen gewissen Zeitraum.

Eine wesentliche Funktionsverbesserung läßt sich dadurch nicht erzielen. Gleiches gilt auch für die von einigen Autoren (Schwägerl 1974; Mohing 1973; Hofer 1973) zeitweise propagierte zusätzliche Myotomie mit Adduktorentenotomie, Ablösung des Trochanter major sowie Durchtrennung der Psoassehne, die letztendlich keine wesentliche Funktionsverbesserung des Hüftgelenks bringt. Auf lange Sicht war hier mit einer deutlichen Verschlechterung des Funktionsbefundes zu rechnen. Mohing (1973) hat anhand seines Krankengutes gerade bei seinen 12 Spätfällen, die er zusätzlich mit einer Myotomie versorgt hatte, nur schlechte

Erfahrungen gemacht. Ähnliche Beobachtungen wurden auch von Brättström u. Holgerson (1978) angegeben, die die Myotomie als additive Maßnahme zur Hüftgelenksynovektomie wieder verlassen haben. Wir kombinieren die Synovektomie im äußersten Falle nur mit einer Adduktorentenotomie bei starken Kontrakturen. Der positive Entspannungseffekt nach kombinierter Myotomie und Voss-Hängehüfte erscheint uns nicht voll abgesichert. Die nur spärlichen Ergebnisse sind sicherlich nicht beweisend.

Die in der Literatur beschriebenen Ergebnisse zeigen einen deutlichen Vorteil der Frühsynovektomie. Die Frühsynovektomie sollte auf jeden Fall möglichst radikal erfolgen. Die Luxation des Hüftkopfes erscheint uns hier nicht derart gefährlich für die Durchblutungsverhältnisse des Kopfes, wenn eine ausreichende Schonung der Gelenkkapselanteile und eine Abtrennung der Kapselstrukturen möglichst pfannenrandnah erfolgt. Eine Bewertung der von Arcq (1974) angegebenen Ergebnisse ist nur schwer möglich, da hier kombiniert zum ventralen Kapselfenster mit spärlicher Synovektomie eine zusätzliche erhebliche Kortisonapplikation in das Gelenk bereits nach der ersten postoperativen Woche 3- bis 4mal in Abständen von 4–8 Tagen erfolgt. Hier läßt sich kein sauberer Effekt der Synovektomie darstellen. Im Literaturvergleich sind die Ergebnisse in Tabelle 7 erzielt worden.

In der Orthopädischen Abteilung der Rheumaklinik Bad Bramstedt (Leiter Prof. Dr. K. Tillmann) konnten in den Jahren 1970–1977 bei 9 Patienten mit unzureichender ventraler Synovektomie keine guten Ergebnisse erzielt werden. Alle Patienten mußten innerhalb des Zweijahreszeitraumes sich einer erneuten Operation unterziehen. Keinem der so voroperierten Patienten blieb die Versorgung mit einem künstlichen Gelenkersatz erspart. Es hat sich gezeigt, daß die lediglich ventral durchgeführte Synovektomie nicht ausreichend ist und auch von dieser sehr hohen Rezidivquote und den schlechten Ergebnissen überschattet wurde.

Ermutigt von den Ergebnissen von Albright et al. (1975) und Weigert (1968) haben wir dann in den darauffolgenden Jahren unter sorgfältiger Schonung der

Tabelle 7. Ergebnisse nach Synovektomien (+ positiv, Ø durchschnittlich, – negativ; *k.A.* keine Angaben)

Patienten (n)	Nachuntersuchung (Jahre)	Schmerz [%]			Ergebnisse [%]			Komplikationen [%]	Autoren
		+	Ø	–	+	Ø	–		
21	3,3	76	19	5	38	38	24	k.A.	Schwägerl 1974
23				52			52	52	Mohing 1973
107	1,0	78	7	15	78	7	15	15	Köhler et al. 1982
42	5–10	100			100			k.A.	Fura et al. 1975
9	4,0	100	0	0	100	0	0	0	Albright et
9	6,0	78	0	22	78	0	22	0	al. 1975
14	2,2	50	36	14	50	29	21	7	Pahle 1976
25	1,5	84	8	8	84	8	8	0	Arcq 1974

dorsalen Kapselanteile mit den gefäßführenden Strukturen die Luxation des Hüftkopfes durchgeführt und so eine radikale Synovektomie des Hüftgelenks erreichen können. Die anfänglich guten Ergebnisse haben uns ermutigt, dieses Verfahren weiter durchzuführen. Im Überschwang der erfreulichen Ergebnisse ist sicherlich die eine oder andere Indikation bei der Synovektomie überzogen worden. Hieraus erklären sich die Zweitoperationen bei den Patienten, die nach ebenfalls 2 oder 3 Jahren sich einer erneuten operativen Revision mit Implantation einer Cuparthroplastik unterziehen mußten. Dennoch haben die Ergebnisse nach radikaler Synovektomie keine rapide Verschlechterung ergeben. Lediglich eine Hüftkopfnekrose wurde in einem anderen auswärtigen Krankenhaus beobachtet und uns berichtet. Diese Patientin mußte mit einer Totalendoprothese versorgt werden. Immerhin wurden in den Jahren 1978–1983 29 Hüftsynovektomien unter diesen genannten Voraussetzungen durchgeführt. Verschlechterungen des Bewegungsergebnisses wurden wegen der intensiven Nachbehandlung nicht gesehen. Eine deutliche Schmerzbefreiung war bei allen Patienten gegeben.

Die gravierendste Komplikation bei der Hüftsynovektomie ist sicherlich die gefürchtete postoperative Hüftkopfnekrose. Bei sorgfältig schonender Therapie ist die Myositis ossificans traumatica, die gelegentlich beschrieben wird, zu vermeiden. Größere Blutverluste sind bei der Synovektomie nicht zu erwarten.

Bei der Nachbehandlung der Synovektomie ist speziell auf eine ausreichend lange Entlastung der gelenktragenden Anteile zu achten. Wir gehen davon aus, daß nach ca. 45 Tagen eine funktionsfähige Synovialis sich regeneriert hat und so eine zunehmende Belastung der knorpeltragenden Anteile möglich wird. Eine Versorgung des Knorpels ist durch die dann wieder aufgebaute einschichtige Synovialmembran gewährleistet. Wir haben daher unsere Nachbehandlung so abgestellt, daß eine 6wöchige komplette Entlastung nur mit mobilisierenden und isometrischen krankengymnastischen Übungen strikt eingehalten wird. Erst danach kann es zu einer langsam zunehmenden Belastung der operierten Gelenke kommen.

5.2 Gelenkflächenkorrigierende Eingriffe: Osteotomie

Die Osteotomie, der Gelenkflächen korrigierende Eingriff als alleinige Maßnahme, ist im entzündlichen Geschehen nicht bedeutungsvoll. Im akuten Stadium ist durch die alleinige Osteotomie eine Reduktion der Schubaktivität und der Progredienz im erkrankten Gelenk nicht zu erreichen. Die intertrochantäre Umstellungsosteotomie bietet sich nach unseren Erfahrungen lediglich in den Fällen an, in denen es bereits zum Stillstand der Erkrankung gekommen ist und es durch die Korrektur der Belastungsflächen zu einer Besserung des Funktionsergebnisses kommen kann. Diese Aussichten sind gerade bei den rheumatischen Erkrankungen gering. Osteotomien in Kombination mit Synovektomien sind nur bei Fehlstellungen im Gelenk sinnvoll. Nach dem Souter-Schema wäre die Osteotomie folgendermaßen einzuordnen:

Bei nur geringem funktionsverbesserndem und prophylaktischem Wert sowie bei mäßigem ästhetischem Effekt ist die Osteotomie sicherlich nur als Versorgung 3. oder 4. Grades anzusehen. Wir führen sie dennoch gelegentlich bei extremen Gelenkstellungen nach durchgemachter juveniler chronischer Polyarthritis bei ver-

	Umstellungsosteotomie	Doppelosteotomie
Schmerzbeseitigung	3	3
Funktionsverbesserung	2	2
Prophylaxe	2	2
Ästhetik	2	3
Komplikationsgefahr	1-2	3
	10-11	13 Punkte

mehrter Valgusposition **addiktiv** zur Synovektomie durch. Hier hat sie auch ihre Berechtigung. Die absoluten Zahlen der Osteotomie sind in unserem Krankengut sehr gering. Lediglich 21 Osteotomien wurden in den Jahren 1978-1983 durchgeführt, großenteils mit gleichzeitiger Synovektomie.

In diesen Zahlen enthalten sind auch die oben genannten Doppelosteotomien des Hüftgelenks, die ohne transossäre Trennung der gelenktragenden Formationen geschehen, enthalten. Lediglich eine intraossäre Osteotomie in der Regio intertrochanterica sowie eine Hintermeißelung der Pfannenanteile werden dabei zur Schmerzlinderung durchgeführt. Dieser Schmerzbeseitigungseffekt kann oftmals jahrelang anhalten. Korrekturosteotomien werden entsprechend den Vorgaben der Arbeitsgemeinschaft für Osteosynthese durchgeführt.

Bei diesen Versorgungen können übungsstabile Osteosynthesen erreicht werden. Eine direkte Nachbehandlung aktiv und aktiv assistiert wird unmittelbar postoperativ begonnen. Mit zunehmender Belastung muß jedoch frühzeitig an eine Korrektur der Beinlängendifferenz gedacht werden, um eine unnötige Belastung der Gegenseite und des Beckenringes in der Statik zu vermeiden (Abb. 41).

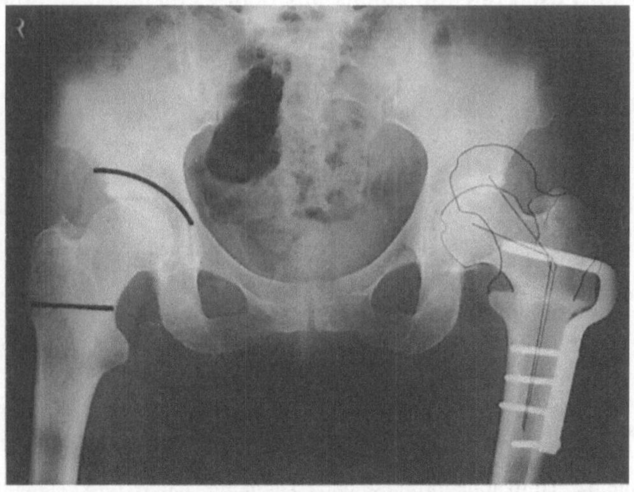

Abb. 41. Beckenübersicht nach Korrektur einer dysplastischen Hüftsituation mit AO-Klinge. Postoperativ Beinlängendifferenz, *rechts* schematische Darstellung der intraossären Doppelosteotomie

5.3 Gelenkflächenersetzende Eingriffe: Cuparthroplastik

Bei der sog. Cuparthroplastik muß man unterscheiden zwischen den bereits Anfang der 50er Jahre mit guten Ergebnissen durchgeführten Cuparthroplastik nach Smith-Petersen und verwandten Modellen und der heute üblichen Cuparthroplastik nach Wagner (1978), Freeman et al. (1978), Tillmann u. Thabe (1983) und anderen Autoren.

Beim sog. Smith-Petersen-Cup und alternativen Modellen wird lediglich eine Zurichtung des Schenkelhalses für das Aufstülpen einer zur Pfanne passenden Hüftkopfschale durchgeführt. Das Aufsetzen dieser weit über den Äquator des Hüftkopfes hinausreichenden Hüftschale erfolgt ohne Zementierung. Viele Langzeitergebnisse haben jedoch gerade beim Smith-Petersen-Cup eine Sinterung und Verkürzung der Femuranteile gezeigt (Brättström et al. 1974).

Daher wurde Mitte der 70er Jahre als Komplettierung dieses Verfahrens eine zusätzliche, zur Kopfversorgung passende, dünnwandige Polyäthylenschale für den acetabulären Teil der Hüfte entwickelt. Diese Verfahren haben im Laufe der letzten Jahre zusätzlich verbessernde Maßnahmen für die Verwendung bei rheumatoider Arthritis erfahren (Tillmann u. Thabe 1983). Die Verbreitung erfolgte jedoch vornehmlich bei einem arthrotischen Krankengut mit ausreichend guten Knochenstrukturen. Seit 1978 führen auch wir die Doppelcuparthroplastik durch, und zwar ebenfalls mit einer Metallkappe und einer dazu korrespondierenden Polyäthylenpfanne für das Acetabulum.

Eine Modifikation für die Bedürfnisse der Versorgung arthritisch befallener Gelenke mit gehäufter Protrusionstendenz und schlechten knöchernen Verhältnissen und eine zusätzliche Vergrößerung der Innenstruktur des Femuranteils durch Einbringen einer globulären Oberfläche sollten dabei eine bessere Fixierung ergeben (Abb. 42). Diese Hypothese konnte durch Versuche, die Hüftkappe aus dem Zementbett zu lösen, bestätigt werden. Bei der Hüftkappe nach Tillmann mußten beim Lösen des Implantats aus dem Zementbett ca. 10mal höhere Kräfte aufge-

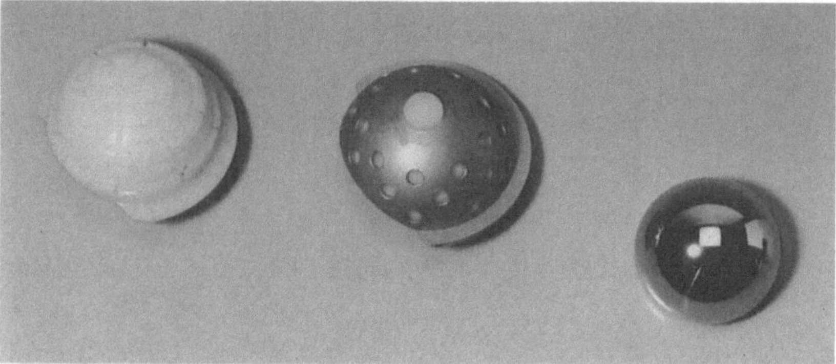

Abb. 42. Hüftkappenprothese nach Tillmann. (Fa. W. Link, Hamburg). *Links* Polyäthylenpfanne mit Auflagerand zur Vermeidung der Protrusion, *Mitte* metallverstärkte Version dieser Auflagerandpfanne mit wechselbarem Inlay, *rechts* Femurkopfersatz mit Chrom-Kobalt-Schale mit globulärer Innenstruktur

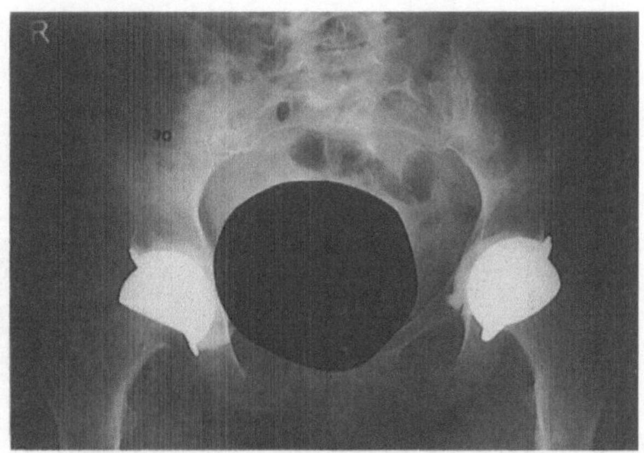

Abb. 43. Versorgung einer 29jährigen Patientin mit chronischer Polyarthritis mit metallverstärkten Acetabulumkomponenten

wandt werden als bei vergleichbaren Hüftkappen, die nur eine glatte Innenstruktur aufwiesen. Gleichzeitig wurde die acetabuläre Komponente durch das Anbringen eines Auflagerandes mit Aussparung im femoralen Sektor verstärkt, um so noch eine leichte zusätzliche Sicherung gegen die Protrusionstendenz der Pfannen zu erhalten. Diese Form findet routinemäßig Verwendung im arthritischen Krankengut. Bestehen zudem noch erhöhte Gefährdungen einer Protrusion, können alternativ metallverstärkte Pfannen Verwendung finden (Abb. 43).

Der Gelenkflächenersatz mit der Doppelcuparthroplastik hat seine Indikation beim Aufbrauch der knorpeligen Oberfläche in den lasttragenden Anteilen und Veränderungen, die röntgenologisch dem Larsen-Stadium 3-4 entsprechen, evtl. auch in Ausnahmefällen dem Stadium 5. Voraussetzung für die Versorgung ist stets noch eine ausreichend gute knöcherne Basis, dabei muß besonders auf die Tragfähigkeit der dorsolateralen Anteile des Schenkelhalses geachtet werden. Der Doppelcuparthroplastik würden wir nach dem Souter-Schema einen beachtenswerten Stellenwert in der Versorgung zuordnen.

	Cuparthroplastik
Schmerzbeseitigung	4
Funktionsverbesserung	3
Prophylaxe	2-3
Ästhetik	4
Komplikationsgefahr	1-2
	14-16 Punkte

Die Indikation zur Cuparthroplastik ist bei Zerstörung der knorpeltragenden Anteile vornehmlich bei jugendlichen Patienten gegeben (Abb. 44). Eine Indikationseinschränkung von Seiten des Alters besteht nicht. Ungünstig für die Versorgung mit Cuparthroplastik ist ein langer varischer Schenkelhals, bei dem es bei Präparation der femoralen Anteile zur Schädigung der dorsolateralen, tragenden

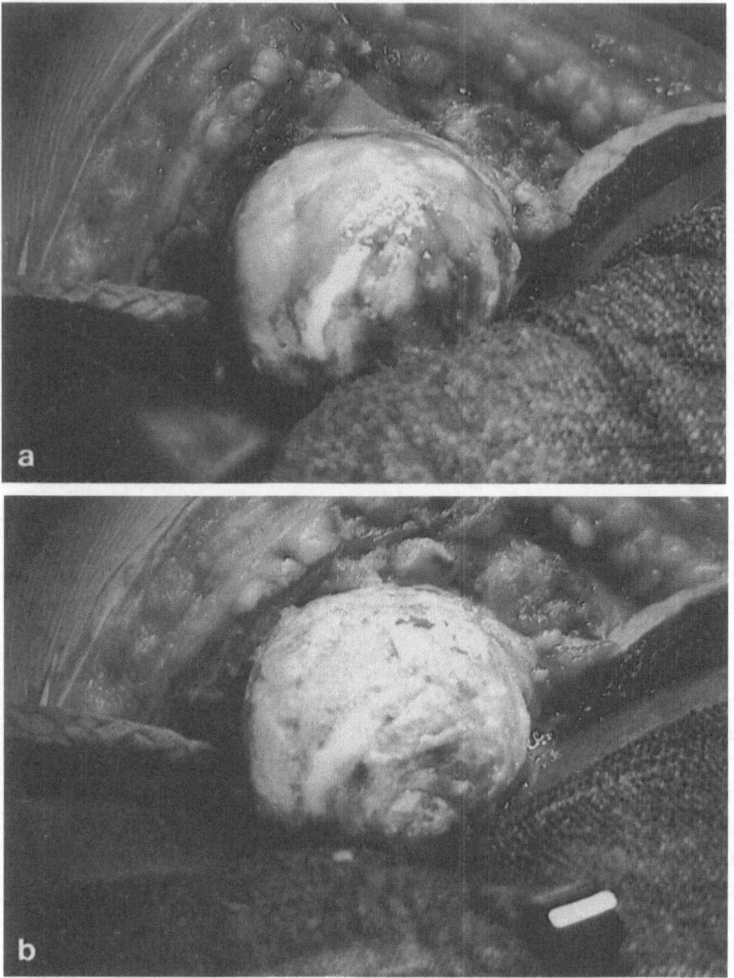

Abb. 44. **a** Hüftkopf bei juveniler chronischer Polyarthritis. Totales Überwachsen der gelenktragenden Anteile mit einer stark fibrösen Pannusformation vor Synovektomie. **b** Gleiche Situation nach Abtragen der Pannusformationen. Komplette Destruktion der Knorpelanteile. Im Hüftkopfbereich noch tragende Knochenstrukturen, vereinzelte Knorpelinseln

Strukturen kommen kann. Ferner sind nekrotisierende Prozesse im Bereich der gleichen Region ungünstig, wie ausgeprägte Schenkelhalszysten, die vermehrt mit Komplikationen der Schenkelhalsfrakturen in den ersten 6 Wochen behaftet sind.

In der Literatur sind nur vereinzelt Ergebnisse über die Verwendung von Doppelcuparthroplastiken bei der chronischen Polyarthritis beschrieben worden. Vornehmlich werden hier mechanische Fehlschläge und Schenkelhalsfrakturen sowie Lösung der femoralen Komponente bei der rheumatoiden Arthritis beschrieben (Tabelle 8).

Salzmann u. Safert (1984) hatten in ihrem Krankengut bei 13% der Patienten dieser Komplikationen, Wagner (1979) berichtete lediglich bei 1,8% über Kompli-

Tabelle 8. Ergebnisse nach Versorgung mit Doppelcuparthroplastiken (+ positiv, Ø durchschnittlich, – negativ; *k.A.* keine Angaben, *R.A.* rheumatoide Arthritis)

Patienten (n)	Nachuntersuchung (Jahre)	Ergebnisse [%]			Komplikationen [%]				Diagnosen R.A. [%]	Autoren
		+	Ø	–	ges.	Frakturen	Lockerungen	Ossifikationen		
659	1–4	K.A.		-	22	0,3	2,7	19	> 10	Wagner 1979
20	1,0	60		40	40	-	5	35	5	Amstutz et al. 1978
42	K.A.	79		21	21	12	9,5	0	K.A.	Freeman et al. 1978
17	1,10	60	16	24	24	-	12	6/6	100	Mogensen et al. 1981
33	2,3	87		13	13	-	13	-	100	Salzmann u. Safert 1984
36[a]	2–5	53	37	10	11	2,7	8,3	-	100	Brättström et al. 1974[a]

[a] Smith-Petersen-Cups.

kationen. Hierbei muß gesagt werden, daß diese Komplikationsrate hauptsächlich nur auf ein arthrotisches Krankengut zurückzuführen ist. Fura et al. (1975) hatten allein bei 24% der Patienten ebenfalls keine Besserung der Beschwerden und über einen Fünf- bis Zehnjahreszeitraum eine deutliche Zunahme der Sinterungsrate im Schenkelhalsbereich.

Diese Ergebnisse sind jedoch nur schwer mit den unsrigen zu vergleichen. Aufgrund der oben beschriebenen konstruktiven Änderungen mit Verbesserung der Innenstruktur im femoralen Anteil und auch mit Stabilisierung der acetabulären Komponente durch zusätzliches Anbringen eines Tragrings, der in der Regel verwendet wurde, konnten die Schwachpunkte der angegebenen Prothesenversorgung weitgehend umgangen werden. Die Ergebnisse unserer ersten 60 Cuparthroplastiken sollen im folgenden vorgestellt werden. Bei der Beurteilung der Ergebnisse mußte jedoch eine Unterteilung getroffen werden, da zunächst in den Anfangszeiten der Zugang nach Smith-Petersen für die Versorgung mit Cuparthroplastiken gewählt wurde.

Hier ergaben sich v.a. postoperativ erhebliche Schwierigkeiten in der Nachbehandlung, da die Reinsertion des doch erheblich geschwächten und durch den arthritischen Prozeß atrophierten Muskelanteils an der Spina Schwierigkeiten bereitete. Der zwischenzeitlich versuchte Zugang nach Watson-Jones war durch die hälftige Ablösung des M. glutaeus medius und anschließender Refixation

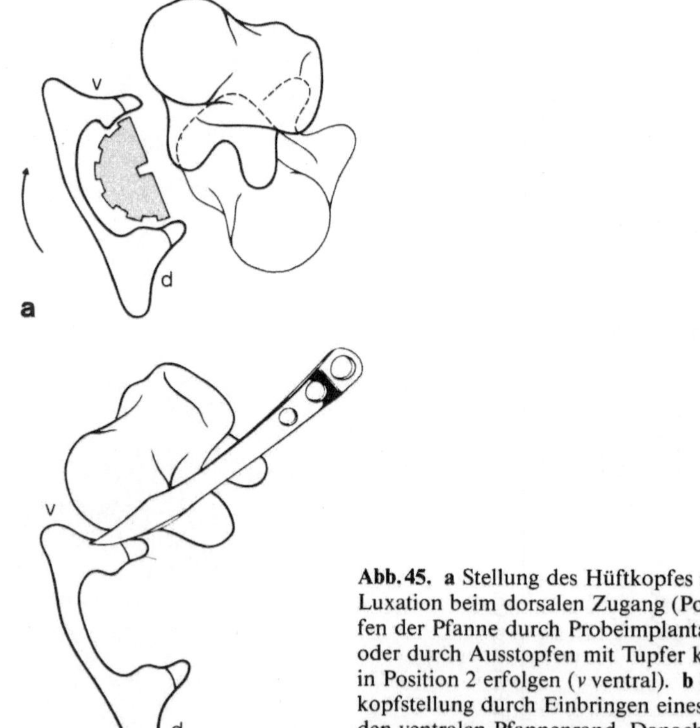

Abb. 45. **a** Stellung des Hüftkopfes zum Acetabulum nach Luxation beim dorsalen Zugang (Position 1). Nach Abstopfen der Pfanne durch Probeimplantat für das Acetabulum oder durch Ausstopfen mit Tupfer kann eine 180°-Wendung in Position 2 erfolgen (*v* ventral). **b** Sicherung dieser Hüftkopfstellung durch Einbringen eines Hohmann-Hebels an den ventralen Pfannenrand. Danach erhält man eine weite Übersicht über das Acetabulum (*v* ventral, *d* dorsal)

durch eine verspätet einsetzende krankengymnastische Behandlung kompliziert. Später haben wir dann vom südlichen Zugang eine Modifikation erreichen können, die eine sofortige Übung mit dem Patienten zuließ.

Bei diesem Zugang erfolgte zunächst die Luxation in üblicher Weise und anschließend die totale Synovektomie des Hüftgelenks. Danach konnte nach Ablösen der Kapselanteile im hinteren, pfannenrandnahen Bezirk eine Wendung des Schenkelhalses um 180° erfolgen. Der Schenkelhals selbst und der Hüftkopf konnten in einer vorbereiteten Loge zwischen Beckenkamm und Rektusmuskulatur sowie Ilioinguinalband versteckt werden. Durch zusätzliche Sicherung mit einem Hohmann-Hebel läßt sich so ein weiterer Überblick über die Pfannenverhältnisse erreichen (Abb. 45). Mit dieser Modifikation war die Technik der Pfannenimplantation und der anschließenden Cupimplantation deutlich erleichtert.

Eine frühzeitige Mobilisierung des Patienten ist durch die Schonung der Adduktoren möglich. Gerade die frühzeitige Belastung nach Eingriffen am Hüftgelenk ist für die Thromboseprophylaxe und das Erreichen guter Bewegungsausmaße von entscheidender Bedeutung.

Bei der Auswertung der Einzelergebnisse entsprach die Schmerzbefreiung bei den operierten Patienten der einer Totalendoprothese. Die Einschränkung der Gehfähigkeit war hauptsächlich bedingt durch den gleichzeitigen Befall der Nachbargelenke. Viele Patienten mußten sich einer zusätzlichen Versorgung der gegenseitigen Hüfte oder des Kniegelenks unterziehen (Tabellen 9-11).

Bei der Aufstellung des Behandlungsplans gehen wir immer zunächst davon aus, die stammnahen Gelenke zuerst zu versorgen, um eine Gefährdung oder Belastung der bereits befallenen Kniegelenke zu vermeiden. Hier sind v.a. die

Tabelle 9. Übersicht über das Krankengut bei Cupversorgung bei rheumatoider Arthritis, aufgeteilt nach juveniler chronischer Polyarthritis *(I. R. A.)*, chronischer Polyarthritis *(R. A.)* sowie Spondylitis ankylosans *(Sp. a.)*

	Alter bei Operation (Jahre)	Dauer der Erkrankung (Jahre)	Nachuntersuchungszeit (Jahre)		
			min.	max.	t
I. R. A.	21,1	16,4	1,11	4,6	2,10
R. A.	45,9	14,0	1,9	4,5	2,11
Sp. a.	38,1	17,9	2,3	4,4	3,0
Gesamt	40,5	13,6	1,9	4,5	3,0

Tabelle 10. Krankengut nach Cupversorgung bei rheumatoider Arthritis, aufgeteilt nach operativen Zugangswegen und zusätzlicher Behandlung mit Adduktorentenotomie sowie zusätzlicher Umstellungsosteotomie

Zugang	n	+ Adduktorentenotomie	+ Osteotomie
Modifiziert nach Wagner	35	15	1
Nach Watson	5	4	0
Dorsal	20	5	0
Gesamt	60	24	1

doch z.T. erheblich vorgeschädigten Bandapparate beim Gelenkflächenersatz durch die oftmals auftretenden Scherkräfte bei der Rotations- und Torsionsbewegung des Oberschenkels gefährdet. Es ist gerade beim Rheumatiker peinlichst darauf zu achten, daß die Rotationsbewegung im Oberschenkel stets mit fixiertem Kniegelenk durchgeführt wird.

Dabei sollte der Unterschenkel nicht als Hebelarm für die Rotation benutzt werden. Eine Vielzahl der mit Cuparthroplastiken Versorgten mußte sich weiterer endoprothetischer Versorgung der Gegenseite und auch der benachbarten Kniegelenke unterziehen. Die nachfolgenden Tabellen 12 und 13 geben die Ergebnisse der Gehfähigkeit und der Abhängigkeit von Gehhilfen wieder. Wir haben jedoch hier eine Einteilung in die juvenile chronische Polyarthritis, in die chronische Polyarthritis und in die Spondylitis ankylosans getroffen. Ein wichtiger Summationsparameter, um die Beweglichkeit von Hüft- und Kniegelenken in der Alltagsaktivität zu testen, ist die Fähigkeit, ob der Patient in der Lage ist, seine Fußnägel

Tabelle 11. Schmerzbild prä- und postoperativ nach juveniler chronischer Polyarthritis *(I.R.A.)*, rheumatoider Arthritis *(R.A.)* und Spondylitis ankylosans *(Sp.a.)*, Schmerz: *1* Ruheschmerzen, *2* Belastungsschmerzen, *3* Bewegungsschmerzen, *4* Anlaufschmerzen, *5* gelegentliche Schmerzen, *6* keine Schmerzen

	n	Präoperativ	Postoperativ
I.R.A.	16	2,4	5,7
R.A.	38	2,7	5,1
Sp.a.	6	3,1	6,0

Tabelle 12. Gehhilfen prä- und postoperativ nach juveniler chronischer Polyarthritis *(I.R.A.)*, rheumatoider Arthritis *(R.A.)* und Spondylitis ankylosans *(Sp.a.)*. Gehhilfen: *1* Rollstuhl, *2* 2 Unterarmstöcke, *3* 2 Handstöcke, *4* 1 Handstock immer, *5* 1 Handstock außer Haus, *6* keine

	n	Präoperativ	Postoperativ
I.R.A.	16	3,2	4,7
R.A.	38	3,0	5,7
Sp.a.	6	3,0	5,0

Tabelle 13. Gehfähigkeit prä- und postoperativ nach juveniler chronischer Polyarthritis *(I.R.A.)*, rheumatoider Arthritis *(R.A.)* und Spondylitis ankylosans *(Sp.a.)*. Gehfähigkeit: *1* keine, *2* bis 10 min, *3* bis 30 min, *4* bis zu 1 h, *5* mehr als 1 h, *6* unbegrenzt

	n	Präoperativ	Postoperativ
I.R.A.	16	3,0	4,7
R.A.	38	2,8	5,3
Sp.a.	6	3,6	5,0

zu schneiden. Auch hier konnte bei der Untersuchung eine deutliche Besserung gegenüber dem präoperativen Befund erzielt werden. In der nachfolgenden Tabelle 14 sind die einzelnen Angaben aufgelistet. In den Jahren 1978-1985 wurden insgesamt 131 Gelenke mit Cuparthroplastiken bei rheumatoider Arthritis versorgt. Abbildung 46 gibt das Ausmaß des Befähigungszuwachses wieder, hier konnte bei einer späteren Nachuntersuchung bei 131 Patienten aus den Jahren 1978-1983 ein Bewegungszugewinn von 18° in der Extension und von 28° in der Flexion insgesamt erreicht werden, bezogen auf die Ergebnisse bei der rheumatoiden Arthritis.

Tabelle 14. Fähigkeit, Fußnägel zu schneiden, prä- und postoperativ nach juveniler chronischer Polyarthritis *(I. R. A.)*, rheumatoider Arthritis *(R. A.)* und Spondylitis ankylosans *(Sp. a.)*. Fähigkeit: *1* leicht, *2* schwierig, *3* unmöglich

	n	Präoperativ	Postoperativ
I. R. A.	16	2,9	1,7
R. A.	38	3,0	1,8
Sp. a.	6	3,0	2,2

Tabelle 15. Komplikationen bei der Cuparthroplastik

	Muskel-abrutsch	Luxation	Frakturen	Lockerungen	Myositis ossificans
Modifiziert nach Wagner	13	0	1	0	3
Nach Watson	0	0	1	0	1
Dorsal	0	0	1	0	0
Gesamt	13	0	3	0	4

Bei den Komplikationen war zunächst in der ersten Serie beim modifizierten Smith-Petersen-Zugang eine Häufung des Abrutschens der glutäalen Muskulatur zu sehen. Hierfür ist weniger die Operationstechnik mit der doppelläufig überwendelnden Nahttechnik verantwortlich zu machen, sondern vielleicht eher doch die z. T. recht schlechten muskulären Verhältnisse gerade am Beckenkammansatz. Atrophische Muskulaturen und zerreißliches Gewebe können immer wieder schnell zu solchen Dehiszenzen führen. Dahmen (persönliche Mitteilung) sah nach Ablösen einer knöchernen Leiste an der Crista diese Dehiszenzen nicht. Ein weiterer Nachteil ist eine 3wöchige Ruhepause ohne Abduktionsbewegung für die Hüftbeweglichkeit. Bei diesem Zugang sahen wir jedoch deutlich schlechtere Bewegungsergebnisse als bei anderen Zugängen. Es lag daher nahe, nach neuen Wegen für den operativen Zugang zu suchen, wie wir sie oben beschrieben haben. In unserem Krankengut mit dem dorsalen Zugang bei Versorgung mit Cuparthroplastiken hatten wir keine muskulären Probleme mehr.

Die Komplikation der periartikulären Verkalkung scheint beim Rheumatiker nicht derart gehäuft (Abb. 47) aufzutreten, wie sie bei den arthrotischen Patienten beschrieben ist. Zudem haben wir eine konsequente Nachbehandlung mit 3mal

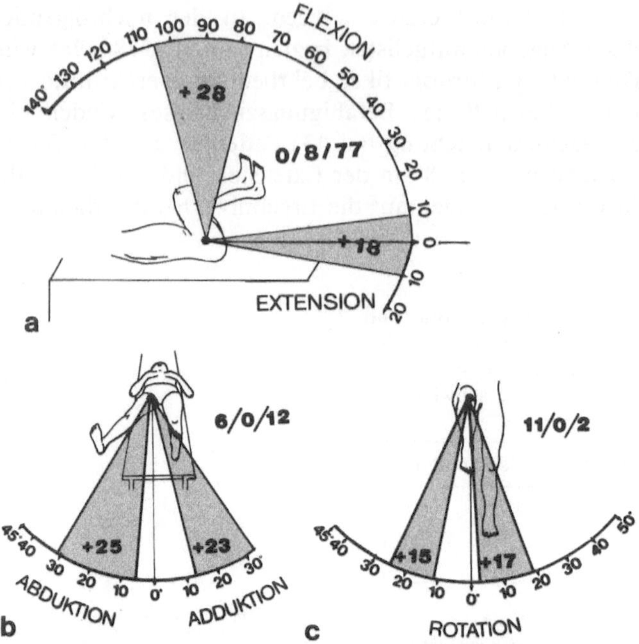

Abb. 46 a–c. Ausmaß des Befähigungszuwachses für Extension, Abduktion, Adduktion und Rotation bei Cuparthroplastiken 1978–1983 (n = 131). **a** Extension, **b** Abduktion und Adduktion, **c** Rotation. 0/8/77, 6/0/12 und 11/0/2: Bewegungsausmaß, gemessen nach der Neutral-Null-Methode nach Debrunner

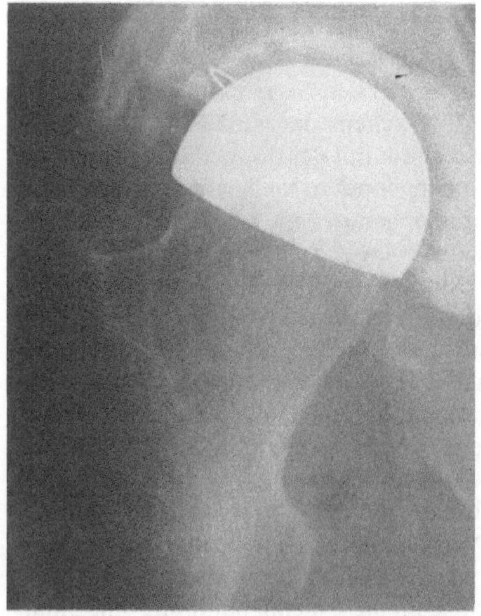

Abb. 47. Zustand nach Cuparthroplastik des Hüftgelenks bei einem 46jährigen Mann. ½ Jahr postoperativ beginnende Verknöcherungen im M. tensor fasciae latae mit geringer Einschränkung der Beugebeweglichkeit

250 mg Metacarbamol über ¼ Jahr (z. Zt. 6 Wochen) als Standardmedikation in die Nachbehandlungsphase eingeführt.

Unter dieser Therapie haben wir nur mäßige periartikuläre Verkalkung sehen können. Diese befanden sich vornehmlich im Bereich des Tensor fasciae latae beim Smith-Petersen-Zugang. Ansätze zu Verkalkungen haben wir auch bei den zwischenzeitlich durchgeführten Ablösungen im Bereich des M. glutaeus medius nach dem Watson-Jones-Zugang sehen können. Der dorsale Zugang hat bis heute noch zu keiner Verkalkung bei Patienten mit chronischer Polyarthritis geführt (entsprechend der Klassifiktion Stadium I nach Arcq). Frühe Lockerungen der Cuparthroplastik wurden in den ersten Jahren nicht gesehen. Aus demselben Krankengut berichtet jedoch Krukenberg (1986) nach 5 Jahren über eine fast 30%ige Komplikationsrate bei 38 Fällen nach juveniler chronischer Polyarthritis oder nach früh einsetzender chronischer Polyarthritis unterhalb des 30. Lebensjahres. In diesen 30% sind sicher gelockerte oder bereits ausgewechselte Cuparthroplastiken sowie auch verdächtige Lockerungen enthalten. Komplikationen bereitete immer wieder die Auslockerung der dünnwandigen Polyäthylenschalen, ähnlich wie bei den Wagner-Kappen, die über das ständige Walkmoment zu einer Lösung (bei den Tillmann-Kappen im Knochen-Palacos-Verbund, bei den Wagner-Kappen mehr im Palacos-Implantat-Verbund) geführt haben. Isolierte Kopfnekrosen und Lockerungen der Hüftkappen haben wir nur in einem der Fälle bei Tillmann-Kappen mit der besseren Zementverankerung sehen können.

Hier ließ sich jedoch dann auch später eine metallarmierte Cupschale mit einer verstärkten Polyäthyleninlaydicke bei kleinerer Kopfgröße zur Reparation verwenden.

Die häufigste und schwerste Frühkomplikation bei der Cuparthroplastik ist sicherlich die Schenkelhalsfraktur. Sie ereignete sich in unserer Serie von 60 Cuparthroplastiken insgesamt 3mal. Die Komplikationsrate von 5% ist eindeutig zu hoch. Es muß jedoch gesagt werden, daß die Ausgangsposition bei diesen 3 Patienten sicherlich nicht die beste war. Aus diesen Komplikationen haben wir die Lehre gezogen, daß ein stark varischer und sehr langer Schenkelhals sicherlich

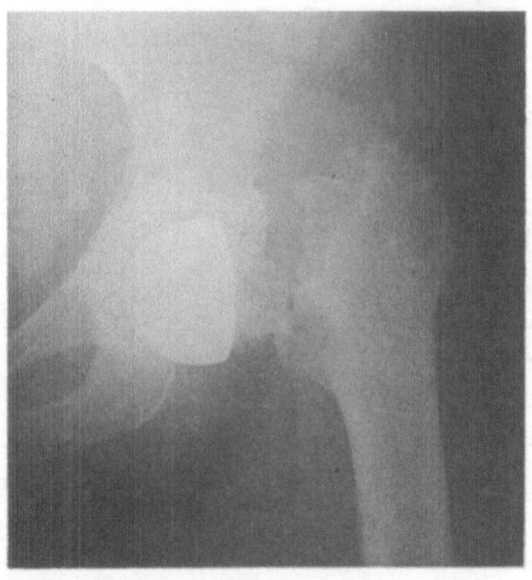

Abb. 48. Schenkelhalsfraktur nach Cuparthroplastik 3 Wochen postoperativ nach Aufnahme der Belastung. Grund: technischer Fehler durch zu weites Abfräsen der dorsolateralen Anteile des Schenkelhalses

keine Indikation für die Behandlung mit einer Cuparthroplastik darstellen sollte. Zudem sollten auch stark ausgeprägte zystische Formationen in Schenkelhalsmitte nicht mit derartigen Cuparthroplastiken versorgt werden (Abb. 48). Es besteht jedoch eine Möglichkeit des Zweiteingriffes nach vorheriger Spongiosaplastik. Sollten dann gute knöcherne Verhältnisse vorgefunden werden, kann sicherlich eine Versorgung mit Cuparthroplastiken durchgeführt werden (vgl. Abb. 31). Die angegebene Komplikation der Schenkelhalsfraktur entsprechend dem Pauwels-III-Muster tritt in der Regel in den ersten 6 Wochen postoperativ auf. Es war die Frage, ob dieses Ereignis mit den präoperativen Konditionen wie Osteoporose, zystische Veränderungen am Schenkelhals oder mit operativen Techniken, insbesondere beim Abfräsen des Hüftkopfes, Wahl des Zuganges oder zu frühen Belastungen, in Verbindung zu bringen war. Wagner (1975) und Freeman (1978) haben immer wieder darauf hingewiesen, die lateralen Anteile des Schenkelhalses bei den Präparationstechniken zu schonen, um so eine Schwächung des Systems in Grenzen zu halten.

In diesem Zusammenhang interessierte uns, ob unterschiedliche Präparationstechniken des Hüftkopfes zu Veränderungen des Bruchverhaltens führen würden. Insbesondere war interessant, inwieweit eine schonende Präparationstechnik der dorsolateralen Anteile bei sphärischen Vorbereitungen des Hüftkopfes bei Wagner- und Tillmann-Prothesen sich gegenüber den doch stark reserzierenden Techniken bei der Tharies- und der Freeman-Cup auf die Stabilität des Systems auswirken würden. Wir haben darauf hin versucht, die Pauwels-III-Frakturen an Schenkelhalspräparaten, die uns freundlicherweise Herr Prof. Lierse aus dem anatomischen Institut der Universitätsklinik Eppendorf zur Verfügung stellte, nachzuahmen, und zwar bei entsprechenden Paaren einmal mit und einmal ohne Implantation eienr Cuparthroplastik.

Nach Festlegung des Antetorsionswinkels durch Kirchner-Drahtspickung parallel zur Kniegelenkachse wurden die Schenkelhalspräparate in anatomischer Stellung in einen Metallzylinder eingebettet. Die Freeman-, Tharies-, Wagner- und Tillmann-Kappen wurden mit dem Originalinstrumentarium implantiert. Die Belastung erfolgte in Richtung der Hauptlastrichtung zur Produktion der Pauwels-III-Fraktur. Die Lastmessung erfolgte mit einem Wägezellen- und Kraftaufnehmer mit DMS-Meßstreifen (U 2) der Holtinger- und Baldwin-Meßtechnik. Alle Präparate wurden im Originalzustand, im cupversorgten Zustand und nach Fraktur röntgenologisch unter gleichen

Tabelle 16

Lfd. Nr.		CCD-Winkel	Cup pos.	CCD-Winkel Gegenseite	Bruchlast Gegenseite	Cup	%
Freeman	15	130	125	140	300	180	−40
	1	133	126	135	550	300	−45
	41	122	130	124	500	400	−20
Tharies	38	130	110	134	1250	650	−48
	40	114	110	117	450	325	−28
	42	120	110	123	350	350	± 0
Wagner	5	140	30	142	1000	750	−25
	64	130	128	130	400	450	+13
	88	140	143	132	1000	1050	+ 5
Tillmann	67	122	130	120	550	650	+18
	57	130	135	123	650	550	−15
	73	126	140	125	550	600	+ 9

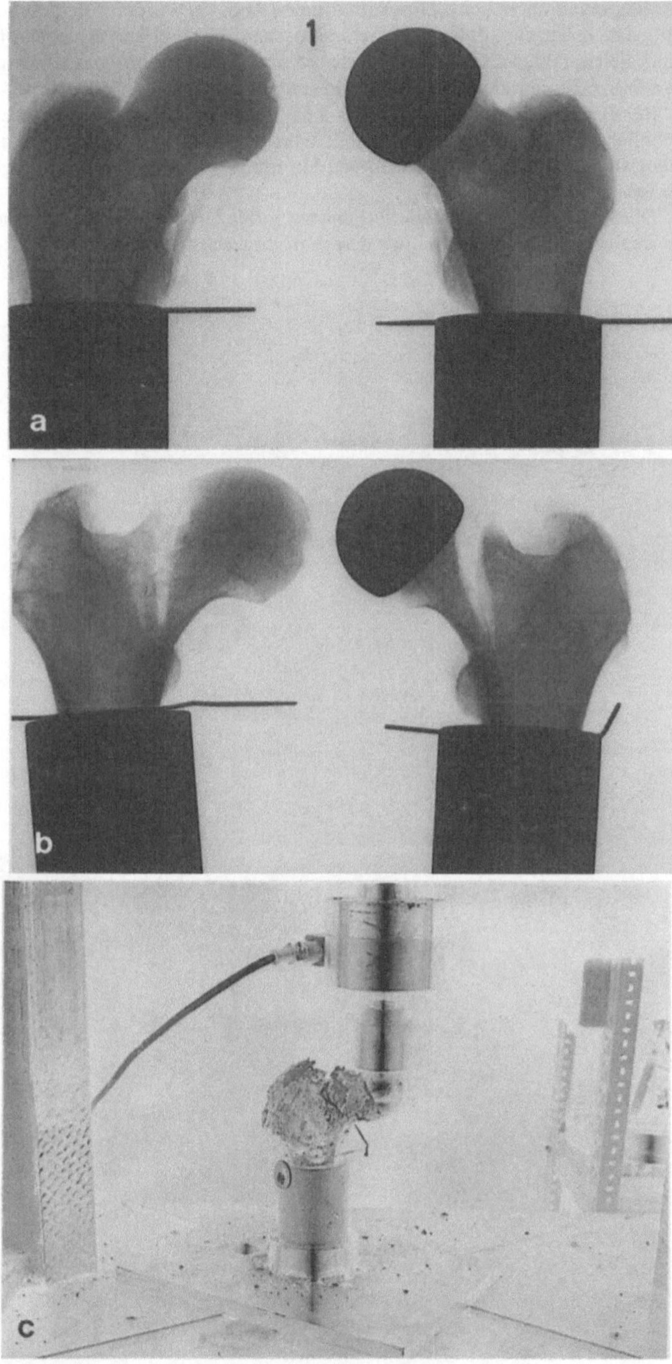

Abb. 49. a Röntgenaufnahme der Schenkelhalspräparate mit und ohne Cupversorgung. **b** Zustand nach provozierter Pauwels-III-Fraktur im Schenkelhalspräparat. **c** Versuchsanordnung zur Überprüfung der Lastaufnahme bei cupversorgten und unversorgten Schenkelhalspräparaten

Bedingungen untersucht. Die Aufnahmen (Abb. 49) wurden p.a.-geschossen, wobei die Präparate so gelagert wurden, daß der Antetorsionsdraht parallel zur Bildebene lag. So konnte eine exakte und gleichmäßige CCD-Winkelmessung und Cuppositionswinkelmessung erfolgen. Die ermittelten Werte können der Tabelle 16 entnommen werden.

Bei der Zubereitung der Wagner- und Tillmann-Kappe wurde auf eine knochensparende und möglichst nur entknorpelnde Technik Wert gelegt. In den Fällen, in denen die Kortikalis aus Größengründen zum Teil abgetragen werden mußte, waren deutlich geringere Belastungswerte nachweisbar.

Die von Freeman propagierte Schonung der lateralen Schenkelhalsanteile läßt sich sicher nur in den seltensten Fällen bei der von ihm vorgeschriebenen Technik und dem von ihm angegebe-

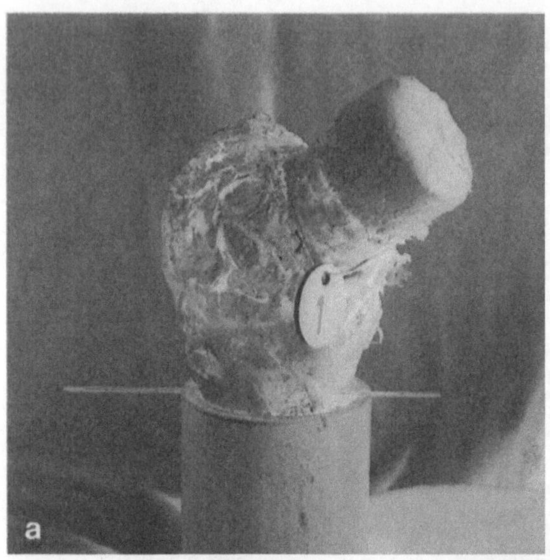

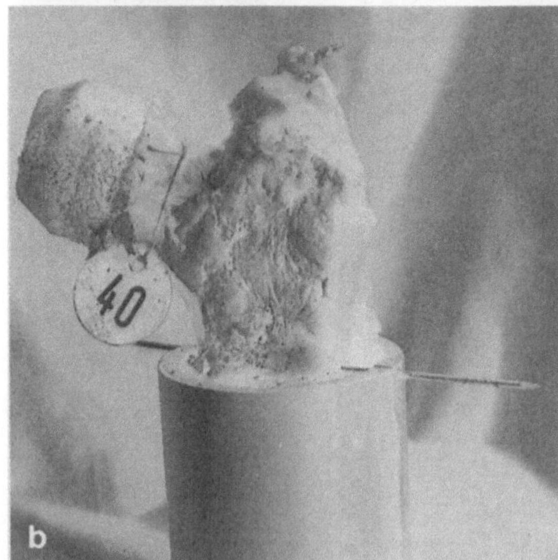

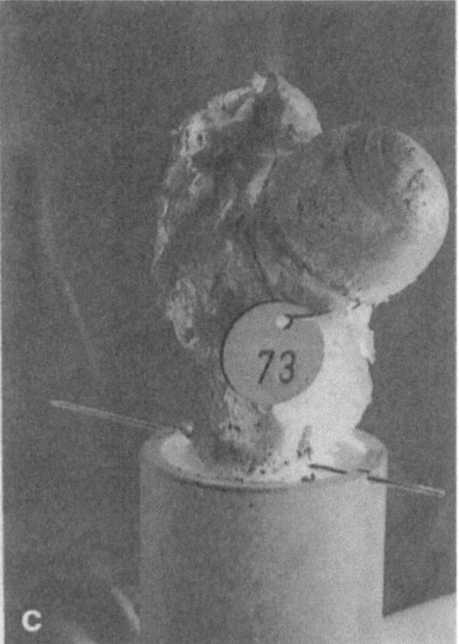

Abb. 50. a Knochenresektion bei Freemann-Cup. **b** Knochenresektion bei Tharies-Cup. **c** Knochenresektion bei Tillmann- und Wagner-Cup

nen Instrumentarium verwirklichen. In unseren Fällen ergab sich bei den Hüftkopfgrößen notwendigerweise eine Präparation, die einen Verlust der Kortikalisabstützung im lateralen Schenkelhalsanteil mit sich bringt. Das Freeman-Instrumentarium läßt u. E. durch die zylindrische breite Fräsform auch die an sich empfohlene Präparation kaum zu. Die Kappe muß demnach auf einen Spongiosakern gesetzt werden (Abb. 50a), was anscheinend schon eine Minderung der Belastbarkeit in sich birgt. Prinzipiell ähnlich liegen die Verhältnisse bei der Tharies-Cup (Abb. 50b), bei der jedoch die wesentlich dünner ausfallende zylindrische Fräsleere eine fast kortikale Abstützung der Kappe noch zuläßt. Das Originalinstrumentarium für die Zurichtung des Kopfes ist sehr aufwendig, zeigt aber eine erhebliche Schwäche. Die Meß- und Fräsleeren haben gegenüber dem Originalimplantat zuviel Spiel, so daß die Knochenzementschicht sehr stark ausfällt. Die Hüftraspeln für die Wagner- und Tillmann-Kappen sind ähnlich gebaut, lassen jedoch in den meisten Fällen eine knochensparende Zubereitung der Hüftköpfe zu. In den Fällen, in denen nur Knorpel unter sorgfältiger Schonung des dorsolateralen Kortikalisanteils abgetragen wurde, konnte sowohl für die Tillmann- als auch für die Wagner-Kappe eine deutlich bessere Belastbarkeit erzielt werden (Abb. 50c). Das angestrebte Frakturverhalten entsprach in 10 Fällen den Pauwels-III-Mustern, die wir auch bei den klinischen Frakturfällen innerhalb der ersten 6 Wochen erleben konnten. Lediglich in 2 Fällen, beides Freeman-Kappen, war bei Eintritt der Fraktur zunächst ein mediales Abrutschen des Spongiosakerns unter der Kappe zu beobachten. Erst nach Überschreiten des Belastungswertes über der Schenkelhalsmitte kam es zu den Pauwels-III-ähnlichen Frakturen. Alle Frakturlinien lagen in dem von Lofert u. Holz (1981) angegebenen Tangentialspannungsgebiet, jedoch eher in den Randbezirken. Unsere Ergebnisse haben zeigen können, daß zudem durch die Wahl des Zubereitungsverfahrens des Prothesenmodells ein weiterer entscheidender Faktor gegeben ist. Spongiöse Zubereitungsformen, wie bei der Tharies- und Freeman-Cup, sind deutlich weniger belastbar als sphärisch zubereitete Kappenprothesen, wie bei dem Wagner- und Tillmann-Modell (Tabelle 17).

Bei der Revision nach Schenkelhalsfrakturen bei Cuparthroplastiken sahen wir, daß es zu keinem Abrieb im Bereich der Pfannenkomponente gekommen war. Ein idealer Sitz war in allen Fällen nachweisbar. Auf das Wechseln der Pfannenkomponente haben wir in diesem Fall verzichtet.

Anfänglich wurden Großkopfprothesen zur Revision (Abb. 51) für Schenkelhalsanteile verwendet. Später sind wir dazu übergegangen, sogenannte Duo- oder Variokopfprothesen mit einem 32er Kopf mit einer daraufgestülpten Polyäthylenmetallkappe in Anlehnung an den Cuppfannendurchmesser zu verwenden (Abb. 52). Diese Prothesen bieten gerade zusätzlich eine Luxationssicherung und eine bessere Beweglichkeit des Hüftgelenks, ein vermehrter Verschleiß ist theoretisch nicht zu erwarten. Zudem kann bei Aufbrauch der acetabulären Komponente ein rascher Wechsel gegen eine dickere Pfanne mit einem 32er Kopfdurchmesser erfolgen. Hier braucht dann bei der Reoperation lediglich die Variokappe entfernt zu werden. Das Zementieren oder die Implantation einer Schraubpfanne für den acetabulären Bereich ist dann mühelos möglich.

Tabelle 17. Belastbarkeit der verschiedenen Cuparthroplastiken

	Bruchlast, Gegenseite [kp]	Bruchlast, Cupseite [kp]	[%]	Änderung zur Originalform
Freeman-Cup	450	293	−35	− 1°
Tharies-Cup	683	441	−25	−11°
Wagner-Cup	800	750	− 7	− 3°
Tillmann-Cup	583	600	+ 3	+ 9°

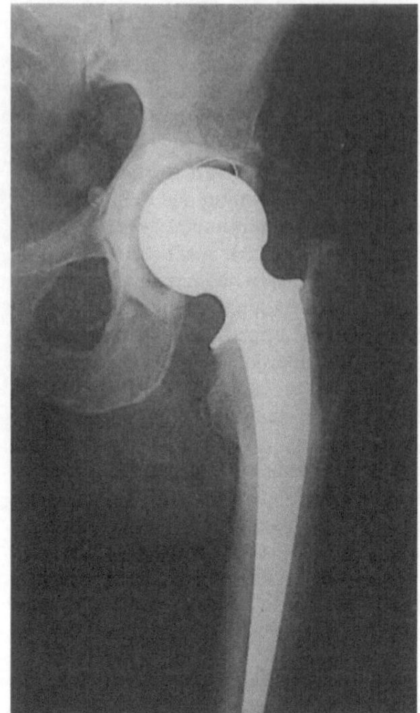

Abb. 51. Postoperativer Zustand nach Cupversorgung und anschließender Schenkelhalsfraktur, mit Großkopfprothese ersetzt (vgl. Abb. 48). Postoperatives Bild nach Schenkelhalsfraktur

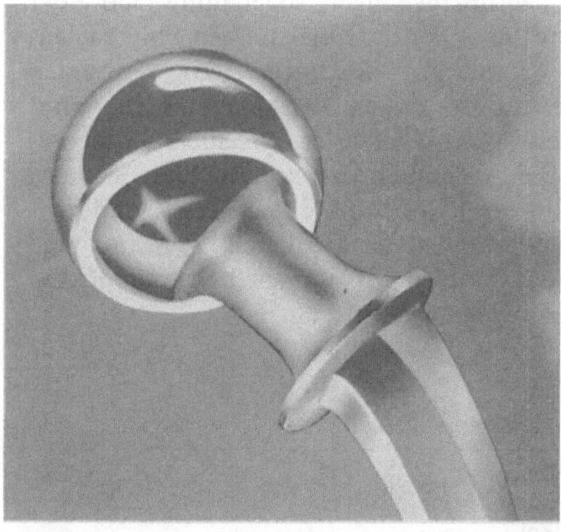

Abb. 52. System der Variokopfprothese. 32-mm-Kopf der Femurkomponente, Erweiterung über eine Polyäthylen-Metall-Pfanne in Millimeterabständen bis auf das Pfanneninnenmaß

5.4 Gelenkersetzende Eingriffe

5.4.1 Totalendoprothetischer zementierter Ersatz

Die Totalendoprothese ist nach Souter (Gschwend 1981) an der Hüfte der Eingriff mit der höchsten Erfolgsquote, der besten Schmerzbeseitigung, der weitgehendsten Funktionsverbesserung, einer guten Prophylaxe und sehr guter Ästhetik:

	Totalendoprothese
Schmerzbeseitigung	4
Funktionsverbesserung	3-4
Prophylaxe	3
Ästhetik	4
Komplikationsgefahr	1-2
	15-17 Punkte

Er ist zudem in heutiger Zeit von einer geringen Komplikationsgefahr behaftet. Die Versorgung mit einer Totalendoprothese ist daher im Stellenwert als ein Eingriff 1. Ordnung einzustufen. Bei schweren knöchernen Zerstörungen der femoralen Komponente, extremen Fehlstellungen und Ankylosierung der Gelenke bleibt die Totalendoprothese die einzige Versorgung, um dem Patienten die Möglichkeit zu bieten, ein normales Gangbild wieder zu erreichen. Gelenkerhaltende andere operative Maßnahmen sind hier überfordert. Besondere Probleme bei der operativen Versorgung dieser destruierten Hüftgelenke macht sicherlich die Tatsache, daß eine Lösung des Problems angestrebt werden muß, die eine sofortige oder frühzeitige Mobilisierung des Patienten möglich macht. Auf der einen Seite sind schwere Veränderungen im Bereich der Hüftpfanne bei den Rheumatikern zu erwarten, einerseits bedingt durch starke poröse destruierende Veränderungen der Knochenanteile, andererseits durch das dysplastische Verhältnis mit Subluxationstendenzen und schweren Protrusionen. Bei der Nachbehandlung muß auf die schlechte Knochensituation Rücksicht genommen werden. Wenn man sich bei einem Polyarthritiker zu einem Totalersatz oder zur endoprothetischen Versorgung des Hüftgelenks allgemein entschließt, muß man damit rechnen, daß die Versorgung mit Sicherheit technisch weitaus schwieriger ist als die Versorgung des arthrotischen Hüftgelenks.

Die stark porotische Knochensituation, die zusätzlich enorm mutilierenden, destruierenden Veränderungen vornehmlich im Pfannenbereich und die starken synovialen Gewebeveränderungen und Kontraktionssituationen des Weichteilmantels bieten hier besondere Anforderungen an den Operateur. Schwere Pfannenprotrusionen und ungewöhnlich kleine anatomische Verhältnisse andererseits nach durchgemachter juveniler chronischer Polyarthritis sind gehäuft anzutreffen. Diese Situation erfordert spezielle Anforderungen an Material und Methoden bei der Versorgung der acetabulären Komponente. Mehr als bei allen anderen

Erkrankungen bietet gerade diese Problematik hohe Anforderungen an das technische Verständnis, an geschickte Operationsweisen und an das Ausnutzen noch verbleibender geringer Knochenstrukturen für die optimale Verankerung der Pfannen. Bei den operativen Techniken muß auf eine sorgfältige, schonende, knochensparende Zubereitungsweise geachtet werden, da gerade der Entzündungsprozeß das Knochenlager stark angreift. Gehäuft finden sich auch in den dorsalen Anteilen der Pfanne entzündungsbedingte Zerstörungen, die eine Implantation der Pfanne in den üblichen Anteversionsgraden von 15° und 60° Pfannenneigung schwierig werden lassen. Das dünne Pfannenlager erlaubt oftmals nicht diese Anteversionsstellung, da gerade durch die Schwäche und Dysplasie des dorsalen Randes der Kunststoffsektor zu weit über die knöcherne Abstützung hinausragen würde.

Auch sind die anatomischen Pfanneneingangsebenen bei der chronisch-entzündlichen rheumatischen Erkrankung oftmals erheblich steiler gestellt als bei vergleichbaren arthrotischen Prozessen. Sie erreichen in der Regel das Ausmaß der Dysplasiekoxarthrose. Wegen des extrem schlechten Knochenwiderlagers wird in der Regel immer versucht, die Hüftpfanne entsprechend den anatomisch vorgegebenen Verhältnissen zu implantieren. Das zwingt uns gelegentlich zu steilen Einstellungen der Hüftpfannen. Bei stark dysplastischen Verhältnissen sind normale handelsübliche Pfannenimplantate nicht mehr zu verwenden. Hier haben wir nach vorherigen Meßaufnahmen durch eine enge Kooperation mit einem Prothesenhersteller schon frühzeitig größtenteils Spezialimplantate verwenden können, die direkt für die anatomischen Situationen konstruiert wurden. Hier mußte darauf geachtet werden, daß die dorsalen und kranialen Anteile der Pfanne in ihrem Stützrand weit überlappend ausgezogen waren, um so eine durch das Material Polyäthylen vorgeformte, dem Luxationsmechanismus entgegenwirkende Form erreichen zu können. Geringe Erhöhungen dieser Randstrukturen sind mit dem Material ausgleichbar. Kommt es zu steil gestellten Pfanneneingangsebenen, so muß zusätzlich eine Abstützung im Pfannendach durch Pfannendachplastiken erfolgen. Wir haben die Erfahrung gemacht, daß gerade Polyäthylenpfannen nicht auf die bloße Spongiosaplastik oder Keilanlagerungen im dorsalen Anteil implantiert werden können, sondern daß hier zusätzlich Metallkonstruktionen zur Absicherung mit verwendet werden müssen. Für uns bot sich v.a. die zum Lubinus-System passende Everwan-Kappe an, die wir für unsere Verhältnisse in geringfügiger Art modifiziert haben (durch Auffräsen des zentralen voll metallausgearbeiteten Bodens). Alternativ kann das von Müller entwickelte Pfannendachschalensystem oder auch die Eichler-Ringversorgung verwendet werden (Eichler 1983). Danach kann eine Kippung der Polyäthylenpfanne in die angestrebte Pfanneneingangsebene erfolgen. Bei stark dysplastischen Pfanneneingangsebenen läßt sich zudem über den Metallring eine Pfanneneingangsebene rekonstruieren; eine autologe kortikospongiöse Spantransplantation aus Teilen des Hüftkopfes zum Aufbau des hinteren Pfannendaches wird durchgeführt. Diese Pfannendachanteile dürfen in der ersten Zeit keiner extremen Belastung ausgesetzt werden. Da wir aber eine Frühmobilisation der rheumatischen Patienten anstreben, muß der Pfannenaufbau möglichst stabil angestrebt werden.

Eine zweite Besonderheit bei der acetabulären Komponente der rheumatischen Hüfte ist sicherlich die verstärkte Protrusionstendenz (Gschwend 1984). Das Mißverhältnis der Tiefe der handelsüblichen Pfannenfabrikate zur Tiefe der natürlich vorgegebenen Situation kann hierbei auf mehrere Arten und Weisen angegangen werden, und zwar durch

1. Spanfütterung des Pfannenbodens,
2. Verwendung von Spezialkonstruktionen,
3. Verwendung von Knochenzement.

Bei der Spanfütterung ist darauf zu achten, daß lediglich die Pfannenbodenanteile ausgefüttert werden. Hierbei sollte möglichst vitaler Restknochen im Pfannengrundbereich Verwendung finden. Autologe kortikospongiöse Transplantate aus dem Hüftkopf bieten sich hier an. Mehrere Methoden wurden von verschiedenen Autoren beschrieben. Eine gängige Methode ist die Methode nach Heywood, der sein Pfannenbodentransplantatmaterial aus einem zugerichteten Hüftkopf durch Zurechtsägen von spongiösen Anteilen gewinnt und scheibenartig als Sicherung implantiert (Heywood 1978). Wessinghage et al. (1984) und Refior u. Hoos (1984) verwenden kortikospongiöse Späne, auf die sie direkt den Knochenzement aufbringen.

Wir verwenden zur Aufbereitung des Pfannenbodens stets das aus dem Knochenfräser für die Zurichtung der Pfanne gewonnene spongiöse Material und vermischen es mit direkt aus dem Hüftkopf gewonnenen Spänen und Spongiosabrei. Bei unserer Operationstechnik achten wir darauf, daß die Originalpfanne zunächst vollkommen mit einem scharfen Raspatorium manuell entknorpelt wird. Die so gewonnenen Frässpäne aus der innen schneidenden Fräse sind dann rein knöcherner Natur und können gut zur Austamponierung der tiefen Protrusionshüften Verwendung finden.

Bei Verwendung von Knochenzement ist sorgfältig darauf zu achten, daß eine ausreichende Verzapfung für den Knochenzement in den knöchernen Randanteilen und vornehmlich im Pfannendach erfolgt. Die verbindende Knochenzementschicht sollte jedenfalls so dünn wie möglich gehalten werden, um direkte thermische Schädigungen des Spongiosalagers zu vermeiden. In der Regel reichen 10 g Refobacin-Palacos R aus, um die Pfannenimplantation vorzunehmen.

Eine weitere Möglichkeit, diese weiten Protrusionspfannen anzugehen, ist die Verwendung von Spezialimplantaten, die in unserem Krankengut gehäuft bei älteren Patienten Verwendung finden. Gerade die im Alter vorkommenden, durch Osteoporose begünstigten Protrusionshüften sind keine gute Indikation für eine Spanfütterung. Wir verwenden in diesem Fall Spezialkonstruktionen aus Polyäthylen mit zentraler Verdickung zum Ausgleich der Protrusion (Abb. 53). Die weite Protrusion wird nicht durch die Verwendung von Knochenzement oder Spongiosa ausgeglichen, sondern durch Vermehrung des Polyäthylenanteils im Pfannenimplantat. Diese Pfannen werden stets mit einem Auflagerand versehen, um noch eine zusätzliche Sicherung gegen die Protrusionstendenz zu erhalten, da die verbleibenden Pfannenböden oftmals nur noch eine minimale Dicke aufweisen.

Ist eine Perforation des Pfannenbodens vorhanden, kann jedoch dieses System nicht mehr verwendet werden. Hier bieten sich dann zusätzliche Abstützungen mit dem bereits beschriebenen Ewerwahn-System in leichter Modifikation oder Pfan-

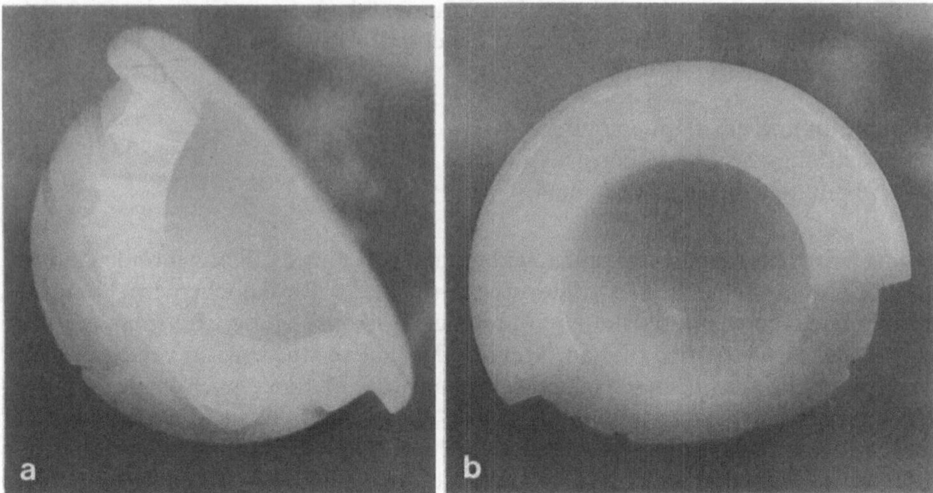

Abb. 53. **a** Polyäthylenpfanne mit verdecktem Boden und planparallelem Auflagerand. **b** Die gleiche Polyäthylenpfanne in der Aufsicht

nendachschalen nach Müller, Eichler oder Schneider an. Bei Verwendung dieser Modelle muß beim dorsalen Zugang sorgsam darauf geachtet werden, daß der N. ischiadicus nicht in die Nähe der Metallanteile der Pfanne gerät. Hier ist dafür Sorge zu tragen, daß er evtl. über eine Muskelloge, z. B. durch Vernähen der abgetrennten Außenrotatoren mit den Hüftstreckern, eine leichte Verlagerung in dorsaler Richtung erfährt und so nicht mit dem Pfannenrand in Kontakt gerät. Durch die Verwendung der protrusionsausfüllenden Polyäthylenpfannen mit breiten Stützrändern und guten Tragfunktionen ist auch für die Rheumatiker eine äußerst wichtige Frühmobilisation bei Verwendung dieser zementierten Endoprothesen möglich und durchführbar. In neuerer Zeit sind die ursprünglich in Sonderkonfektionen angefertigten Standardversionen mit verschiedenen Protrusionstiefen erhältlich.

Die 3. erwähnte Möglichkeit ist die Verwendung von Normalpfannen mit großen Mengen Knochenzement. Diese Versorgung ist sicherlich die schlechteste. Die Ergebnisse der 70er Jahre haben dies eindrucksvoll bewiesen, die Methode sollte nicht mehr angewendet werden.

Die Erfahrungen mit den rheumatischen Knochen und der aggressiven Synovialmembran der Rheumatiker haben uns gezeigt, daß die Verwendung von freiem Palacos zu starken Osteolysen der vorhandenen Knochenstrukturen führt. Gerade bei den so versorgten Patienten ist es zu Pfannenwanderungen, weiteren Protrusionen, Einbrüchen ins kleine Becken und schweren Komplikationen gekommen.

Bei der Wahl der femoralen Komponente sind wir in den frühen Jahren meist mit dem Modell Lubinus in seiner Normal- und Schlankschaftversion ausgekommen. Seit 1981 haben wir zunehmend gerade bei den dysplastisch angelegten Schäften die von der Firma Interplanta entwickelten und angebotenen statisch-physiologischen Prothesen verwendet. Sie bieten durch ihre Schaftform eine optimale Adaptation an die vorhandenen anatomischen Verhältnisse. Das doppel-S-förmige, im oberen Drittel verdickte Design macht eine Implantation gerade bei dysplastischen Schäften im Gegensatz zu den Geradschäften möglich.

Die Indikation zur Wahl der totalendoprothetischen Versorgung ist sicherlich vom Alter des Patienten und auch von den vorhandenen Knochenstrukturen abhängig. In den letzten Jahren bin ich dazu übergegangen, gerade im femoralen Anteil eine recht proximale Resektionsfläche anzustreben; eine formadaptierte Ausräumung des Markraums schränkt die Implantationsfehler beim Zementieren deutlich ein. Den Markraum in kleineren Formen als das später verwendete Implantat aufzuraspeln, schafft die Voraussetzung für eine bessere Verzahnung in der verbleibenden Spongiosastruktur. Das sorgfältige Säubern der Spongiosastrukturen von Blut und Knochenfragmenten vor der Implantation mindert die Emboliegefahr und fördert die Primärfestigkeit. Auch im Bereich des femoralen Anteiles kann durch eine derartige Vorbereitung ein Großteil der ursprünglich verwendeten Palacosmengen eingespart und die thermische Schädigung am Implantatlager in Grenzen gehalten werden. Durch eine exakte formschlüssige Vorbereitung des Markkanals mit kleineren Räumlehren wird auch die Gefahr der Fehlimplantation beim Einbringen des Zements und der Prothese geringer. Bei Verwendung größerer Implantate als dem durch Räumlehren vorbereiteter Markkanal wird eine formschlüssige Pressung des Implantats an die Formen der Spongiosa und lediglich ein Einkleben mit geringen Palacosmengen erzielt.

Eine weit festere und dichtere Verzahnung mit dem hochviskösen Palacos R gegenüber dem niederviskösen Palacos E flow konnte in Versuchen nachgewiesen werden (Buchholz u. Thabe 1984). Durch diese Art der Implantationstechnik kann zudem das biologische System und die Adaptation der verschiedenen Elastizitätsmodule der einzelnen Werkstoffe Endocast, Palacos, Spongiosamaterial und Kortikalis besser aufeinander abgestimmt werden. Die Implantationstechniken mit vollkommener Ausräumung der Markräume führen doch zu starken Veränderungen der Kortikalisanteile mit erhöhter Bruchbereitschaft durch das Spröderwerden der knöchernen Anteile, wahrscheinlich auf dem Boden thermischer Schädigungen und zusätzlicher Veränderungen durch abrupte Übergänge der Elastizitätsmodule Endocast-Palacos-Kortikalis. Durch die von uns durchgeführte Implantationstechnik mit Erhaltung der Spongiosastrukturen ist zudem auch die Möglichkeit der Revisionsoperation deutlich erleichtert. Inwieweit andere Langzeitergebnisse bei Pfannen- und Stiellockerungen zu erwarten sind, ist zum jetzigen Zeitpunkt noch nicht abzusehen.

In der Literatur der letzten Jahre taucht im Gegensatz zu den totalendoprothetischen Versorgungen bei arthrotischen Gelenken nur eine relativ geringe Zahl totalendoprothetisch versorgter rheumatischer Hüftgelenke auf.

Die Versorgungsstatistiken sind jedoch deutlich höher als bei den Synovektomien, Osteotomien und Cuparthroplastiken. Nach den gleichen Kriterien soll im folgenden tabellarisch eine Übersicht über die wichtigsten Ergebnisse nach Totalendoprothesen verschiedener Autoren gegeben werden (Tabelle 18).

In den Jahren 1966-1978 sind in der Rheumaklinik Bad Bramstedt nur vereinzelt Totalendoprothesen der Hüfte durchgeführt worden. Aus Kapazitätsgründen erfolgte die endoprothetische Versorgung größtenteils in den umliegenden Fachkliniken. Mit Zunahme des therapeutischen Spektrums mußte jedoch auch

Tabelle 18. Ergebnisse nach Versorgung mit Totalendoprothesen (+ positiv, Ø durchschnittlich, – negativ)

Patienten (n)	Nachuntersuchung (Jahre)	Ergebnisse [%]			Komplikationen [%]				Autoren
		+	Ø	–	Infektion	Lockerung	Ossifikation	Pseudarthrose	
372	10,0	78	11	11	3,8	11,6	4,3	16	Engelbrecht 1981
47/57	8/3,6	40/54	30/34	30/12	–	10,5	14	–	Kerschbaumer u. Erschbaumer 1984
50	6,4	76		24	4	16	4	–	Mogensen et al. 1982
35	3,0	66	20/6	8	3	8	3	23	Ranawat et al. 1980
275	3,5	92		6	1,5	4,3	–	–	Poss et al. 1976
272	> 10	70	24	6	1,7	7,2	–	–	Griss et al. 1981

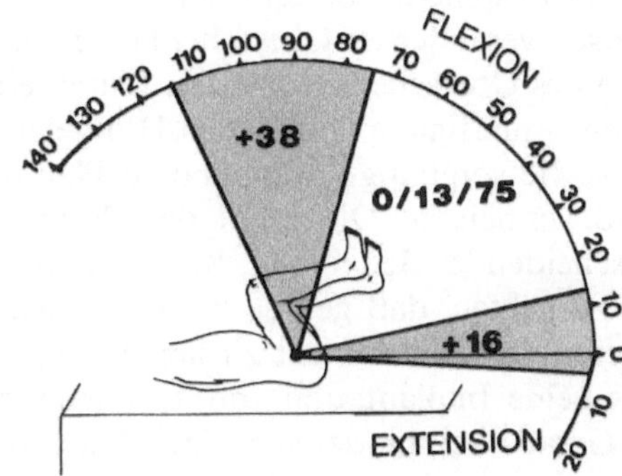

Abb. 54. Änderung des Bewegungsausmaßes für Extension bei Totalendoprothesen 1978–1983 (n = 196). Bewegungsausmaß, gemessen nach der Neutral-Null-Methode nach Debrunner

zwangsläufig die totalendoprothetische Versorgung der Hüfte mit in das Programm aufgenommen werden. Die Zahlen beziehen sich daher auf die Jahre 1978–1983. In diesem Zeitraum wurden 196 Gelenke totalendoprothetisch versorgt, ausschließlich mit der Technik der Totalzementierung. Die Änderung des Bewegungsausmaßes ist der nachfolgenden Abb. 54 zu entnehmen. Gute und zufriedenstellende Ergebnisse wurden bei 87% der Patienten im Rahmen der in der Literatur beschriebenen Ergebnisse erzielt.

Septische Komplikationen wurden in unserem Krankengut bis zum heutigen Tage, möglicherweise durch die Verwendung von Refobacin-Palacos R in Kombination mit einer peroperativen antibiotischen Prophylaxe, nicht gesehen. Eine erhebliche Problematik bietet die Implantation der Pfannenanteile, gleiche Probleme wurden auch von Gschwend (1984) beschrieben. Geht man davon aus, daß eine Adaptation an die vorhandenen Verhältnisse erreicht werden soll, so ist sicher durch die Steilheit der Pfanneneingangsebene nach Resektion des kapsulären Randes einschließlich des Limbus gerade bei den dysplastischen Formen der chronisch-entzündlichen Arthritis ein problematischer Faktor gegeben. Ferner bietet die durch Resorption des hinteren Pfannenrandes verminderte relative Anteversionsstellung der Hüftpfanne eine vermehrte Luxationstendenz. Diese Tendenz wird möglicherweise durch die Wahl des hinteren Zugangs gefördert. Die schlechten muskulären Verhältnisse des Arthritikers bieten nicht immer eine ausreichende muskuläre Spannung und können gelegentlich diese Luxationstendenz verstärken. Anfänglich haben uns diese Faktoren Schwierigkeiten bei der Wahl der Positionierung der Pfanne sowie auch des Schaftes bereitet. Eine schematische Annäherung an die vorgegebenen Implantationswinkel von Müller mit der Pfanneneingangsebene von 45° und der Anteversionsebene von 15° ist bei den Destruktionen der arthritischen Hüften nicht sinnvoll. In der Folgezeit sind wir dann durch Muskeltranspositionen der kleinen Außenrotatoren und vermehrte Antetorsionsstellungen des Schaftes, entsprechend den natürlichen Gegebenheiten, zu einer deutlich verminderten Luxationstendenz gekommen. Bei ausgesprochen schlechten muskulären Verhältnissen haben wir zudem eine luxationsmindernde Pfanne mit Schnappeffekt verwendet. Vermehrte Lockerungstendenzen dieser Modelle gegenüber den anderen konnten nicht nachgewiesen werden. Zehnjahresergebnisse bleiben jedoch noch abzuwarten. Gerade bei Patienten mit erheblicher Osteoporose, d. h. therapiebedingt durch eine jahrelange Medikation mit Steroiden oder durch

Inaktivitätsphasen, besteht bei den dysplastischen Schaftverhältnissen der rheumatisch veränderten Oberschenkelanteile eine vermehrte Möglichkeit der Sprengung des Oberschenkelschaftes. Durch eine gezielte Röntgendiagnostik präoperativ mit Anfertigung von langen Hüftgelenkaufnahmen, Ausmessen der Schaftbreiten sowie sorgfältige präoperative Planung läßt sich diese Komplikation weitgehend vermeiden. Die Wahl der Prothesenmodelle erscheint uns ebenfalls von entscheidender Bedeutung. Bei der Länge des Schaftimplantats ist besonders darauf zu achten, daß gerade bei den Polyarthritikern bei Mehrfachversorgung der unteren Extremität nicht zu lange Schäfte gewählt werden, da sonst gegebenenfalls keine Implantation von ausreichend guten Kniegelenkimplantaten möglich ist. Gerade bei minderwüchsigen Patienten ist stets die Anfertigung von Meßaufnahmen zu fordern, um den verbleibenden Raum für das Implantat bestimmen zu können.

Die gleichzeitige Verwendung von langgestielten Kniegelenkendoprothesen schafft in den Grenzzonen der Palacossäume von Knie- und Hüftgelenkendoprothesen erheblich gefährdete Sollbruchstellen. Hier kann es schon beim Aufeinandertreffen von Implantaten und vorbereitender Hüftgelenkraspel zu komplizierten Schaftsprengungen kommen. Trotzdem sollte bei der Wahl des Implantats immer darauf geachtet werden, daß möglichst eine 17-cm-Schaftlänge angestrebt wird, da die kurzen Prothesen gerade bei den schlechten Druckverhältnissen im arthritischen Krankengut keinen festen Sitz auf Dauer garantieren. Mechanische Lockerungen sahen wir in 2 Fällen bei Verwendung von zusätzlichen Ewerwan-Kappen. Hier war es bei der Implantation zu einer verminderten Grenzflächenhaftung zwischen Refobacin-Palacos und der Metallschale gekommen. Wir haben daraufhin die Form der Ewerwan-Pfanne durch die Öffnung des Pfannenbodens leicht modifiziert, um eine bessere Zementverteilung und Verzahnung zu gewährleisten. Nach dieser Änderung haben wir diese Komplikation nicht mehr gesehen. 6 postoperative Luxationen konnten durch Reposition unblutig korrigiert werden. In 3 Fällen zwangen uns 2malige Luxationen zum Wechsel der Pfannenanteile und Korrektur der Pfanneneingangsebene. Brüche des Implantats haben wir bei der Verwendung der Lubinus- und auch der SP-Prothese (Fa. W. Link) bisher nicht gesehen.

Eine Pfannenwanderung haben wir bei der Verwendung von weit überkragenden Polyäthylenpfannen oder Metall-Polyäthylen-Konstruktionen gesehen. Diese 69jährige Patientin litt unter einer Polyarthritis mit erheblich destruierender und mutilierender Erscheinungsform. Hier kam es nach 9 Monaten zur Durchwanderung selbst einer weit überkragenden Spezialpfanne aus Polyäthylen. Es wurde ein Kragenrand von 10 mm gewählt, der diese mutilierenden Veränderungen und Luxationstendenzen des Acetabulums nicht aufhalten konnte. Durch die Abstützung des Trochanter minor und major an der Pfanneneingangsebene war jedoch selbst bei dieser starken Durchwanderungstendenz des Implantats eine ausreichende Gehfähigkeit und Schmerzfreiheit erreicht. Engpaßsyndrome durch Kompression der Blase und der Gefäße traten bei diesem Fall nicht auf, so daß die Situation belassen werden konnte.

Bei der Nachbehandlung totalendoprothetisch versorgter Hüftgelenke unterscheiden wir zwischen zementierten Versionen und selbsthaftenden Prothesen. Bei den zunächst besprochenen zementierten Prothesen wird aus Thromboseprophylaxegründen eine Frühmobilisation durchgeführt. Der Patient wird angehalten, schon am ersten postoperativen Tag sich aufzustellen und die ersten Gehübungen durchzuführen.

Nach Entfernung der Redondrainage nach 48 h erfolgt eine durch krankengymnastische Behandlung ergänzte Frühmobilisierung mit zunehmender Belastung; nach 10 Tagen kann eine selbständige Mobilisation an Unterarmgehstützen erfolgen.

5.4.2 Zementfreie Endoprothetik

Die frühzeitige Zerstörung knöcherner Strukturen bereits im Kindes- und Jugendlichenalter und der vorzeitige, entzündungsbedingte Verfall knöcherner Strukturen beim Rheumatiker zwingen schon oft zu Indikationsstellungen für einen endoprothetischen Ersatz nach Abschluß des Wachstums und deutlich unterhalb der 60-Jahres-Grenze. Die Problematik dieser Indikationsstellung auf der einen Seite und das Wissen um die Zementalterung und Lockerungsvorgänge der organischen Substanzen des Knochenzements, das Wissen um die Lockerungsstatistiken nach zementierten Hüftendoprothesen und das Problem, daß mit einer zementfixierten Endoprothese auf Dauer keine Fixation des Implantats errreicht werden kann, haben die Bemühungen um eine zementlose Prothesenversorgung in den letzten Jahren sprungartig vorangetrieben. Langzeitergebnisse müssen jedoch erst zeigen, ob eine zementlose Fixation von Endoprothesen, die wir wegen der doch oftmals zwingenden Notwendigkeit der frühzeitigen Versorgung anstreben, den bisher geübten Zementiertechniken überlegen ist. Die zementfixierten Arthroplastiken waren in ihren Primärresultaten durchaus zufriedenstellend. Ziel der zementfreien Endoprothetiken muß daher sein, Langzeitresultate zu verbessern.

Das schwächste Glied der knochenzementverankerten Implantate ist der Knochenzement selbst. Die Entwicklung exakter Implantationsverfahren auf der einen Seite, mit dem Ziel, den Knochenzement möglichst wenig zu belasten, und andererseits die Funktion des Knochenzementes durch Entwicklung von bioaktivem Knochenzement zu verbessern (Strunz et al. 1979), der einen 3mal höheren Elastizitätsmodul als Palacos aufweist, oder aber von kohlefaserverstärktem Acrylatzement (Mittelmeier et al. 1980), der eine 4mal höhere Dauerschwingfestigkeit aufweist, sind ein Schritt in diese Richtung. Temperaturerniedrigungen, die bei der Implantation das Spongiosalager schonen, sind zudem günstige Voraussetzungen für Verbesserungen dieser Implantationstechniken. Ein weiterer Schritt in Richtung auf Verbesserung der Langzeitergebnisse war die Angleichung der Elastizitätsmodule von Implantat, Knochenzement und Knochen. Hier wurde auch durch die Wahl der Implantatmaterialien, und zwar durch Einführung der Titanabkömmlinge, eine weitere Harmonisierung der Elastizitätsmodule in den Grenzschichten erreicht. Bei den zementierten Versionen haben wir ein Aufeinandertreffen der Elastizitätsmodule des Implantats und des Knochens, wobei das Implantat in der Regel einen 8- bis 10mal höheren Elastizitätsmodul aufweist, moduliert durch die dazwischenliegende Grenzschicht des Knochenzements.

Allein aus physikalischen Gründen wird daher der Knochenzement erheblichen Modulationsanforderungen unterworfen, die auf die Dauer zur frühzeitigen Alterung führen müssen. Ein weiterer wichtiger Gedankenansatz in Richtung auf die zementfreie Endoprothetik ist daher in einer biologischen Verankerung eines Implantats zu sehen, das in den Elastizitätsmodulen den Knochenstrukturen möglichst nahe kommen sollte. Auf der anderen Seite stehen dagegen die hohen Festigkeitsanforderungen, die an das Implantat zu stellen sind.

Überprüft man die Revisionsstatistiken nach endoprothetischer Versorgung der Hüftgelenke bei rheumatoider Arthritis, so fällt auf, daß in der überwiegenden Zahl der Fälle Pfannenlockerungen die Hauptursache von Fehlschlägen bei zementierter Endoprothetik waren (Gschwend 1984). Dies hat sicherlich primär seine Ursache in dem schlechten Knochenmaterial sowie in den pathologisch-anatomischen Veränderungen in Richtung auf die Protrusionskoxitis. Unsere ersten klinischen Erfahrungen mit der Pfannenversion der Lord-Endoprothese bei rheumatischer Koxitis haben uns schon frühzeitig erkennen lassen, daß sphärisch konzipierte Metallringe mit geringen Gewindetiefen nicht ausreichende Stabilisierungen und Stabilitäten im Bereich der schlechten Knochenmaterialien des rheumatisch veränderten Acetabulums erlangen können.

Deutlich bessere Festigkeiten ließen sich dann mit der zylindrisch konzipierten Pfannenversion aus Keramik, Typ Lindenhof, erzielen. Der Nachteil dieser Pfannenversion war die flache Einbettung des Hüftkopfes in die Pfanne. Vorteilhaft erwies sich dagegen die Möglichkeit der aktiven Pfannenbodenstabilisierung durch einen großen Hohlraum, durch den Wegfall der sphärischen Komponente im Bereich des Acetabulums. Bei starken Dysplasien mußte die Friedrichsfeld-Pfanne jedoch derart steil implantiert werden, daß eine vermehrte Luxationstendenz auftrat. Auf der anderen Seite war dieser Luxationstendenz nur mit einer Implantationstechnik der Pfanne zu begegnen, die auf eine Perforation der distalen knöchernen Zirkumferenz zum kleinen Becken hin abzielte. Im postoperativen Verlauf kam es hier auch regelmäßig zu guten knöchernen Abstützungen. Gradl u. Mohing (persönliche Mitteilung) wiesen jedoch darauf hin, daß es nach 4–5 Jahren zum Wandern und Abkippen der Keramikpfannen bei diesen Perforationen kommen kann. Ähnlich ist die Problematik auch bei den flachen Kunststoffpfannen nach Endler.

Dysplastische Verhältnisse in der Pfanneneingangsebene, Protrusionstendenzen sowie schlechte Knochenmaterialien waren und sind die limitierenden Faktoren für die Versorgung mit zementfreien Endoprothesen beim Rheumatiker.

Diesen 3 limitierenden Faktoren konnte mit den Pfannenendoprothesenmodellen für das Acetabulum nicht ausreichend Rechnung getragen werden. Der Entschluß zur Neukonzeption und Entwicklung einer Pfannenversion speziell für diese Krankheitsgruppe war daher aus den alltäglichen Schwierigkeiten der Versorgung geboren. 4 Hauptforderungen waren an das neue Modell zu stellen:

1. Eine einfache Implantationstechnik war erforderlich.
2. Die Möglichkeit zur primären aktiven Pfannenbodenstabilisierung sollte gegeben sein.
3. Ferner mußte die Korrektur der dysplastischen Pfanneneingangsebene erfolgen.
4. Es mußte eine hohe Primärfestigkeit zur frühzeitigen Mobilisierung der rheumatisch erkrankten Patienten gegeben sein.

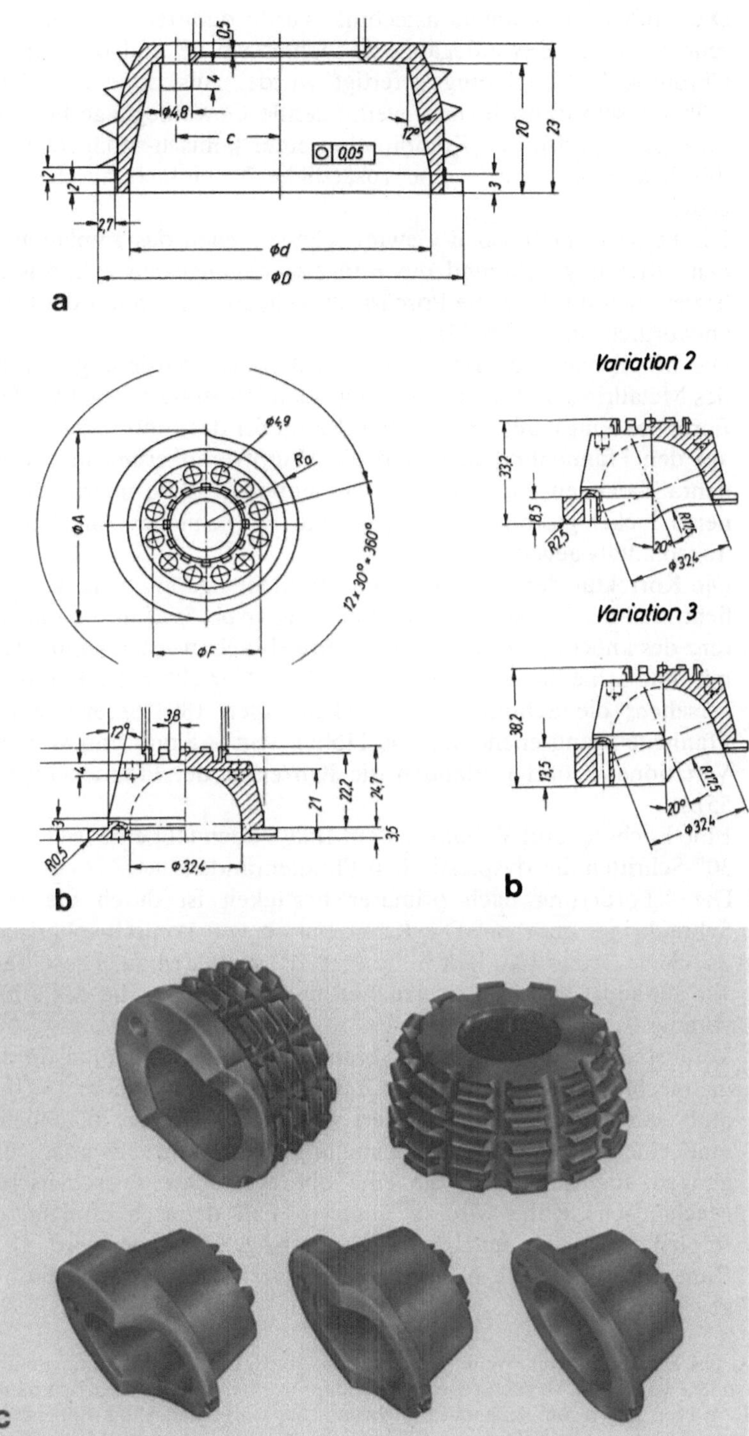

Abb. 55. **a** Metallträger für Acetabulumschraubpfanne Typ „V" (nach Thabe). **b** Kunststoffeinsatz für Metallträger für Acetabulumschraubpfanne Typ „V" (nach Thabe) in 3 Variationen. **c** Fotografien dieses Metallträgers und seiner Kunststoffeinsätze

1. Die einfache Implantationstechnik wurde dadurch erreicht, daß auf ein Vorschneiden der Gewindegänge verzichtet wurde und das Implantat aus einer Chrom-Kobalt-Legierung gefertigt wurde. Aus diesem Material ließen sich mühelos selbstschneidende, weittragende Gewindegänge herstellen. Durch die Formgebung, d.h. die Kombination einer konisch-sphärischen mit einer zylindrischen Form, wurde eine zusätzliche Vereinfachung der Implantattechnik erzielt.
   Die konisch-sphärischen Gewindegänge ziehen das Implantat in die vorgegebene Richtung, während die Endgewindegänge mit zylindrischer Grundform letztendlich für die hohe Primärfestigkeit, zusammen mit der Gewindetiefe, verantwortlich sind (Abb. 55 a).
2. Die Möglichkeit zur aktiven Pfannenbodenstabilisierung war durch die Wahl des Metallrings mit der zentralen großen Perforation gegeben. Die relativ flache Form des Rings läßt einen weiten Raum für das Einbringen der Spongiosachips auf den Pfannenboden. Durch die Hauptverankerung in den seitlichen Pfannenrandanteilen kann so der Pfannenboden ohne übermäßige Druckkomponente locker gestopft werden, so daß ein schnelles Angehen des Spongiosatransplantats gewährleistet ist.
3. Die Korrektur der dysplastischen Pfanneneingangsebene wird dadurch ermöglicht, daß der beschriebene Pfannenring (Abb. 55 a) in die maximale Zirkumferenz des knöchernen Acetabulums eingebracht werden kann. Das Inlay ist dann mit unterschiedlichen Schulterhöhen zur Korrektur der Pfanneneingangsebene versehen; die Schulterhöhen decken einen 180°-Bereich zur Korrektur der Pfanneneingangsebene ab. Die Höhen von +5 mm und von +10 mm in den Variationen 2 und 3 erlauben die Korrektur der Pfanneneingangsebene (Abb. 55 b).
   Eine Lochung und Verzapfung am Inlayboden läßt eine weitere Korrektur nach 30°-Schritten der dysplastischen Pfannenränder zu.
4. Die 4. Forderung nach primärer Festigkeit ist durch die Formgebung des Schraubrings gegeben. Die Kombination von konisch-sphärischem und zylindrischem Endaufbau läßt hohe Primärfestigkeiten zu. Diese Tatsache konnten wir anhand von Leichenversuchen nachvollziehen, die der klinischen Testung vorangingen.
   Voraussetzung für die direkte Verankerung eines Implantats in den Knochen ist die mechanische Ruhe an den Grenzflächen (Rhinelander 1977). Das Implantat muß daher primär gut verankert werden, und in der Nachbehandlungsphase muß eine ausreichende Ruhigstellung gewährleistet werden, um Mikrobewegungen auszuschließen, die eine bindegewebige Zwischenschicht ausbilden. Mechanische Ruhe wird in unserem Fall dadurch erreicht, daß ein steifes Implantat, ein Chrom-Kobalt-Schraubring, verwendet wird. Die ausreichende Ruhe wird durch die Nachbehandlungs- und Entlastungsphase von 3 Wochen gewährleistet.

Da uns keine konkreten Werte über die Primärfestigkeit der Pfannenimplantate zur Verfügung standen, wurde eine Versuchsserie an Leichenpräparaten durchgeführt (ich danke an dieser Stelle Herrn Prof. Lierse vom Anatomischen Institut der Universitätsklinik Eppendorf für die Überlassung der Präparate, sowie der Fa. Link für die Bereitstellung der Meßgeräte). In die Untersuchungsserie aufgenommen wurden vergleichsweise handelsübliche und gängige Implantate wie

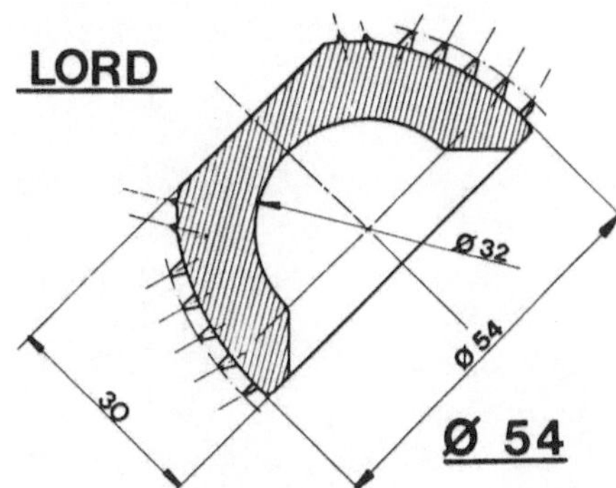

Abb. 56. Schraubpfanne nach Lord

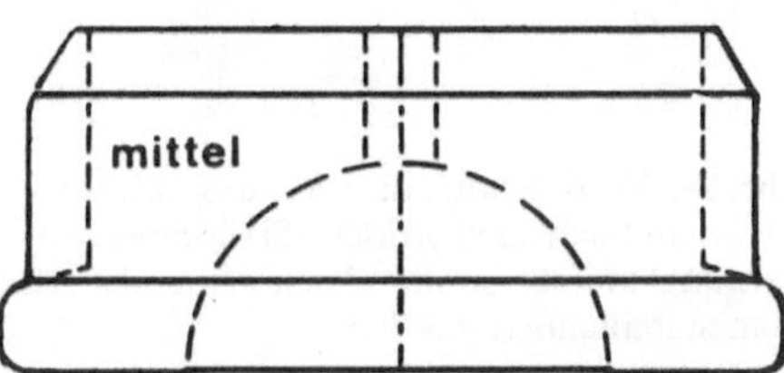

Abb. 57. Pfanne mit rein zylindrischem Profil: Keramikversion Typ Lindenhof

die Schraubpfanne nach Lord, die ein konisch-sphärisches Profil aufweist (Abb. 56), sowie die selbstschneidende Version der Typ-K-Schraubpfanne der Firma Link, die ein ähnliches Profil hat. Beide Pfannenversionen sind Metall-Polyäthylen-Paarungen und unterscheiden sich nur durch die Gewindetiefe. Gleiche Ergebnisse sind mit der Schraubpfanne nach Bruhns und Parhofer zu erwarten. Als Pfanne mit rein zylindrischem Profil stand uns die Keramikversion Typ Lindehof zur Verfügung (Abb. 57). Bei diesem Typ muß ein Gewinde vorgeschnitten werden, während die oben Genannten selbstschneidend implantiert werden konnten. Gegen diese Schraubpfannen wurde die eigene Entwicklung Typ V getestet, die ein sphärisch-konisches Grundmaß im Kopfanteil und im Randanteil ein zylindrisches Gewindeprofil über 2 Windungen hat. Letztendlich wurde eine Typ-K-Pfanne mit sphärischem Profil zementiert, um Vergleichswerte zu zementierten Pfannenversionen zu erhalten.

Die Implantation erfolgte an Alkohol-Formalin-fixierten Becken unter gleichen Bedingungen. Die insgesamt entnommenen Becken wurden so zugerichtet und unter vorgegebenen Pfanneneingangswinkeln in eine Vorrichtung eingespannt (Abb. 58), daß die Implantation der Pfannen unter standardisierten Bedingungen erfolgen konnte. Die Kraftmessung erfolgte über einen Wägezellen- und Kraftaufnehmer der Holtinger-Baldwin-Meßtechnik.

Die benötigte Kraft, um das Implantat aus dem Pfannenboden und Pfannenlager zu lösen, wurde als ein Maß für die Primärfestigkeit des Implantatsitzes gewertet. Unterschieden wurden eine Implantationstechnik in 15° Anteversion und eine mit maximalem Knochenkontakt des Implantats. Gegenüber der sphärisch-konischen Version Typ K waren in 15°-Anteversion bei der sphärisch-zylindrischen Version Typ V geringfügig höhere Kräfte, im Durchschnitt 180 kp gegenüber 150 kp notwendig, um die Pfanne aus dem Implantatlager zu lösen. Bei der Implantation mit maximalem Knochenkontakt stiegen die Werte bei der sphärisch-zylindrischen Pfanne auf durchschnittlich 550 kp an (Tabelle 19).

Diese Ergebnisse bestätigten unsere theoretischen Denkansätze, die wir bei der Implantation dahingehend umgesetzt haben, daß wir stets die Implantation im

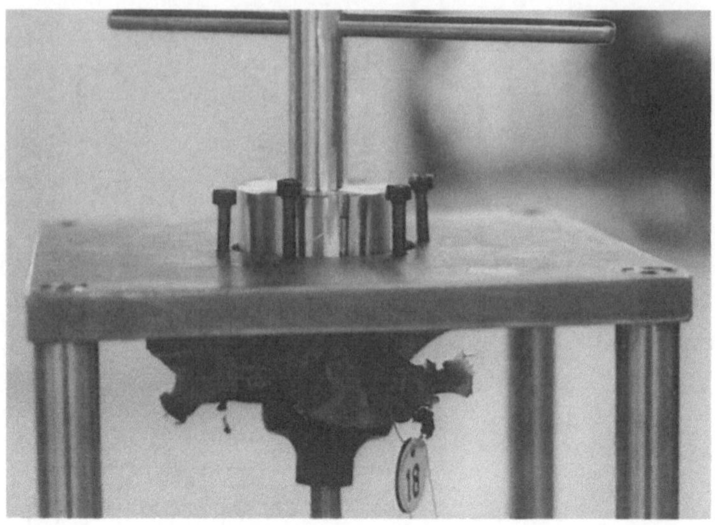

Abb. 58. Vorrichtung zur Fixierung des Beckenteils durch einen unteren Stempel, sowie durch 6 im Zentralloch angeordnete Stellschrauben zur Befestigung der Pfanneneingangsebene. Unter Führung konnte so in gleichbleibender Kraftentwicklung und ohne Richtungsänderung die Pfanne implantiert werden

Tabelle 19. Prothesentyp, Implantationstechnik und Belastbarkeit bei einer Versuchsserie an Leichenpräparaten (*max. K.K.* maximaler Knochenkontakt)

Lfd. Nr.	Prothesentyp		Implantationstechnik	Belastung [kp]
23 rechts	Typ V	60 mm Ø	15° Anteversion	150
23 links	Typ V	60 mm Ø	15° Anteversion	150
85/72	Typ K	60 mm Ø	15° Anteversion	150[a]
85/72	Typ V	60 mm Ø	15° Anteversion	220[a]
24/63/19	Typ V	52 mm Ø	15° Anteversion	175[a]
24/63/19/12/16	Typ V	52 mm Ø	max. K.K.	550[a]

[a] Mittlere oder durchschnittliche Belastung.

maximalen umgebenden Knochenkontakt für den Schraubring anstreben. Die Pfanneneingangsebene kann dann durch die zur Verfügung stehenden Inlays mit unterschiedlichen Schulterhöhen modifiziert werden.

Zum Schluß der Untersuchungsserie wurden dann die Typ-V-Pfannen gegen das System Lord, den Typ Lindenhof und eine zementierte Pfanne in gleicher Implantationstechnik getestet.

Gegenüber den nur gering einschneidenden Gewinden der Lord-Pfannen zeigte sich schon im Implantatlager (vgl. Abb. 59a, b) eine deutlich unterschiedliche Eingrabtiefe der Gewindegänge. Entsprechend waren auch die Kraftdifferenzen von 125:400 kp zugunsten der tiefer einschneidenden Typ-V-Pfanne nachweisbar. Vergleiche in Implantationstechniken bei der Keramikpfanne Typ Lindenhof und der Typ-V-Pfanne ergaben Unterschiede von 200:800 kp bei Implantationstechniken mit maximalem Knochenkontakt. Als letzter Vergleichswert wurde eine Typ-K-Pfanne mit sphärischer Formation und starken Gewindetiefen in maximalem Knochenkontakt einzemen-

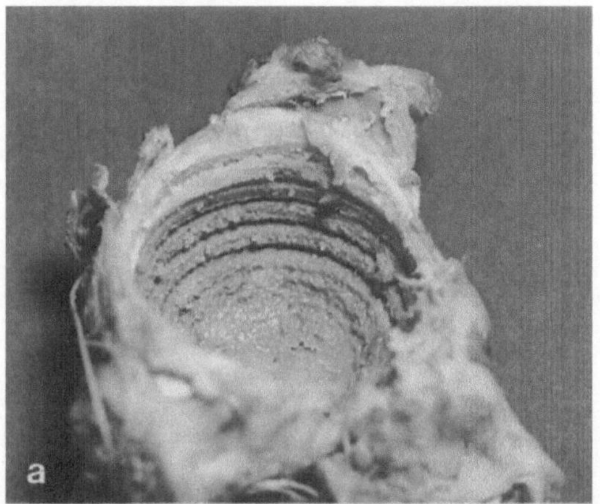

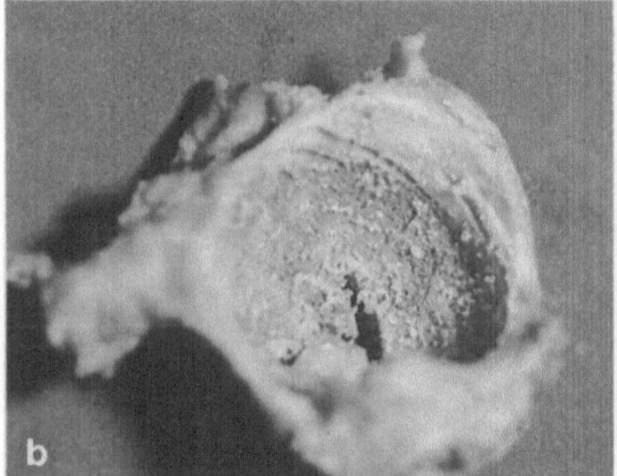

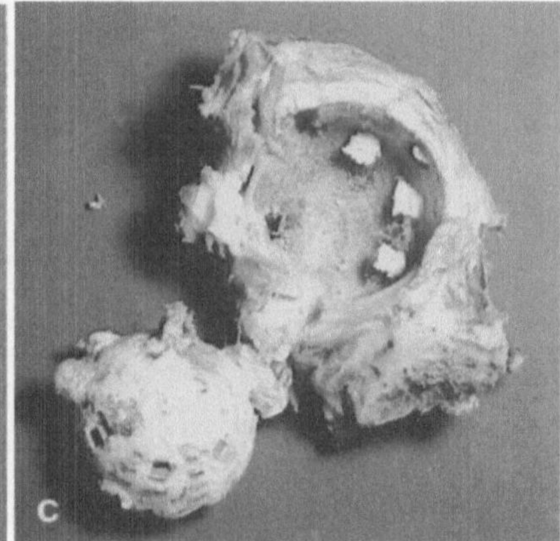

Abb. 59. **a** Darstellung der Gewindetiefen bei der Typ-V-Pfanne. **b** Gewindetiefen bei Implantation der Lord-Schraubpfanne. **c** Zustand nach Ausreißversuch einer zementierten Pfanne. Die Pfanne wurde mitsamt des Palacosmantels aus dem Implantatlager gelöst. Die abgerissenen Verankerungszapfen sind im Pfannengrund sichtbar

tiert. Nach einer Abhärtzeit von 25 min waren 200 kp notwendig, um die Pfanne aus dem Implantatlager zu lösen. Eine Implantation eines Schraubrings vom Typ V in den gleichen gegenseitigen Beckenring brachte eine Primärfestigkeit von 510 kp (Abb. 59c, Tabelle 20).

Diese Ergebnisse zeigten, daß mit Implantationstechniken im maximalen Knochenkontakt Primärfestigkeiten der Schraubversion Typ V erreicht werden, die den zementierten Implantaten sicherlich überlegen sind und auch eine Frühbelastung dieser Pfannenversion von der Belastbarkeit gesehen möglich machen würden. Um dem Grenzschichtproblem Implantat-Knochen Zeit zur Adaptation zu lassen, sind wir jedoch in der Frage der Frühbelastung noch zurückhaltend, um einen möglichst festen und dauerhaften Sitz des Implantats zu gewährleisten.

Die Typ-V-Pfanne steht uns seit 1983 in einer Serienproduktion zur Verfügung. Bis zum heutigen Tage wurden von mir in der oben angegebenen Operationstechnik mit maximalem Knochenkontakt insgesamt 477 Pfannen implantiert. Die

Tabelle 20. Testung von Typ-V-Pfannen gegen das System „Lord“, den Typ „Lindenhof“ und gegen eine zementierte Pfanne in gleicher Implantationstechnik (*max. K.K.* maximaler Knochenkontakt)

Lfd. Nr.	Prothesentyp		Implantationstechnik	Belastung [kp]
16	Lord	48 Ø	max. K.K.	125
16	Typ V	52 Ø	max. K.K.	400
18	Keramik/Lindenhof, mittel		max. K.K.	200
18	Typ V	56 Ø	max. K.K.	800
12	Typ K 25 min	zementiert, Aushärtzeit	max. K.K.	200
12	Typ V	52 Ø	max. K.K.	510

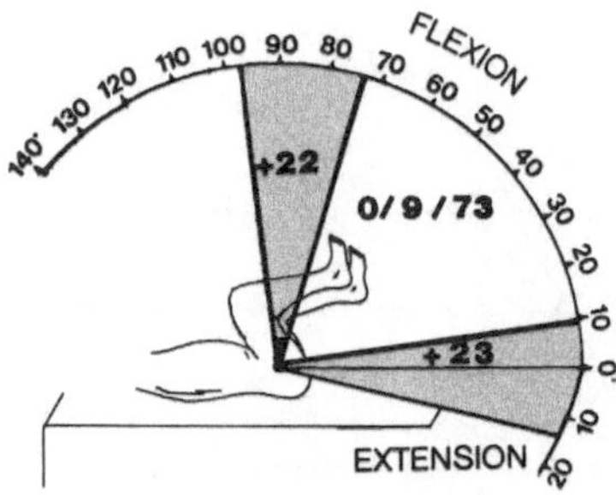

Abb. 60. Bewegungsergebnisse der teilzementierten Totalendoprothese (n = 246, Nachuntersuchungszeit 3,4 Jahre. 0/9/73: Bewegungsausmaß, gemessen nach der Neutral-Null-Methode nach Debrunner)

Implantation erfolgte stets in Kombination mit einer aktiven Pfannenbodenstabilisierung bei der Primärversorgung wie auch bei den Sekundärversorgungen nach Wechseloperationen.

Bis zum heuten Tage wurden bei Primäroperationen keinerlei Lockerungen gesehen; operationstechnische und Mobilisationsprobleme haben wir bisher bei Ergebnissen bis zu 4,9 Jahren nicht gesehen. Der Wert dieses Operationsverfahrens wird sich erst durch die Zeit und den Test der Zeit relativieren.

Die erreichten Bewegungsergebnisse sind mit denen der totalzementierten Prothesen vergleichbar (Abb. 60). Lediglich die endgradige Beugebeweglichkeit zeigt gegenüber den totalendoprothetischen Versorgungen ein Beugedefizit von 8°, die Streckung konnte um 2° verbessert werden. Dies ist sicherlich auf operationstechnische Gründe, auf der einen Seite durch weite Exposition und auf der anderen Seite durch Restriktionen in der postoperativen Nachbehandlungsphase mit Belastungsmöglichkeit erst 3 Wochen postoperativ, zu sehen. Hier haben wir uns sicherlich durch die spätere forcierte Belastungsmöglichkeit ein Beugedefizit von 8° zuzuschreiben.

Die zementfrei implantierten Pfannen wurden in der Regel kombiniert mit Tilastan-Keramik-Endoprothesen in konventionell zementierter Technik mit Refobacin-Palacos R. Auch die Schaftimplantationen waren bei allen Fällen problemlos, Lockerungszeichen und Infektionszeichen haben wir bis zum heutigen Tage nicht gesehen (Abb. 61).

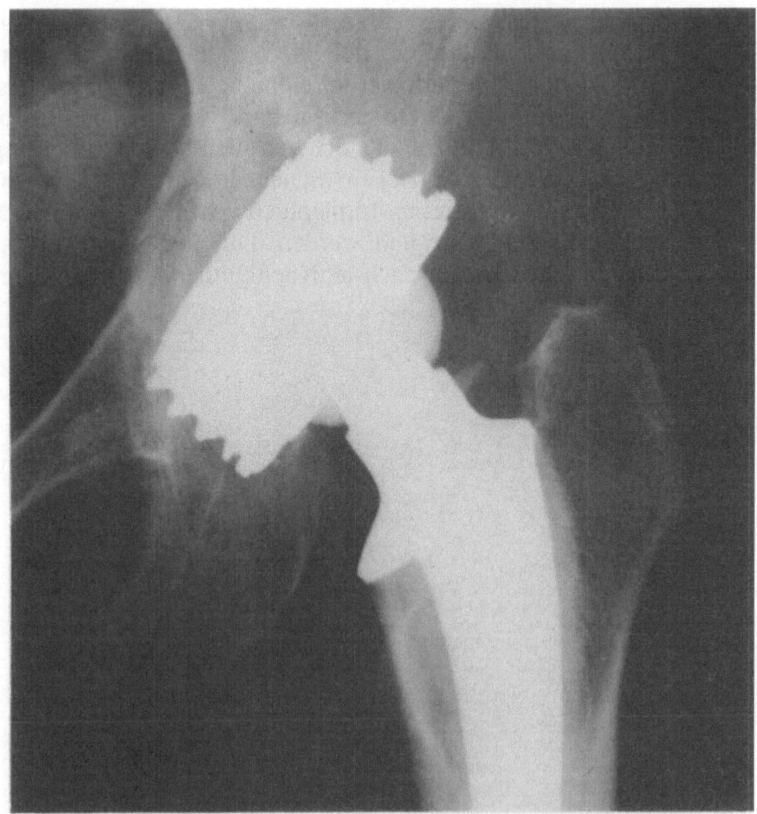

Abb. 61. Zementierter Schaft, Acetabulum mit Schraubpfanne Typ „V" versorgt

Medialisierung – Lateralisierung: Bei stark valgischen Prothesenformen für den Femurschaft besteht zwangsläufig die Gefahr einer Medialisierungstendenz des Originaldrehpunkts des Hüftgelenks. Um dieser Medialisierungstendenz zu begegnen, muß bei der Implantation dieses Endoprothesensystems streng darauf geachtet werden, daß durch die Implantationstechnik bei Verwendung des Schraubrings eine Lateralisierung des natürlichen Hüftgelenkdrehpunkts erreicht wird. Bei der Implantationstechnik ist deshalb möglichst ein knochennahes, dem knöchernen Pfannenrand angeglichenes Einbringen der Schraubpfanne anzustreben (Abb. 62a). Der Metallring sollte daher nicht unter die knöcherne Zirkumferenz des anatomisch vorgegebenen Acetabulums eintauchen. Dadurch wird der natürlich vorgegebene Drehpunkt des Acetabulums lateralisiert. Im Röntgenbild erscheinen diese Pfannen besonders steil gestellt, zeigen aber, wie uns die Leichenversuche gezeigt haben, ein hohes Maß an Stabilität. Die Pfanneneingangsebene wird dann mit den entsprechenden Inlays korrigiert.

Andererseits wird durch die hohe Resektion im Schenkelhalsbereich bei Verwendung stark valgischer Prothesenformen, wie der SP-Form mit kurzen Halslängen, zwangsläufig eine Medialisierungstendenz des Gelenkdrehpunkts erfolgen (Abb. 62b).

Im Idealfall hebt sich diese Medialisierung gegenüber der Lateralisierung der Acetabulumkomponente auf, so daß die natürlichen Drehpunktverhältnisse des Hüftgelenks wieder eingestellt werden können. Dies ist besonders wichtig für die Funktionsfähigkeit der Abduktoren. Bei stark varischen Verhältnissen im natürlichen Hüftgelenk mit extremen Knochengrößen stehen neuerdings auch Prothesenformen mit vermehrt varischem Schenkelhals mit einem CCD-Winkel von 134° zur Verfügung. Mit diesem Implantat können die extremen Medialisierungstendenzen ausreichend korrigiert werden. Durch die Lateralisierung mittels der Schraubpfanne ergeben sich nach aktiver Pfannenbodenstabilisierung knöcherne

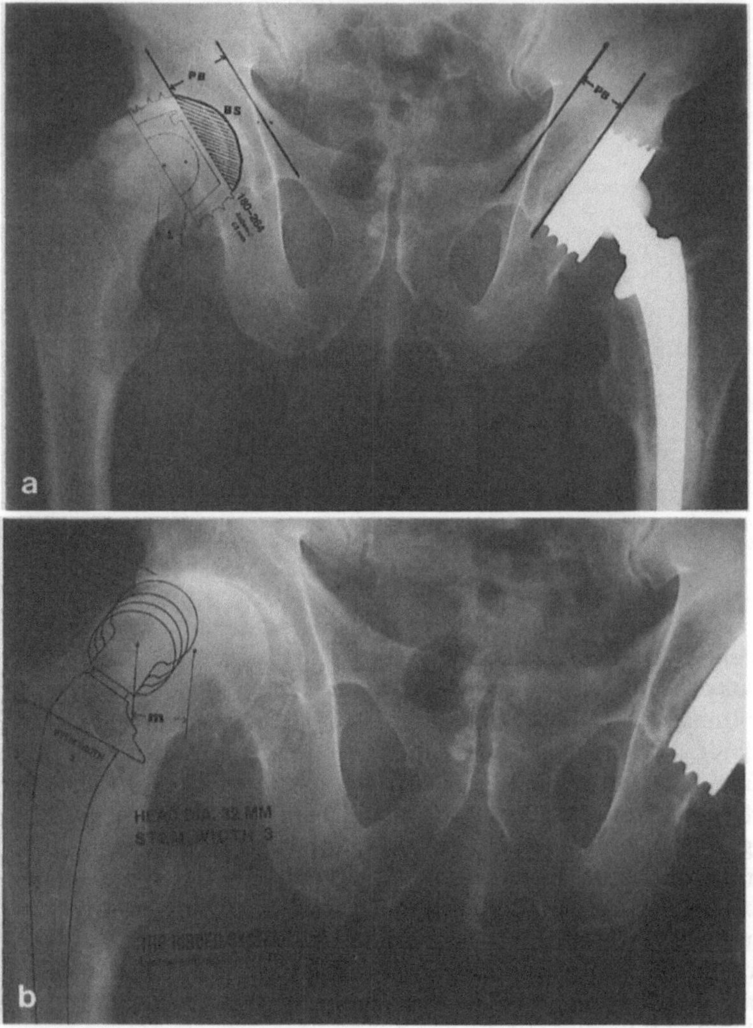

Abb. 62. **a** Schematische Darstellung der Pfannenposition rechts mit Lateralisation des Pfannendrehpunktes *(L)* und Anteil der Beckenbodenstabilisierung *(BS)*, wodurch ein starker Pfannenboden erreicht wird *(PB)*, am Beispiel einer stark medialisierten, varischen Koxarthrose. **b** Schematische Darstellung der Medialisierungstendenz *(m)* durch Versorgung mit einem valgischen Schaftimplantat

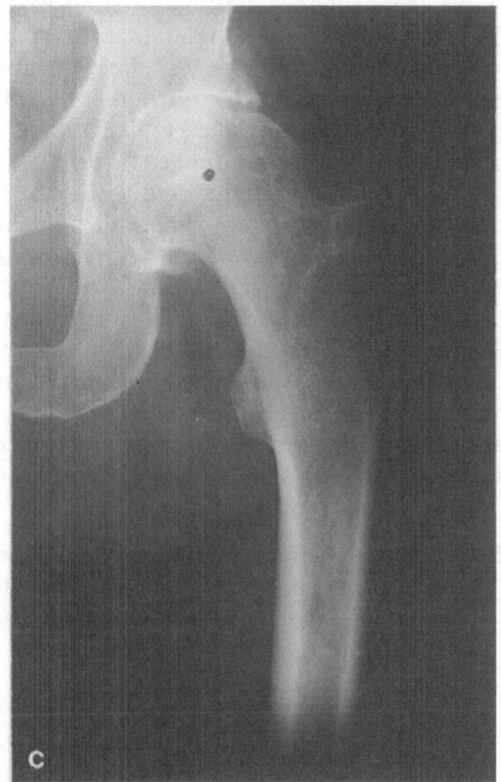

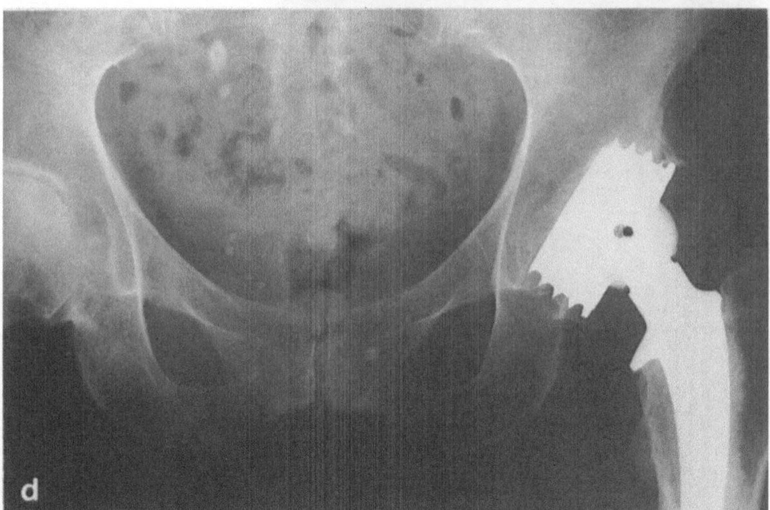

Abb. 62. c Pfannensituation mit Pfannendrehpunkt präoperativ. **d** Postoperativ wurde der natürliche Pfannendrehpunkt (● schwarz) ohne Medialisierungsverlust (✲ hell) wiederhergestellt

starke Pfannenböden und dadurch ausgezeichnete Bedingungen im Acetabulum für evtl. notwendige Sekundäreingriffe (Abb. 62c, d).

Während die Probleme für die zementfreie Pfannenimplantation annähernd gelöst erscheinen, zeigen doch die Ergebnisse nach Stielimplantaten mit z. T. hohen Lockerungsraten die Problematik der zementfreien Verankerung im Femurschaft auf. Unsere Erfahrungen beziehen sich nur auf die zementfreie Implantation des Lord-Systems, mit dem wir anfänglich gute Ergebnisse hatten. Nachteile dieses Prothesensystems waren die fehlende Rückzugsmöglichkeit nach Fehlschlag einer derartigen operativen Versorgung durch die extreme 90°-Schenkelhalsresektion sowie auch die massive Skelettierung bei der Implantation des runden Schaftes nach Vorfräsen in entsprechender Größe. Ein gerader, zylindrischer Körper wurde der anatomischen S-Form zwanghaft durch Aufbohren des Markraums angepaßt. Dies führte zu Überlegungen, eine zementfreie Endoprothese auch dem von uns verwendeten physiologischen Schaftprofil der SP-Prothese anzupassen. Bei der Konzeption unserer zementfreien Version waren die von Engelhardt (1983) aufgestellten Forderungen zur biologischen Implantatverankerung Voraussetzungen:

1. Der operativ gesetzte Defekt sollte so klein wie möglich gehalten werden, um Strukturunterbrechungen der Knochenarchitektur weitgehend zu vermeiden. Dies schien am günstigsten durch die Wahl der anatomischen Form entsprechend der Markraumhöhle gegeben zu sein, wobei darauf geachtet werden

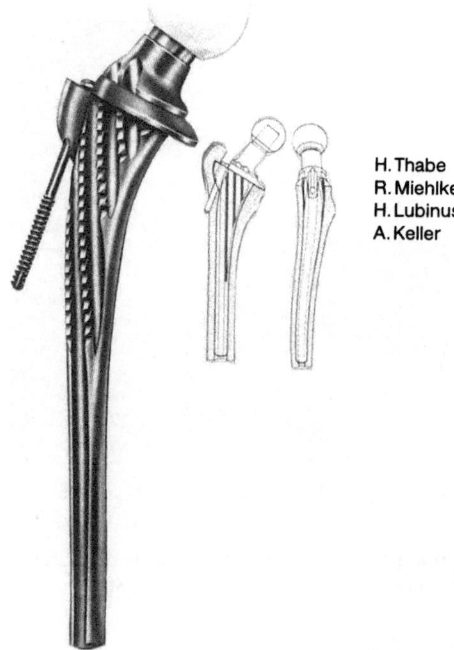

Abb. 63. Endoprothese „Rippensystem“

mußte, daß die Implantation mit möglichst sparsamer Knochenresektion auch aus dem Markraum erfolgt.

2. Die 2. Forderung, daß die Implantation optimal formschlüssig zu erfolgen haben sollte, damit das Reparationsvolumen klein bleibt, deckt sich mit der Formgebung der Prothese und der Implantationstechnik (Abb. 63).
3. Die 3. Forderung, daß das Implantat nicht nur 2 Ebenen, sondern auch der dreidimensionalen Abmessung anzupassen sei, damit unphysiologische Belastungen, beispielsweise Relativbewegungen, auch im Mikrobereich auf ein minimales Maß herabgesetzt werden können, schien ebenfalls durch die Formgebung und die Implantationstechnik weitgehend erfüllt. Zudem zeigt die Wahl des Materials, nämlich die Verwendung einer Titanlegierung, eine hohe Annäherung im Elastizitätsmodul an die vorhandenen knöchernen Strukturen (Abb. 64).
   Ferner ist durch die Wahl der Oberflächenstrukturierung und durch die Art der Bearbeitung der Prothese (durch das Einbringen tiefer Rippen in den proximalen Verankerungsteilen) ein weiterer Weg zu mehr Elastizität im Modell selbst beschritten worden.
4. Die angrenzenden Strukturen sollten durch operativ bedingte physikalische und chemische Einflüsse nicht geschädigt werden (Temperatur und Monomere). Diese Forderung wird durch die zementfreie Implantation an sich und durch die Wahl des inerten Materials Titan erfüllt.

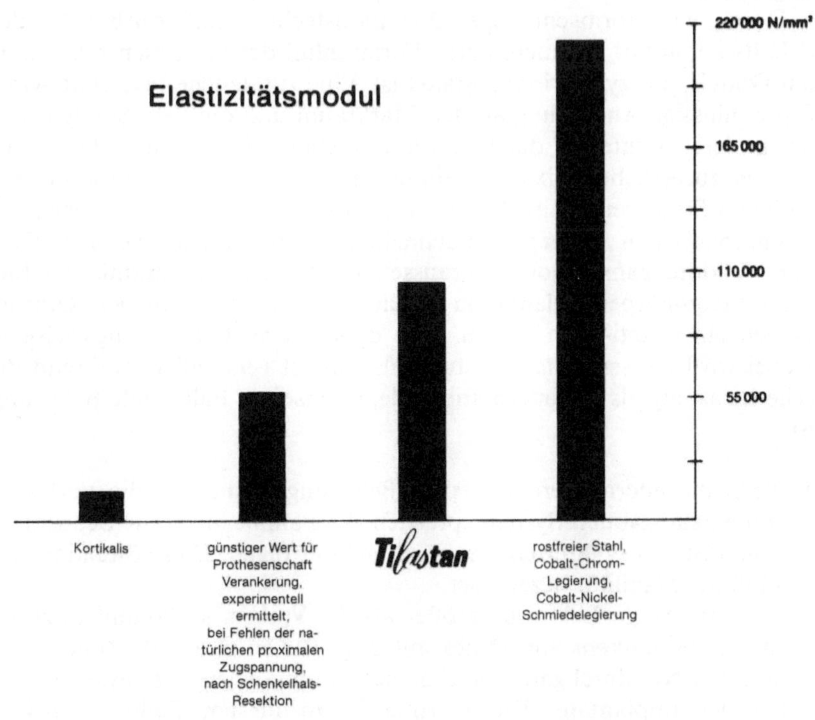

Abb. 64. Elastizitätsmodul der Kortikalis und verschiedener verwendeter Materialien

5. Die 5. Forderung, daß das Implantat postoperativ unter steigender Belastung zu bringen sei, weil einmal fehlende Reize die Ausbildung eines lastaufnehmenden Implantatbettes verhindern, zum anderen situationsgebundene Überlastungen auftreten können, ist eine Frage der postoperativen Nachbehandlung. Hier muß nach anfänglicher Ruhephase eine zunehmend steigende Belastung erfolgen, durch die auch ein optimaler Reiz auf die Ausbildung der knöchernen Strukturen gegeben erscheint. Eine volle Adaptation des Knochens an das Implantat im Sinne einer voll belastungsfähigen Abstützung wird erst nach einem Jahr erreicht werden (Huggler et al. 1974; Engelhardt 1983). Eine zunehmende Belastung erfolgt bei unseren zementfreien Prothesensystemen ab der 3. postoperativen Woche.

Bei der Konzeption des Prothesenmodells sind wir ferner davon ausgegangen, daß eine optimale Belastung der Knochenstrukturen entsprechend der trajektoriellen Ausrichtung in der Resektionsebene am Kragen erfolgen sollte.

Wir haben uns daher auf eine Resektionsebene von 60° festgelegt, die eine möglichst senkrechte Belastung der Trabekelstrukturen im Resektionsgebiet erbringen sollte. Die Resektion im Schenkelhalsbereich wird so hoch wie möglich angestrebt. Tiefe Resektionen bis auf den Trochanter minor herunter verschlechtern bei Resorptionen im Kalkarbereich die Ausgangsposition für Sekundäreingriffe. Zudem wird die Möglichkeit für das Anbringen einer Trochanterzuggurtung, wie sie bei diesem Prothesenmodell möglich ist, bei weit distaler Resektion immer ungünstiger.

Durch eine formschlüssige Operationstechnik mit Aufbohren des distalen Schafts kommt es zu einem guten Formschluß der Prothesenspitze und des distalen Drittels, das zylindrisch gestaltet ist. Eine zusätzliche Fixierung wird durch die formschlüssige Anpassung an den Markraum und die tiefe Spongiosaverzahnung im mittleren Drittel, in der Regio intertrochanterica, erreicht. Die Kragenauflage mit der zusätzlichen Fixierung durch die Zuggurtung gewährleistet eine relative Ruhe im Prothesenaufsitz. Bei der Entwicklung des Implantats haben wir uns am biomechanischen Konzept von Schneider (1982) und Perren et al. (1972) orientiert, der Nulldurchgangstheorie. Voraussetzung für das Verständnis der Biomechanik einer Fremdkörperimplantation ist die Einsicht, daß sich der Knochen bewegt. Neben einer statischen ist v.a. eine dynamische Betrachtungsweise notwendig. Dabei wird die statische Belastung als Vorlast verstanden, während die dynamische Belastung als die intermittierende, in unserem Fall axiale Belastung zu sehen ist.

1. Bleibt die intermittierende axiale Belastung kleiner als die Vorlast, kann man von einem stabilen System sprechen. Es kommt nicht zur Beanspruchungsumkehr, d.h. ein Nulldurchgang wird nicht erfolgen. Diese Situation wird als Idealfall der Stabilität bezeichnet.
2. Wird die axiale Belastung größer als die Vorlast, so kommt es zu einer Beanspruchungsumkehr von Druck auf Zug. Perren et al. (1972) nennt diese Situation den Nulldurchgang. Mechanisch kommt es zu Osteolysen und Instabilitäten der Implantate. Die Unruhe ist in diesem Falle zu groß, um vom Knochenanbau kompensiert zu werden. Schneider (1982) bezeichnet diesen

Zustand als den dekompensierten Nulldurchgang. Er unterscheidet hier eine stationäre und eine progressive Form. Bei erhaltenen Knochenankern und feinen Bindegewebsschichten spricht er von einer stationären Form, während die progressive Form durch dicke Schichten von Bindegewebe und Granulationsgewebe mit Osteolysen gekennzeichnet ist.

3. Bei der 3. Situation finden wir Relativbewegungen der Belastungsdeformationen des Knochens oder des Implantats. „Der geringfügig angerichtete Schaden wird durch den Knochenanbau kompensiert. Es bestehen direkte Knochenkontakte zum Implantat. Schneider (1982) bezeichnet diesen Zustand der Stabilität als kompensierten Nulldurchgang. Genügende Vorlast, also genügender Druck und Vorspannung, verhindert den Nulldurchgang und damit auch die Knochenresorption."

Bei zementfrei eingebrachten Implantaten müssen wir immer mit Relativbewegungen des steiferen Implantats gegenüber dem elastischeren Knochen rechnen. Die Relativbewegungen sind um so größer, je größer die elastische Deformierung ist, je länger das Implantat ist und je weiter die Achse des Implantats von derjenigen des Knochens entfernt ist. Formschlüssige Implantationen führen daher zu einer Reduzierung der elastischen Deformation. Kürzere Implantate wirken sich günstiger auf die Relativbewegungen aus (vgl. die Ergebnisse auf S. 139). Diese Relativbewegungen haben nach Schneider zwangsläufig den Charakter eines Nulldurchganges.

Um Aufschlüsse über die Spannungsverhältnisse nach Implantationen zementfreier Endoprothesen am oberen Femuranteil zu erhalten, habe ich nach Fertigstellung des Implantats Probeimplantationen an frischen Leichenknochen vorgenommen.[1]

Das entwickelte Rippenprothesensystem wurde gegen die gängigen, führenden Prothesenmodelle getestet:

1. Modell PM (Parhofer),
2. Modell Mittelmeier,
3. Modell Zweymüller,
4. Modell Lord.

Die 20 entnommenen ganzen Oberschenkel waren nicht älter als 24 h und wurden bis zur Bearbeitung tiefgefroren und bei Raumtemperatur geprüft. Es erfolgte eine sorgsame Aufarbeitung der Oberschenkel mit Anbringen von Dehnungsmeßstreifen im Bereich der Schenkelhalsresektion, auf Quer- und Längsdehnung ausgelegt, sowie in Schaftmitte und im Übergang zum distalen Drittel, ebenfalls auf Längsdehnung lateral und medial.

Für diesen Versuchsaufbau wurden zunächst die ganzen Schäfte im Metallzylinder mit Palacos eingebettet. Die Einbettung erfolgte über die distalen 10 cm am Kniegelenk (Abb. 65 a). Um Ausgangswerte für den Originalknochen zu bekommen, wurde der Knochen einer statischen Belastung von 3 kN (Kilonewton) sowie einer dynamischen Belastung von 2 kN ± 1 kN in 1000 Lastwechseln (LW) unterzogen (Abb. 65 b). Nach Implantation der verschiedenen Prothesenmodelle wurde die Prüfung in statischer wie in dynamischer Form wiederholt. Durch die Implantation in den vorher überprüften Originalknochen war uns eine Zuordnung der Werte zum natürlichen Spannungsverhältnis des Knochens möglich (Abb. 65 c; Tabelle 21).

Die einzelnen Spannungsdaten in Längs- und Querdehnung können für die verschiedenen Prothesenmodelle den nachfolgenden Grafiken entnommen werden (Abb. 66–70).

---

1 Mein Dank gilt der Fa. Aesculap, Tuttlingen, für die Unterstützung bei der Ausführung der technischen Prüfung.

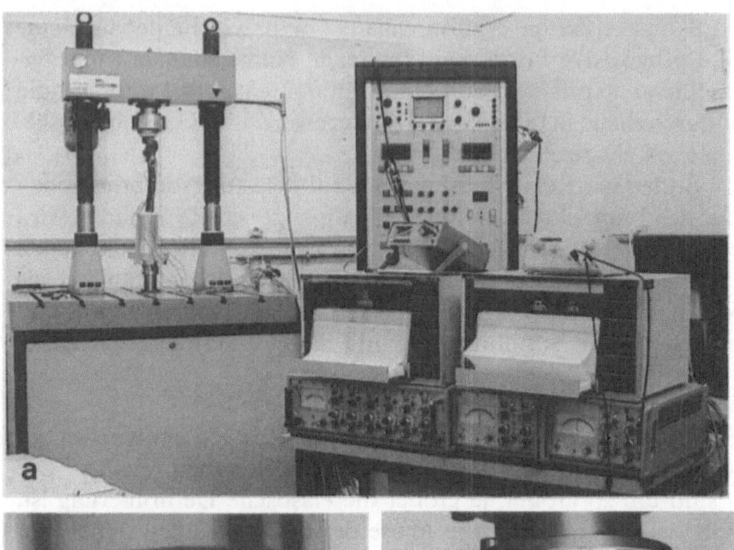

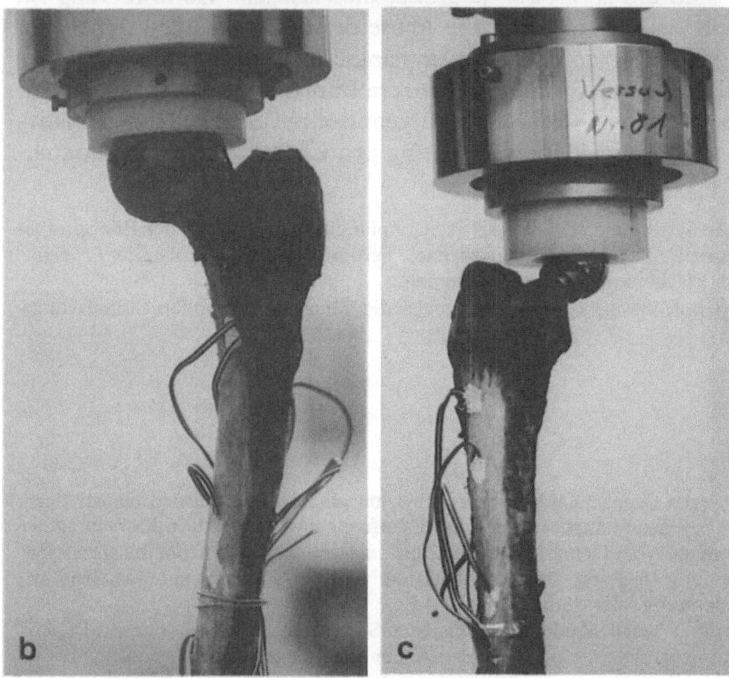

Abb. 65. **a** Meßplatz mit 6-Kanal-Schreiber und Vorrichtung für die Druckbelastung des Oberschenkels in statischer und dynamischer Form. **b** Oberschenkel ohne Prothese unter Wechsellast. **c** Oberschenkel nach Implantation einer Parhofer-Prothese unter Wechsellast

Setzt man die Änderungen der Längsspannung vor und nach Prothesenimplantation und deren Änderungen unter Lastwechsel in Beziehung, so sieht man, daß z. B. bei der langschaftigen und zylindrisch geformten Lord-Prothese der Elastizitätsverlust, d. h. der Längsspannungsverlust, am größten ist. Die Form des Implantats und die Implantationstechnik mit zentralem Ausfüllen des Markkanals durch

Tabelle 21. Testung des Rippenprothesenmodells gegen 4 gängige Prothesenmodelle bezüglich Anteil (in %) der Elastizität des Femurschaftes nach Implantation der zementfreien Hüftsysteme, Originalfemur = 100%

	MS2[a] [%]		MS6[a] [%]		MS3[a] [%]		MS4[a] [%]		MS7[a] [%]		ΣMS2-MS7 [%]	
	s	d	s	d	s	d	s	d	s	d	s	d
PM	31	37	78	37	38	61	0	40	33	83	36	51,6
Lord	3	6	6	11	9	17	15	22	27	18	12	14,8
Mod. Mittelmeier	48	75	50	78	61	81	55	87	67	75	56,2	79,2
Mod. Zweymüller	39	53	51	42	47	61	85	60	11	33	46,6	49,8
Rippenschaft	56	63	93	58	69	79	97	95	93	87	81,6	76,4
+ Zuggurtung		100		96		123		157		153		125,8

[a] Position der Meßstelle (vgl. Abb. 66–70).

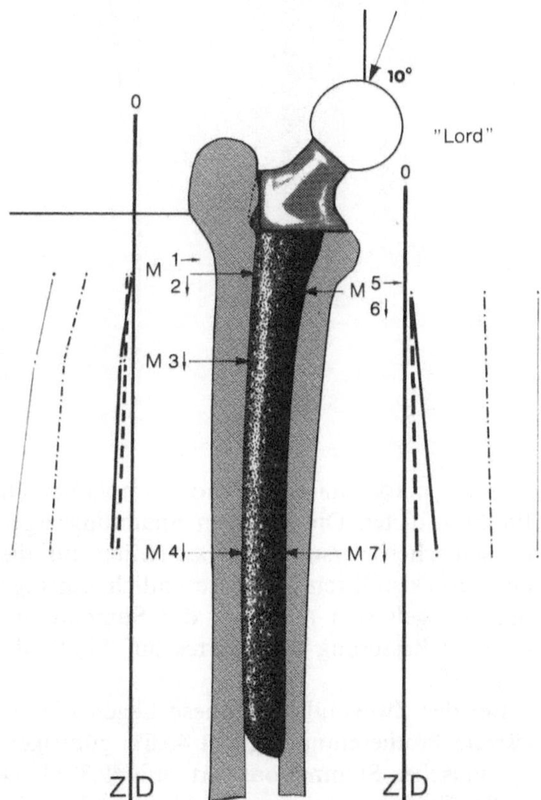

Abb. 66. Spannungsdaten für Längs- und Querdehnung beim Prothesenmodell „Lord". *M1–M7* Meßstellen, an denen die Dehnungsmeßstreifen angebracht wurden. *M1* und *M5* Querdehnung. *M2–M4, M6* und *M7* Längsdehnung

ein Vollimplantat lassen die Spannungsverhältnisse im statischen Versuch auf 12% der ursprünglichen Originalknochenlängsspannung absinken. Unter Lastwechseln sehen wir in der Summation der Spannungsmessung auch ein Absinken auf 14,8% der ursprünglichen Knochenspannung.

Etwas günstigere Verhältnisse sehen wir bei der Parhofer-Prothese, die eben-

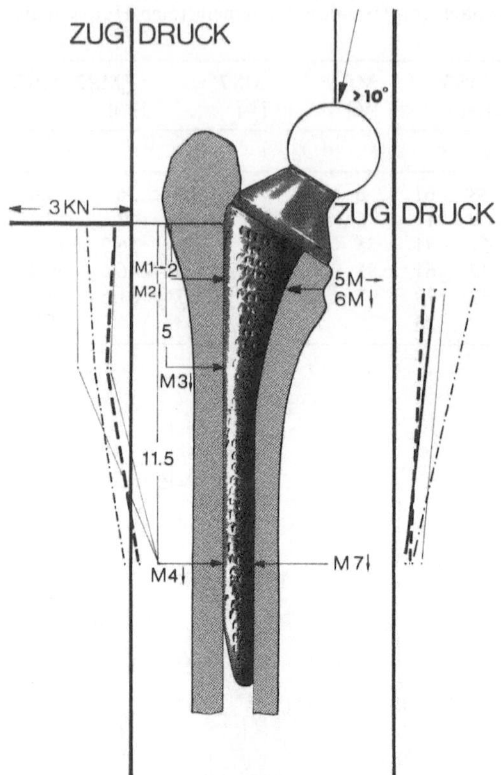

Abb. 67. Spannungsdaten für Längs- und Querdehnung beim Parhofer-Prothesenmodell („PM"). Erklärung der Meßstellen *M1-M7* wie in Abb. 66

falls als markkanalausfüllendes Implantat ähnliche Verhältnisse wie die Lord-Prothese bietet. Die besseren Spannungsergebnisse von 36% in der Summation im statischen Versuch sind sicherlich auf die Wahl des Implantatmaterials Titan zurückzuführen. Das wesentlich günstigere Elastizitätsmodul dieses Materials spiegelt sich auch bei der Summationsprüfung im dynamischen Versuch in einer Besserung des Wertes auf 51,6% der Originalknochenspannung wider (Abb. 67).

Bei der Zweymüller-Prothese liegen die statischen Werte, bedingt durch das kürzere Prothesenmodell, mit 46,6% günstiger als bei der Parhofer-Prothese. Die dynamischen Summationswerte mit 49,8% liegen im gleichen Rahmen. Die Zweymüller-Prothese wurde noch mit einer Kragenversion implantiert, so daß gleiche Ausgangsbedingungen für alle Modelle vorhanden waren (Abb. 68).

Bei der Mittelmeier-Prothese liegen die statischen Summationswerte bei 56,2%. Hier wirkt sich das Kurzschaftdesign aus, das auch gute dynamische Spannungswerte von 79,2% in der Summation aufweist (Abb. 69).

Gleich gute Ergebnisse konnten mit der Eigenkonstruktion des Rippenmodells erzielt werden. In der statischen Summationswertung liegen diese bei 81,6% des Originalknochens. Die dynamische Prüfung zeigte mit 76,4% ebenfalls einen sehr

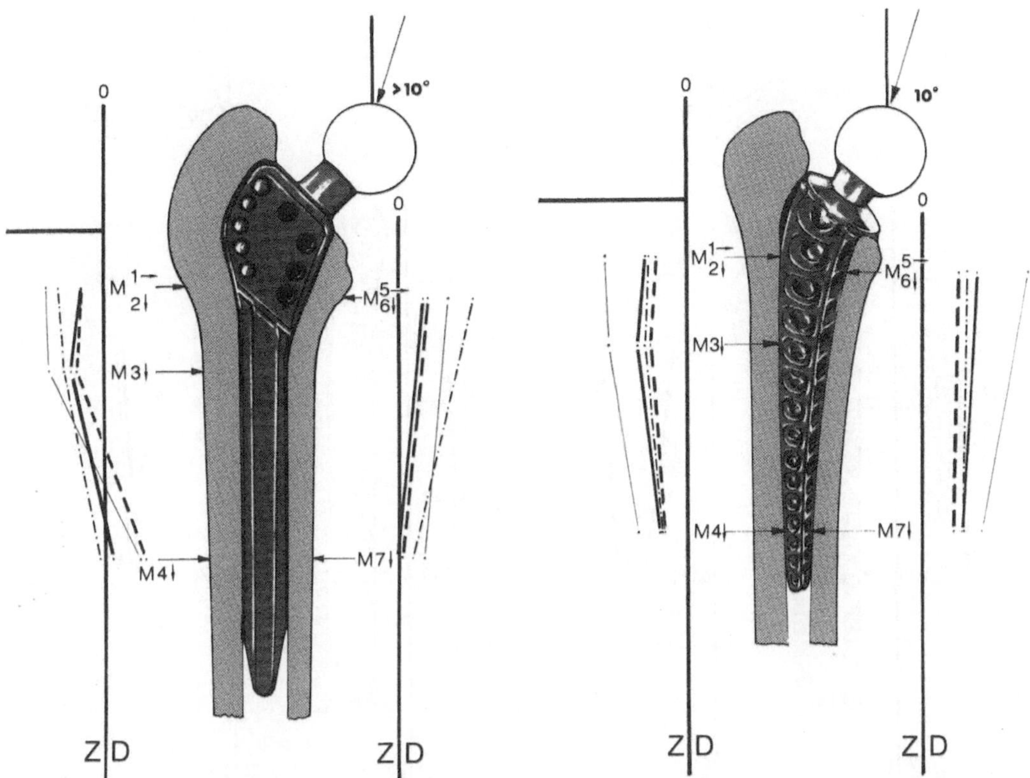

Abb. 68. (links) Spannungsdaten für Längs- und Querdehnung beim Zweymüller-Prothesenmodell („ZM"). Erklärung der Meßstellen *M1-M7* wie in Abb. 66

Abb. 69. (rechts) Spannungsdaten für Längs- und Querdehnung beim Mittelmeier-Prothesenmodell („MM"). Erklärung der Meßstellen *M1-M7* wie in Abb. 66

guten Wert. Die Hauptabweichung in der Spannungsprüfung lag hier vorwiegend am Kalkaraufsitz. Die Längsdehnung in Schaftmitte und am Stielende war dem des Originalknochens vergleichbar (Abb. 70a; vgl. Tabelle 21).

Bei der Entwicklung des Rippenprothesenmodells wurde zudem Wert darauf gelegt, daß eine zusätzliche Verankerung und Vorspannungsmöglichkeit im Trochanterbereich durch eine Zuggurtungsschraube erzielt werden konnte. Bei der Überprüfung der dynamischen Verhältnisse sahen wir hier die Theorie durch den Versuchsaufbau und die Versuchsdurchführung bestätigt. Durch die Vorspannung der lateralen Aufsitzanteile durch die Zuggurtung wurde auf der Medialseite im Meßpunkt 6 eine nahezu komplette Adaptation an die Verhältnisse im Originalknochen erreicht. Die in der Summation dargestellte Vermehrung auf 125,8% ist Ausdruck der erreichten Vorspannung, die dem Nulldurchgang entgegenwirken soll oder den Nulldurchgang in eine Form des kompensierten Nulldurchgangs zur Erreichung einer optimalen Stabilität überführen soll (Abb. 70b).

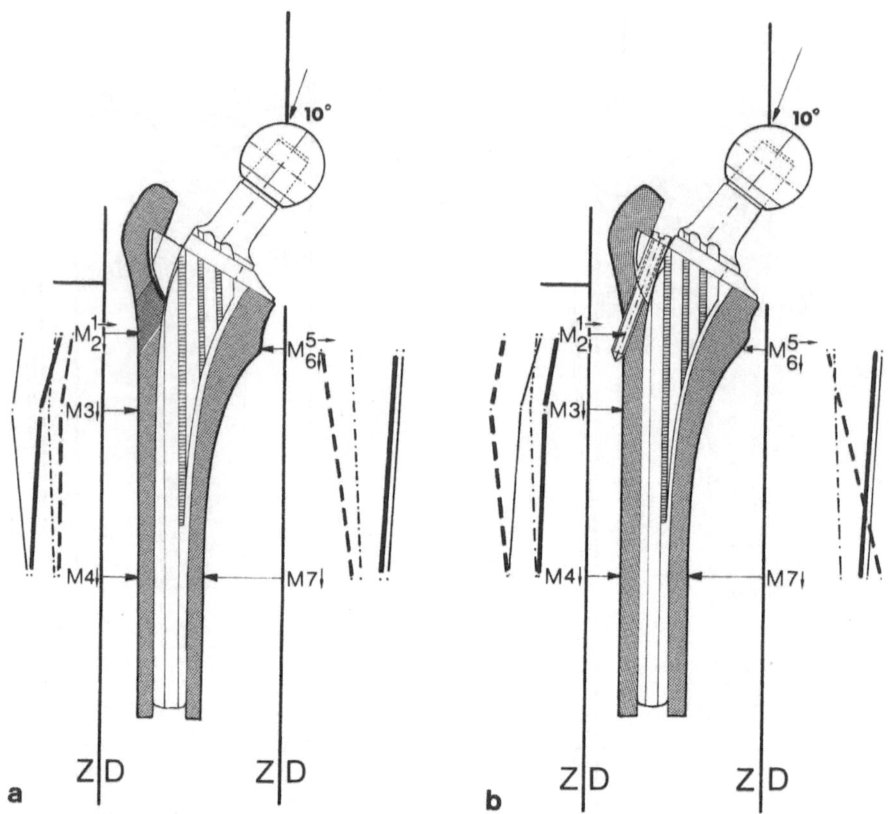

Abb. 70 a, b. Spannungsdaten für Längs- und Querdehnung beim Rippenprothesenmodell („RS"). **a** Ohne, **b** mit Vorspannung durch Schraubenzuggurtung im Trochanter. Erklärung der Meßstellen *M1–M7* wie in Abb. 66

Bei der Überprüfung der Querspannungen am Trochanteraufsitz konnten bei der Mittelmeier-Prothese und dem Rippensystem eine gleichmäßige Spannung lateral- und medialseitig erzielt werden. Diese Spannung ist sicherlich Ausdruck der korrekten Lastaufbringung in 10°. Bei der Zweymüller- und PM-Prothese hat sich dieser Wert wegen des etwas vergrößerten Belastungswinkels in den Druckbereich verschoben. Nach Implantation, sowohl bei den Mittelmeier-Prothesen als auch bei den Rippen-Prothesen, war im statischen Versuch eine der Originalsituation angepaßte verminderte Querdehnung nachzuweisen. Lediglich bei der Lord-Prothese kommt es zur Umkehr der Druckverhältnisse von Zug in Druck am medialen Abstützpunkt am Kalkar, sowohl im statischen als auch im dynamischen Versuch, was einem dekompensierten Nulldurchgang gleichzusetzen wäre. Alle anderen Prothesenmodelle verhalten sich bei den Belastungsprüfungen harmonisch in der Abstufung vom Originalknochen zum Implantat. Die zusätzliche Zuggurtung bei der Rippenprothese bringt einen vermehrten Zug auf die mediale Abstützung am Kalkar, es wird so eine Vorspannung erreicht (Abb. 71).

Statisch-dynamische Prüfungen nach Implantation haben zeigen können, daß

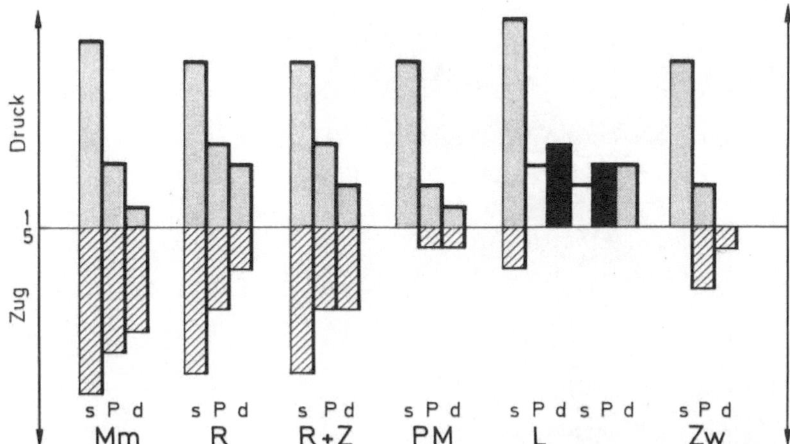

Abb. 71. Querdehnung (Meßstellen M1 und M5) bei verschiedenen Prothesenmodellen (*Mm* Mittelmeier-Prothese, *R* Rippenprothese, *R + Z* Rippenprothese + Zuggurtung, *PM* Parhofer-Prothese, *L* Lord-Prothese, *Zw* Zweymüller-Prothese). *s* Originalknochen, *P* Prothese, *d* dynamische Prüfung + Prothese

das entwickelte Rippensystem nach Implantation den Anforderungen an die Elastizität in Längs- und Querspannung den Originalverhältnissen am Knochen in hohem Maße entspricht.

Die Wahl des Implantatwerkstoffs Titan trägt ebenso dazu bei wie die Möglichkeit der Vorspannung über die Trochanterzuggurtung, die den Nulldurchgang minimieren und die größtmögliche Stabilität gewährleisten soll. Durch die Form der Oberflächenbearbeitung ist zudem ein gutes Einwachsen in die vorhandenen Spongiosastrukturen gewährleistet.

Die tiefen Rippenbildungen bei der Rippenprothese führen zu einer Verzahnung und Verkeilung der spongiösen Anteile in den Rippen. Dies hat zu Konsequenzen in der Implantationstechnik geführt. Bei der Wahl der Femurraspeln wird lediglich das Kernmaß der Prothese berücksichtigt. Anschließend erfolgt das Eintreiben der Prothese und dadurch eine Verzahnung der Spongiosaanteile in den tiefen Rippenstrukturen. Eine primäre Kompression und Verfestigung der Spongiosa im mittleren Drittel der Prothese wird so erreicht (Abb. 72).

Ausreißversuche zeigten, daß im Prinzip bei optimaler Implantationstechnik hohe Primärfestigkeiten erreicht werden, die sicherlich eine Frühbelastung möglich machen würden. Bei den zementfrei implantierten Prothesen bleibt jedoch immer die Forderung nach der Ruhe im Implantatlager, die für eine gewisse Zeit gewährleistet werden sollte. Lange Entlastungszeiten über 6 Wochen hinaus erscheinen uns aus den Untersuchungen heraus nicht unbedingt weiter gerechtfertigt. Wie die ersten Erfahrungen mit der Rippenprothese bei Implantationen gezeigt haben, kommt es zu einer ausgesprochenen Ruhe im Implantatlager schon nach Entlastungszeiten von 6 Wochen.

Die ersten klinischen Ergebnisse sind durchaus ermutigend.

Das Rippenschaftsystem wurde seit 1983 bisher 116mal implantiert. Davon entfielen 76 Versorgungen auf Patienten mit chronischer Polyarthritis. Die Bewe-

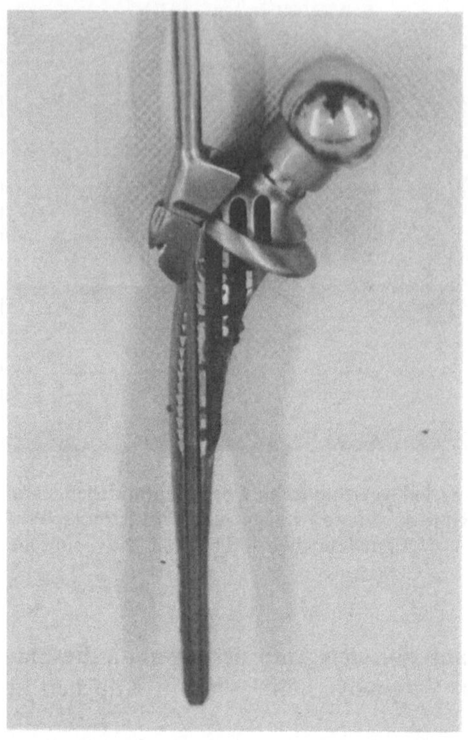

Abb. 72. Extrahierte Rippenprothese. Verzahnung der Spongiosateile in den tiefen Rippen

gungsergebnisse sind denen der zementfreien endoprothetischen Versorgung und der teilzementierten endoprothetischen Versorgung durchaus vergleichbar. Bewegungsdifferenzen wurden nicht gesehen. Bisher mußte 2mal bei Fällen von technischen Fehlern reoperiert werden. (Im 1. Fall wurde ein zu kleiner Schaft implantiert, in einem 2. Fall kam es zu einer Fehlimplantation durch Aufsitz der Verankerungsrippen auf den kortikalen Anteil in Höhe des Trochanter minor und daher zwangsläufig später zu Schwingungsbewegungen um den Aufsitz.) In beiden Fällen mußte die Prothese wegen persistierender Oberschenkelschmerzen explantiert werden. Die zudem bestehenden schlechten knöchernen Verhältnisse haben eine Reimplantation eines zementfreien Implantats in beiden Fällen nicht zugelassen. Nach Implantation einer zementierten Titanversion konnte bei beiden Patienten Schmerzfreiheit erzielt werden. Die knöchernen Verhältnisse bei Patienten mit chronischer Polyarthritis sind u. E. keine Kontraindikation für eine zementfreie Versorgung. In der Regel bilden sich unter Belastung rasch die knöchernen Strukturen wieder zurück, so daß eine kräftige Knochenstruktur schon ein halbes Jahr nach Implantation von zementfreien Implantaten im Röntgenbild sichtbar wird. Erfahrungsgemäß ist dabei die Schmerzbefreiung des Gelenks sowie die vermehrte Wiederbelastung der ausgetauschten Gelenke ausschlaggebend für einen erhöhten Knochenreiz und daher einen Regenerationsreiz im Bereich des belasteten Knochens. Von daher gesehen bildet die chronische Polyarthritis keine Kontraindikation an sich für ein zementfreies Implantat. Voraussetzung bleibt jedoch, daß der Knochen regenerationsfähig erscheint. Versorgungen bei senilen chronischen Polyarthritiden mit zementfreien Implantaten werden von uns auch nicht durchgeführt.

Ist wegen starker dysplastischer Verhältnisse oder Retroposition der natürlichen Acetabulumzirkumferenz eine volle Verankerung des Schraubgewindes im natürlichen Knochen nicht möglich, so bestehen bei festsitzenden ersten Windungen des Implantats durchaus Möglichkeiten, den Pfannenrand mit einer Spongiosaplastik wieder aufzubauen. Hierbei verwenden wir ein Vicrylnetz, das auf der einen Seite zwischen Metallring und Inlay verklemmt werden kann.

Die freiliegenden Windungen des Metallrings werden mit Spongiosa bedeckt und ausreichend aufgefüllt, das Netz über die angelegte Spongiosa gespannt und mit dem bindegewebigen Rand des Acetabulums bündig vernäht. Auf diese Art und Weise ist es möglich, die angelagerte Spongiosa in ihrer Position zu halten, so daß ein sicheres Anwachsen des Spongiosaimplantats als Ersatz für den knöchernen Pfannenrand gewährleistet wird (Abb. 73).

5.5 Andere Eingriffe

5.5.1 Remobilisierung

Ergotherapeutische Gesichtspunkte lassen eine Knie- und Hüftgelenkbeweglichkeit von insgesamt 190° für die Alltagsbewegungen sinnvoll und notwendig erscheinen. So ist zum Beispiel für das Aufstehen vom Stuhl, das Treppensteigen und das Erheben aus dem Bett eine Mindestbeweglichkeit in diesem Rahmen von beiden Gelenken erforderlich. Da bei der chronischen Polyarthritis meist ein multilokulärer Befall vorliegt, wirken sich Funktionseinschränkungen des Kniegelenks rückwirkend verschlechternd für die Bewegungsfunktionen des Hüftgelenks aus. Mit einem mobilen Hüftgelenk lassen sich jedoch viele Bewegungsmechanismen kompensieren. Diese Tatsache war Grundlage für die Idee, in Fehlstellung versteifte Hüftgelenke, hier vornehmlich in Adduktions- und Beugekontrakturstellung, bei starken Destruktionen des Kniegelenks im Vorfeld zu remobilisieren. Anfänglich konnten wir 2 Fehlstellungen im Hüftgelenk bei juveniler chronischer Polyarthritis mit einer Cuparthroplastik remobilisieren (Abb. 12 und 74).

Beide Remobilisierungen waren gut möglich, da zuvor keine Eingriffe am Hüftgelenk stattgefunden hatten und eine spontane Ankylosierung eingetreten war. In beiden Fällen ist keine Lockerung der Cupprothesen eingetreten.

Die Funktion des Hüftgelenks mit einer Beugung von über 90° konnte durch Reaktivierung der Muskulatur erreicht werden. 3 weitere Patienten mit einer Nahezuankylose und bindegewebiger Einsteifung mit einer Wackelbeweglichkeit von nur 10° konnten in gleicher Technik remobilisiert werden.

Bei 2 Fällen von seit 20 Jahren bestehender kompletter trajektoriell ausgerichteter Ankylose versuchten wir die Remobilisierung zunächst durch sphärisches Ausmeißeln des Hüftkopfs und anschließendes Aufbohren und Auffräsen der Hüftpfanne. Es erfolgte die Remobilisierung mit Aufsetzen einer Cuparthroplastik auf den Schenkelhals. Bei einem Patienten kam es zur Hüftkopfnekrose, wahr-

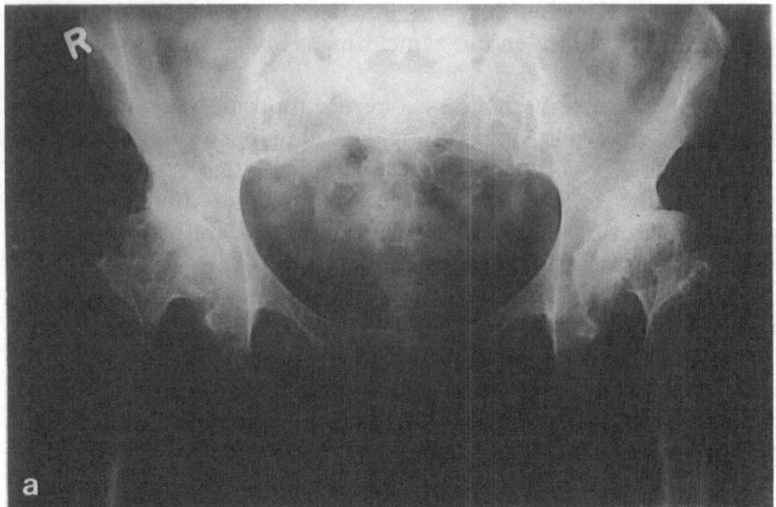

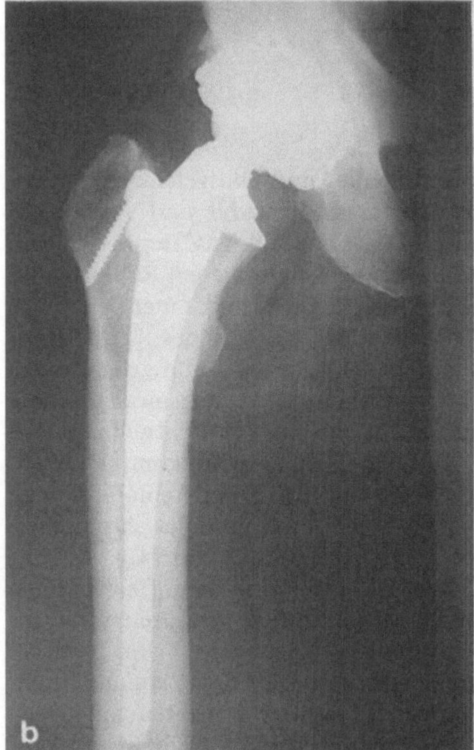

Abb. 73. **a** Präoperativer Befund bei einer stark schmerzhaften Dysplasiehüfte bei juveniler chronischer Polyarthritis. **b** Postoperativer Zustand mit Rippenprothese und Typ-V-Pfanne. Röntgenbild und Rippenstellung anterior-posterior zur besseren Beurteilung der anatomischen Schaftform. **c** Dysplasie des hinteren Pfannenrandes. Die Metallgewindezüge liegen ungeschützt, Vicrylnetz zwischen dem Metallring und dem Inlet verklemmt. **d** Freie Spongiosa wird angelagert. **e** Fixation der angelagerten Spongiosa durch das Vicrylnetz

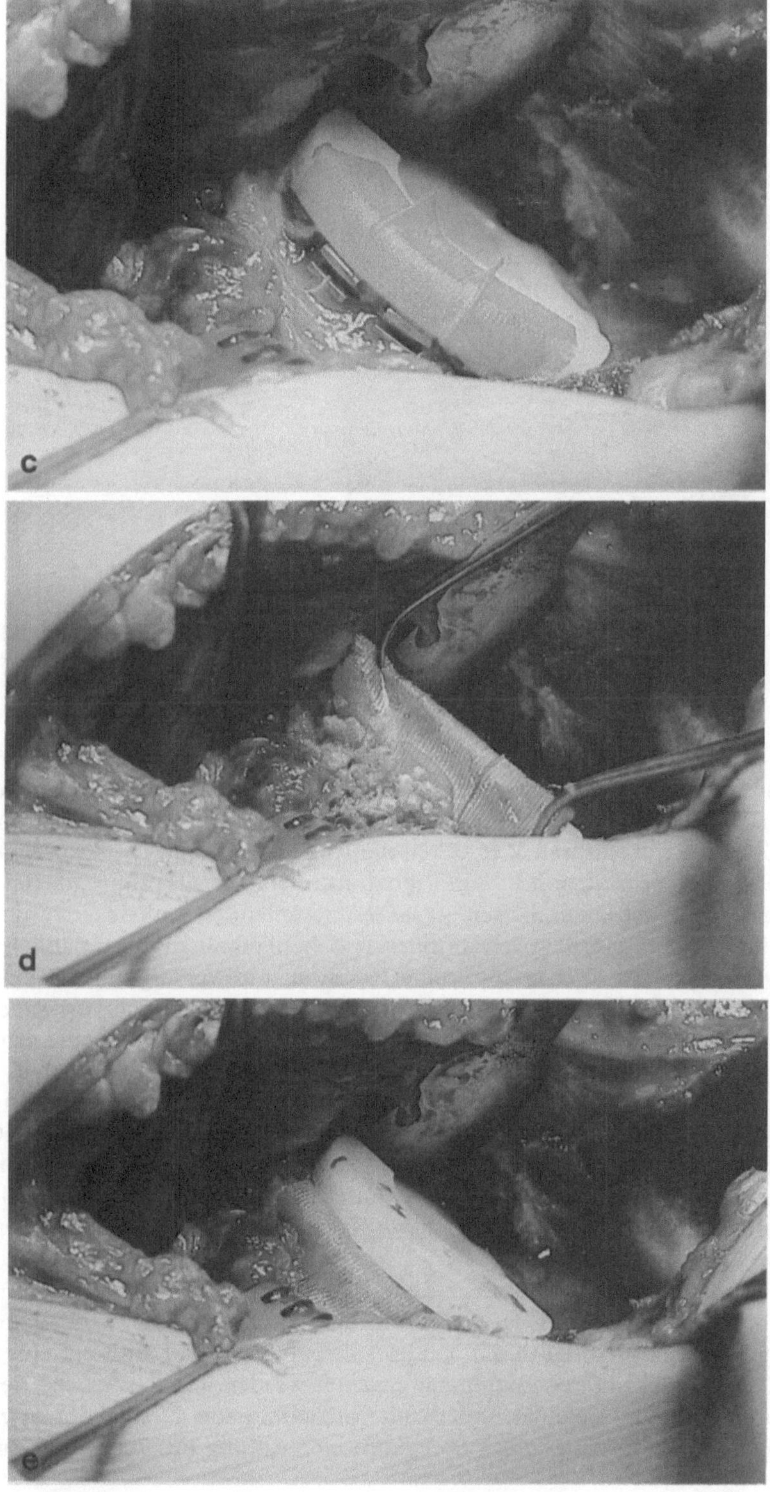

Abb. 73c–e

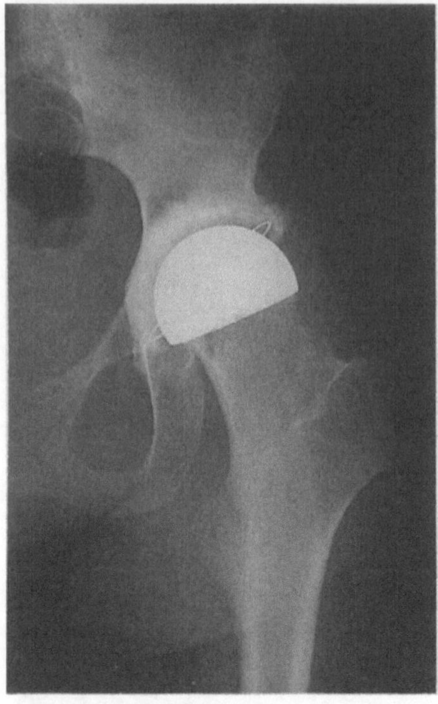

Abb. 74. Remobilisiertes Hüftgelenk nach juveniler chronischer Polyarthritis. Präoperatives Ausgangsbild vgl. Abb. 12

scheinlich bedingt durch die Unterbrechung der Blutversorgung für den Schenkelhals. Hier war eine hauptsächliche Ernährungsführung der Schenkelhalsregion über den intraossären Weg durch die Ankylose erfolgt. Die Kapsel war bei diesem Patienten sehr atrophisch und nicht ausreichend gefäßführend. Bei einem 2. Eingriff bei einer ebenfalls seit 30 Jahren bestehenden Ankylose wurde das Ergebnis durch eine 2 Jahre später auftretende Schenkelhalsfraktur anläßlich eines Unfalls verschlechtert. Hier erfolgte eine Revision und Versorgung mit einer Variokopfprothese, da ausreichend stabile Pfannenverhältnisse noch vorhanden waren.

In letzter Zeit nehmen wir Remobilisierungen mit Hilfe zementfreier Endoprothesen bei jüngeren Patienten mit Schraubpfanne und Rippenschaft vor (Abb. 75). Erstaunlich ist die schnelle muskuläre Adaptation, Regeneration und Aktivierung schon nach 5-6 Wochen mit einem aktiven Beugungsergebnis von 60-70°. Dieses Bewegungsausmaß läßt schon eine Laufbefähigung und Stabilisierung im Hüftgelenk zu. Nach Ablauf eines Vierteljahres ist dann eine aktive Beweglichkeit bis 90° möglich und somit eine nahezu vollständige Funktionsfähigkeit des Hüftgelenks wieder erreichbar.

Indikationen für derartige Remobilisierungen sollten wegen der Schlüsselstellung des Hüftgelenks bei der chronischen rheumatoiden Arthritis sorgfältig erwogen werden. Bedingt durch den polyartikulären Befall muß auf eine Mobilität der Gelenke der unteren Extremität geachtet werden, um zusätzliche Belastungen der angrenzenden Gelenke und damit fortschreitende Destruktionen zu vermeiden. Bei den Versorgungen der 60er Jahre und Anfang der 70er Jahre mit Hüftarthro-

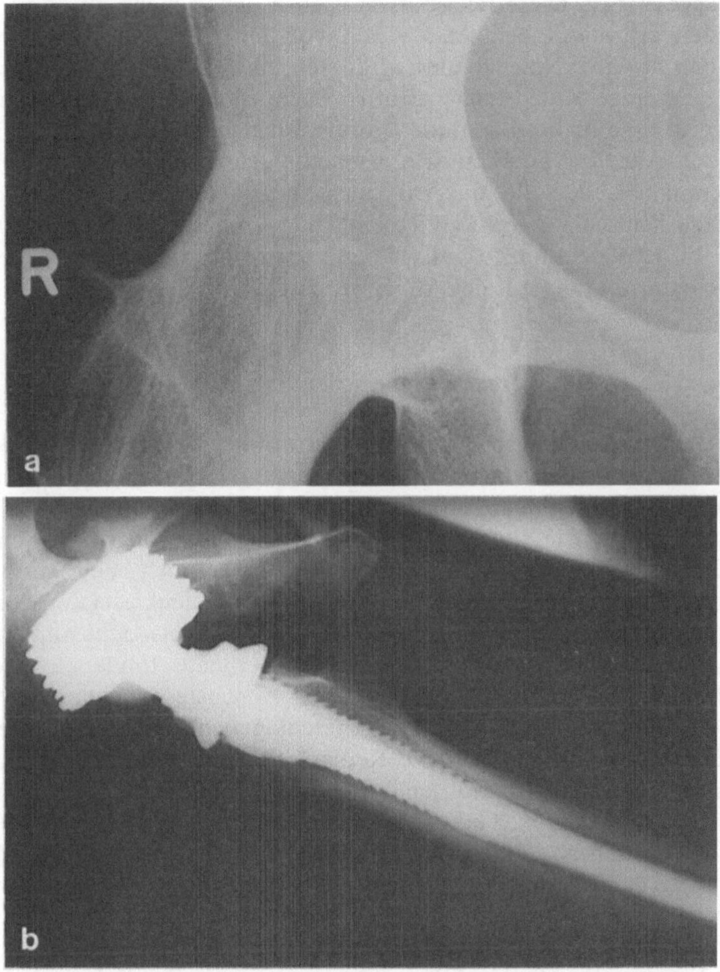

Abb. 75. **a** Präoperatives Bild eines nach einmaligem entzündlichem Schub versteiften Hüftgelenks, an dem eine Gipsbehandlung vorgenommen wurde. Hüftfehlstellung in 30°-Beugung. **b** Postoperatives Röntgenbild nach Remobilisierung mit Typ-V-Pfanne und aktiver Pfannenbodenstabilisierung sowie Versorgung des Femuranteils mit einer Rippenprothese

desen bei juvenilen Polyarthritikern mußten wir die Erfahrung machen, daß es rasch zu extremen Belastungen der Kniegelenke und auch der Sprunggelenke kam. Eine mobile Lösung gerade dieser großen Gelenke ist daher auf jeden Fall immer anzustreben.

5.5.2 Gelenkversteifende Eingriffe

Aus dem oben Gesagten ergibt sich, daß gelenkversteifende Eingriffe als primäre Versorgung bei der rheumatoiden Arthritis ausscheiden. Wir kennen die abnormen Belastungen, denen bei Hüftgelenkarthrodese das gleichseitige Kniegelenk ausgesetzt ist. Diese Belastungen wiegen um so mehr, wenn dieses Gelenk zudem noch arthritisch befallen ist und von einer Auslockerung der Bandstrukturen bedroht wird. Noch fataler wirkt sich eine Hüftgelenkarthrodese aus, wenn das gegenseitige Kniegelenk betroffen ist oder gar eine Ankylosierungstendenz aufweist. Eine Arthrodesenindikation ist für den monoartikulären Befall im jugendlichen Alter bei anderen arthritischen Formen angezeigt; für ein polyartikuläres Krankheitsbild sollte die Arthrodese nur noch als Ausweg und die Operation nur nach Fehlschlägen von Hüftgelenkendoprothesen durchgeführt werden.

In der Operationstechnik halten wir uns an die von Schneider (1966) beschriebene Versorgung mit der AO-Kreuzplatte.

5.5.3 Gelenkresezierende Eingriffe

Versorgungen mit sog. Resektionsarthroplastiken des Hüftgelenks nach Girdlestone (1945) oder Angulationsosteotomien nach Milch und Batshelor (Milch 1955; Abb. 75) werden heute primär nicht mehr durchgeführt.

Zustände, wie sie durch die primären Resektionen des Schenkelhalses nach Girdlestone erreicht wurden, verbleiben heute noch beim Austausch von infizierten Endoprothesen (Abb. 75 und 77). Dieser Gelenkresektionszustand wird jedoch nur in den Fällen belassen, in denen eine aussichtsreiche Sanierung der Infektion nicht gewährleistet erscheint und eine erneute Implantatversorgung nicht zur Beruhigung der Infektion führen wird. Ansonsten richten auch wir uns nach den von Buchholz et al. (1981) vorgeschlagenen Verfahrensweisen bei infizierten Endoprothesen. Eine direkte Replantation mit Knochenzement, dem spezifisch Antibiotika zugesetzt wurden, bringt beim Großteil der Versorgungen eine Beruhigung der Infektion. Gelenkresezierende Eingriffe wie die Girdlestone-Operation oder ein Zustand entsprechend dieser operativen Verfahrenstechnik werden also nur nach Fehlschlägen vorangegangener operativer totalendoprothetischer Versorgungen zur Anwendung kommen. Von Jakobowski (1970) und Vainio (Vainio u. Pulkki 1961) sind primäre Versorgungen mit derartigen Resektionen des Schenkelhalses aus den 60er und 70er Jahren mit guten Ergebnissen beschrieben worden. Sie führten diese Eingriffe bei beidseitig ankylosierten Hüftgelenken bei jugendlichen Patienten durch. Die anfänglich noch bestehenden Schmerzen wurden später durch die Adaptation an die Situation zunehmend toleriert. In der heutigen Zeit würden wir eine derartige Versorgung nicht mehr anstreben, sondern mit speziell gefertigten Endoprothesen diese ankylosierten Hüftgelenke remobilisieren.

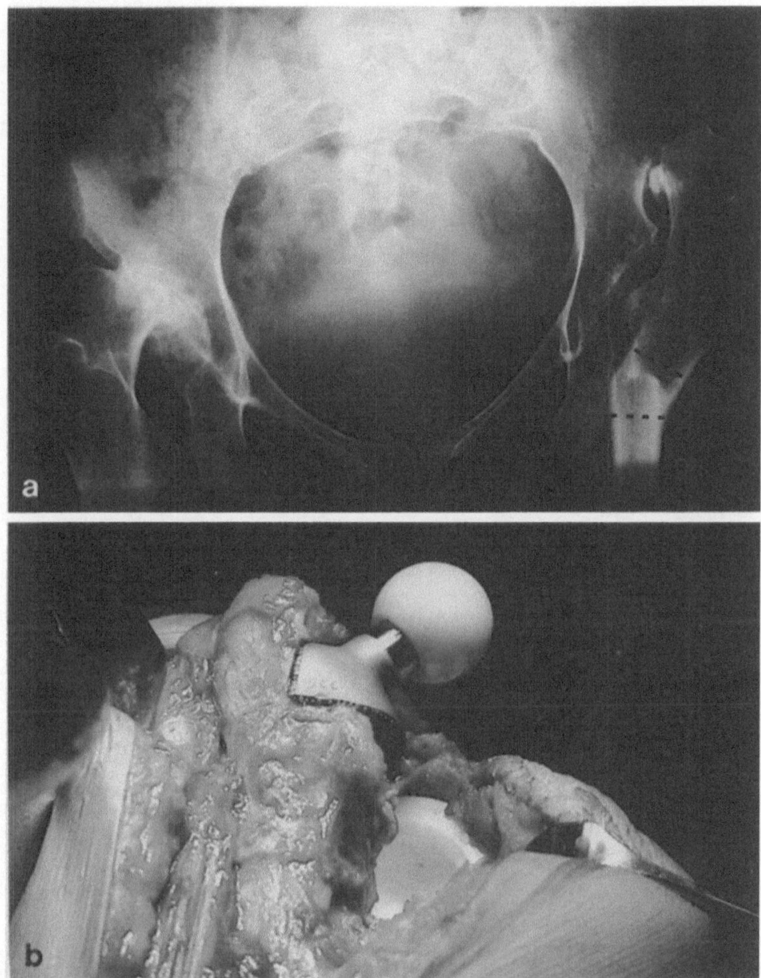

Abb. 76. a Angulations-Osteotomie nach Milch bei einer juvenilen chronischen Polyarthritis. Das Operationsverfahren brachte 15 Jahre Beschwerdefreiheit. **b** Intraoperativer Situs nach Korrektur der Angulationsosteotomie und Versorgung mit einer Lord-Prothese als gleichzeitige „Marknagelung" der Verkürzung Reangulationsosteotomie. Gleichzeitige Versorgung der Hüfte mit einer Friedrichsfeld-Keramikpfanne und Lord-Hüftprothese mit Friedrichsfeld-Keramikkopf

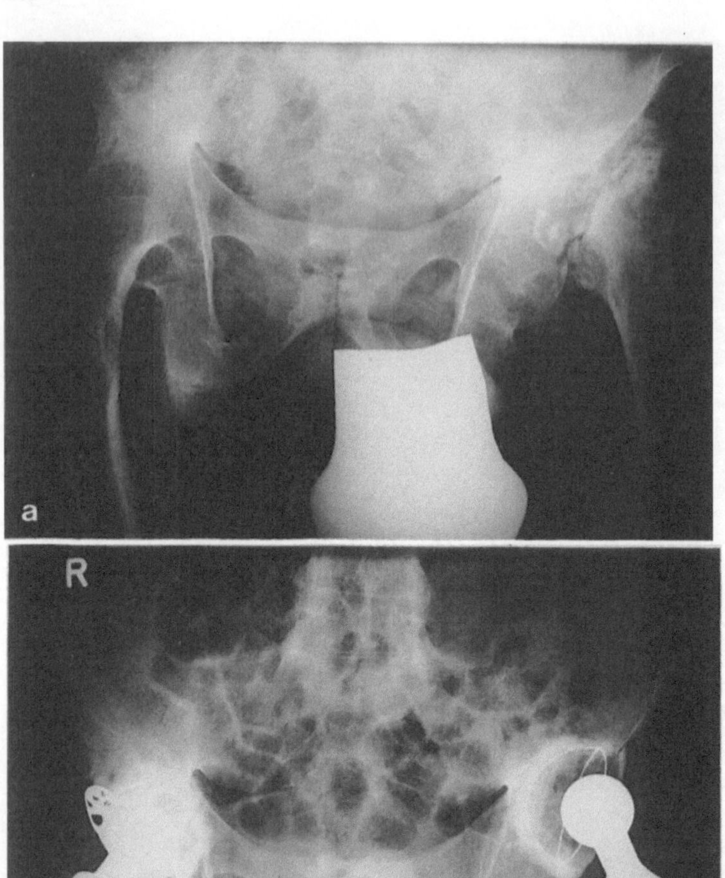

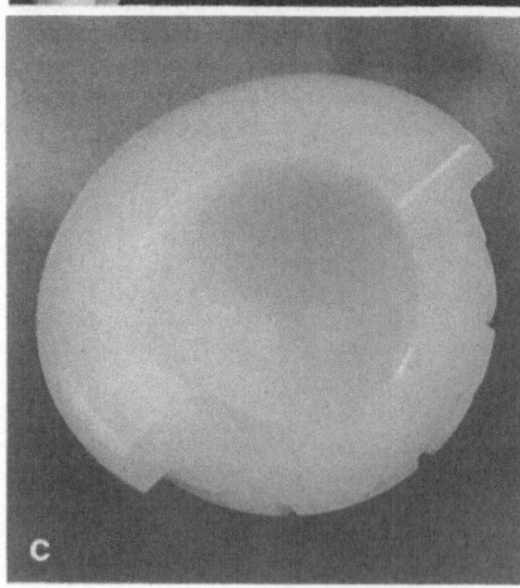

Abb. 77. a Zustand nach Ausbau einer infizierten Hüftgelenktotalendoprothese mit Girdlestone-ähnlich verbliebener Restsituation. **b** Postoperatives Röntgenbild: Versorgung der ankylotischen Seite mit zementierter SP-Prothese, Pfannenbodenabstützung mit einem Eichler-Ring, Versorgung der Girdlestone-Situation mit einer zementfreien Lord-Prothese und einer zementierten Polyäthylenpfanne. **c** Sonderanfertigung einer Polyäthylenpfanne mit verbreitertem und überhöhtem Rand zum Ausgleich der dysplastischen Pfannenverhältnisse. Stand 1981

6 Sekundäreingriffe an der Hüfte

Wechseloperationen an Hüftgelenken bei rheumatoider Arthritis wurden in Bad Bramstedt erst seit 1981 durchgeführt. Bis zum Jahre 1983 war darunter nur eine infektiöse Lockerung einer zementfrei implantierten Lord-Prothese mit einer Anaerobierinfektion, die durch Lockerung im Pfannenbereich und auch im Schaftbereich (Abb. 78) sichtbar wurde. Es kam zu starken Osteolysen, vorwiegend auch an der Schaftspitze. Bei der Austauschoperation konnte Bacteroidis fragilis als Erreger aus dem Abstrichpräparat gewonnen werden. Die anderen Wechseloperationen bezogen sich vornehmlich auf Austauschoperationen nach Cuparthroplastiken bei Schenkelhalsfrakturen. Hier wurden zunächst 2mal Großkopfprothesen entsprechend der von Wagner angegebenen Methode verwendet; später, bei den restlichen 3 Austauschoperationen 1983, wurden dann Variokopfprothesen verwendet. Dieses System schien uns besser geeignet, da wir so eine Adaptation eines 32er Kopfes auf die vorhandene Pfanne erreichen konnten. Aus der Überlegung

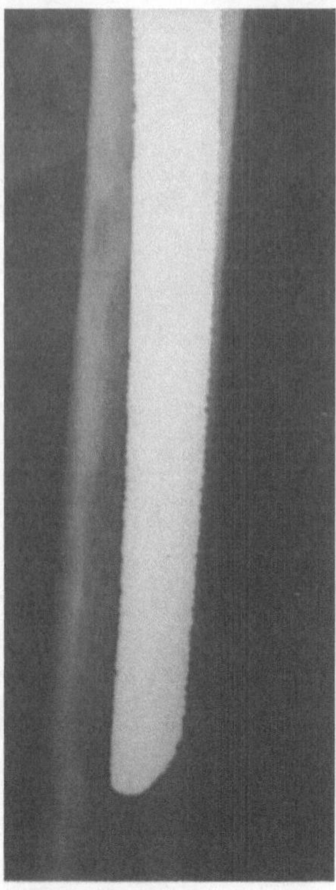

Abb. 78. Bacterioides-fragilis-Infektion bei einer implantierten Lord-Prothese. Osteolysen im Schaftbereich

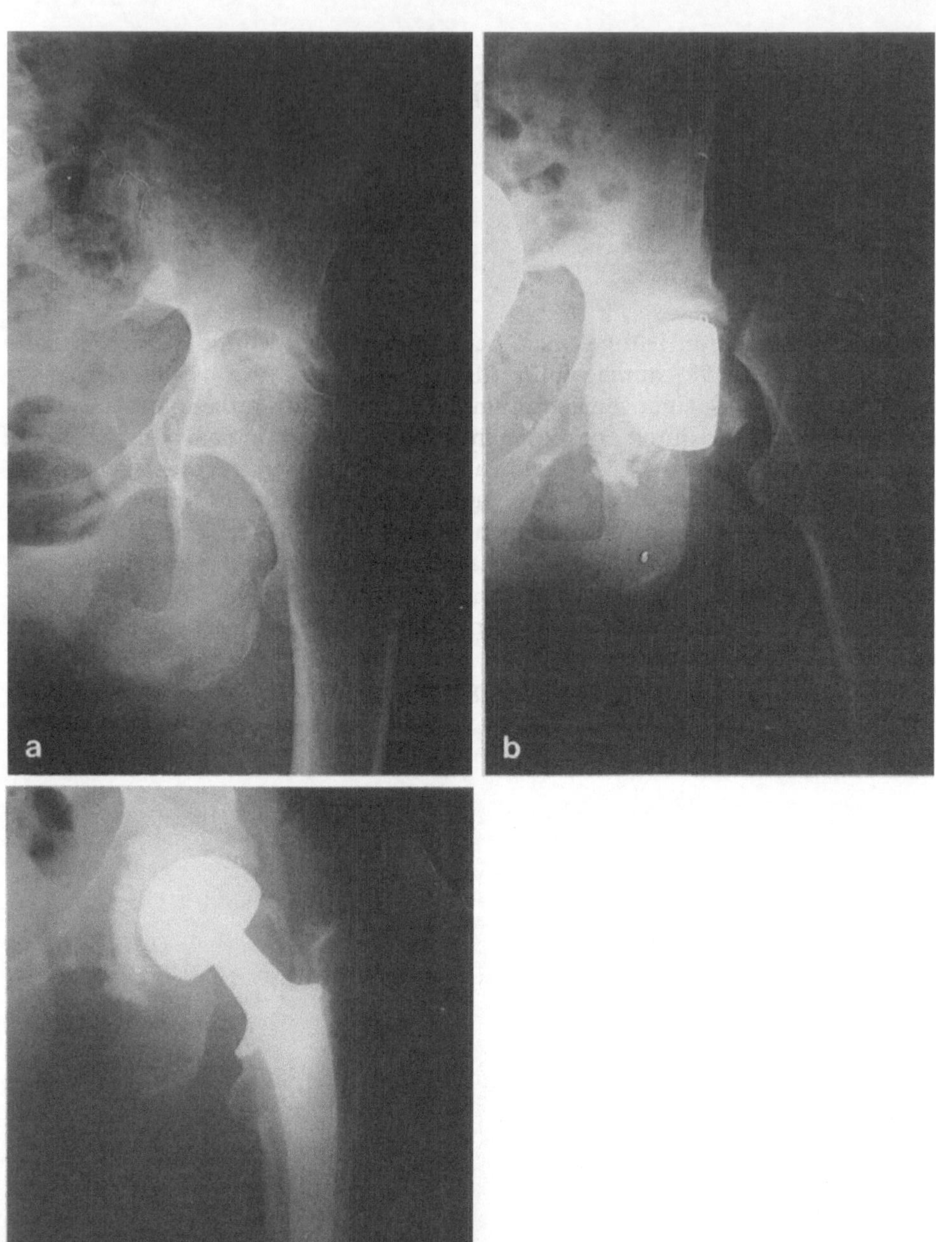

Abb. 79. a 37jährige Patientin mit chronischer Polyarthritis und starker Protrusionskoxitis. **b** Zustand nach operativer Versorgung mit einer Cuparthroplastik und einer Schenkelhalsfraktur 3 Wochen später. **c** Versorgung mit einer entsprechenden Variokopfprothese

Tabelle 22. Wechseloperationen, die bei rheumatoider Arthritis *(R.A.)* durchgeführt wurden

Pfanne	Schaft	Gesamt	Cupwechsel	R.A.
-	-	2	1[a]	1981
8	-	5	2[a]	1982
2	-	2/1[a]	4/3a	1983
3	-	1	-	1984
4	-	7[b]	6[b]	1985
5[b]	1	6 (5)[b]	2[a]	1986
7[b]	2	12 (10)[b]	2	1987
29	3	35	17	Gesamt

[a] Eigene Erstversorgung.
[b] Mit Schraubpfanne versorgt.

heraus, daß die Schäfte in der Regel weniger zu Lockerungen neigen als die Pfannenanteile, kann bei späterer Pfannenlockerung durch Abheben des Variokopfes eine entsprechende handelsübliche Pfanne mit einem 32er Innendurchmesser für die Austauschoperation der Pfanne Verwendung finden (Abb. 79).

Tabelle 22 gibt eine Übersicht über die bisher bei rheumatoider Arthritis durchgeführten Wechseloperationen 1981-1983 in Bad Bramstedt, ab 1984 in Bad Kreuznach. Sie gibt Aufschluß darüber, daß keine isolierten Schaftwechsel durchgeführt wurden; ein hoher Anteil findet sich an isolierten Pfannenlockerungen. Die gleiche Problematik wird auch von Gschwend (1984) beschrieben. Bei den 18 bei chronischer Polyarthritis durchgeführten Wechseloperationen entfielen allein 11 auf einen isolierten Pfannenwechsel. Einmal wurde dabei ein Femur isoliert behandelt, während totale Austauschoperationen an diesem Krankengut durchgeführt wurden. Die Problematik bei der Austauschoperation bei chronischer Polyarthritis ist die Reaktionsfähigkeit des durch die Grunderkrankung stark aggressiven synovialen Gewebes. Immer wieder haben wir bei Austauschoperationen extreme proliferative Veränderungen im Sinne der Fremdkörperreaktionen bei zementierten Endoprothesen gesehen. In der Regel war sicherlich die Lockerung und das Freisetzen von Palacospartikeln Grund für die erhebliche Fremdkörperreaktion. Aber auch bei festsitzenden Pfannenimplantaten mit breit überkragenden Modulierungen mit Palacos bei Knochensubstanzdefekten haben wir erhebliche Osteolysen und invasive Synovialmembranmassen an den freien Rändern zum Palacos sehen können.

Wichtigste Voraussetzung für die Implantatversorgung und auch für die Wechselversorgung ist daher das Vermeiden von freiliegendem Palacos; ein direkter Kontakt zwischen synovialem Gewebe und Palacos-Knochen-Verbund sollte nicht erfolgen. Es ist daher sorgsam auf die Säuberung der überstehenden Palacosreste nach Implantation zu achten.

Den isolierten Pfannenwechsel führen wir vom hinteren Zugang durch, wie er zuvor beschrieben wurde (vgl. S. 88). Durch Umwendung um 180° und Verstecken des Prothesenkopfes in der Weichteilloge unterhalb der Abduktoren kann ein weiterer Überblick über den Pfannengrund erzielt und eine Revision der Pfanne vorgenommen werden. Große Knochenresorptionen müssen sekundär mit Gefrier-

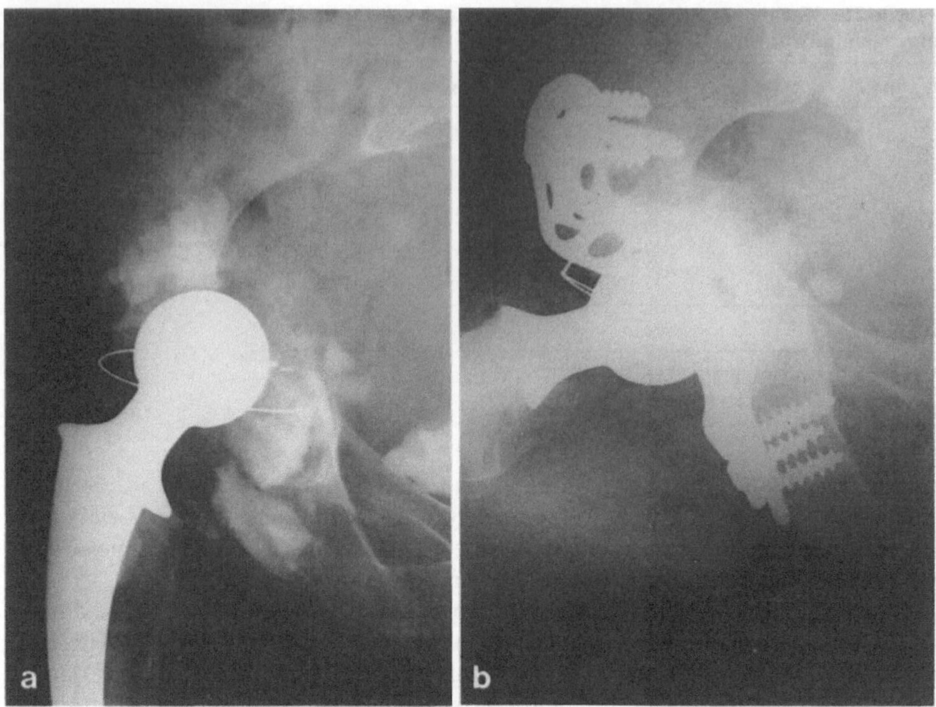

Abb. 80. **a** Perforation einer zementierten Pfanne ins kleine Becken. **b** Gleiche Patientin nach Pfannenbodenstabilisierung mit Burch-Schneider-Pfanne und aktiver Pfannenbodenstabilisierung mit Bankspongiosa

spongiosa aufgefüllt werden. In der Regel werden abstützende Metallringkonstruktionen, wie der Metallring nach Eichler oder sogar die Pfannendachschale nach Müller und Burch u. Schneider, verwendet. Dies gilt besonders für Pfannenbodenperforationen (Abb. 80). Wichtig ist, daß die Spongiosaplastik im Pfannenboden zunächst nur mit ganz geringen Refobacin-Palacos-Mengen in Berührung kommt und daß zusätzlich eine Druckentlastung über die Pfannendachschale erfolgen kann, damit sich eine ausreichend stabile Beckenwand rekonstruieren kann. Gute Ergebnisse haben wir auch mit der Schraubpfanne erzielen können. In der Regel sind die seitlichen knöchernen Umrandungen derart tragfähig, daß die Schraubpfanne Typ V fest in der Seitenwand verankert werden kann.

Eine ausgedehnte Pfannenbodenplastik ist durch den Schraubring hindurch noch möglich, das Spongiosamaterial kann gezielt zum Aufbau des Pfannenbodens an den zu rekonstruierenden Bereich gebracht werden. In der Regel werden hier jedoch Größendimensionen von 64–72 mm Schraubringdurchmesser bei den extrem großen osteolytischen Destruktionen im Bereich der Pfanne (Abb. 81) notwendig.

Ausgesprochen schlechte Erfahrungen mußten wir immer wieder nach Protrusionsoperationen mit Auffüllen der Protrusion mit Knochenzement erleben. Hier kam es wegen der oben beschriebenen, doch starken Reaktionsfähigkeit des synovialen Gewebes zu raschen Osteolysen und schnellen Implantatwanderungen. Diese Fälle haben wir mehrfach bei operativen Versorgungen gesehen, bei denen keine radikale Synovektomie des rheumatoid-arthritisch veränderten Hüftgelenks erfolgte. Die Pfannenbodenstabilisierungen über einfache Netzversorgung sind vollkommen unzureichend.

Im Schaftbereich sind die Lockerungen deutlich weniger nachzuweisen. Primäre Fehler mit falschen Resektionen und Anmodellieren von Knochenzement (Abb. 82) führen jedoch zwangsläufig zu Osteolysen im Kalkarbereich und in den darunterliegenden Regionen und zu raschen Lockerungen. Implantatbrüche

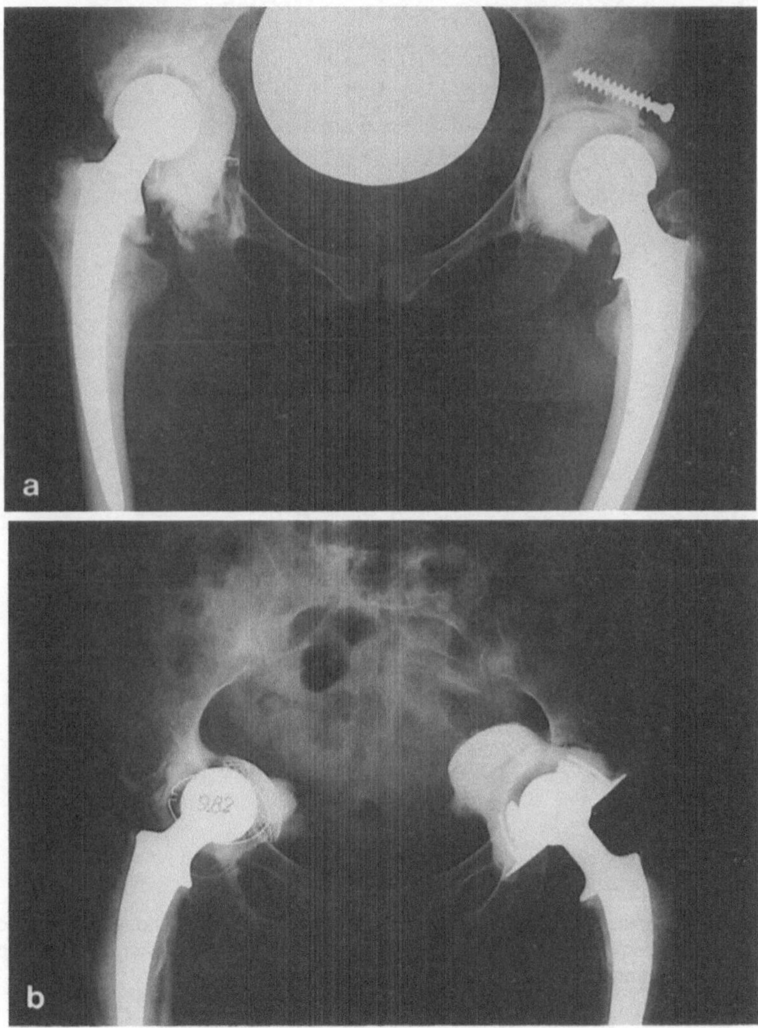

Abb. 81. a Präoperativer Befund bei einer 54jährigen Polyarthritikerin (auswärts versorgt). **b** Beginnende Pfannenwanderung

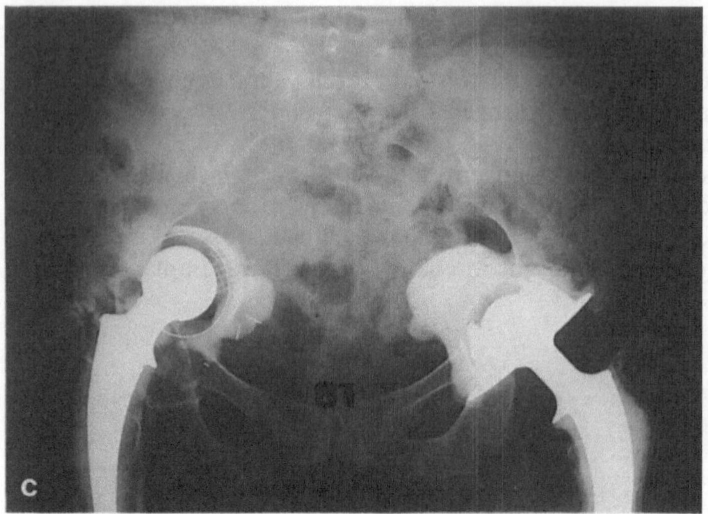

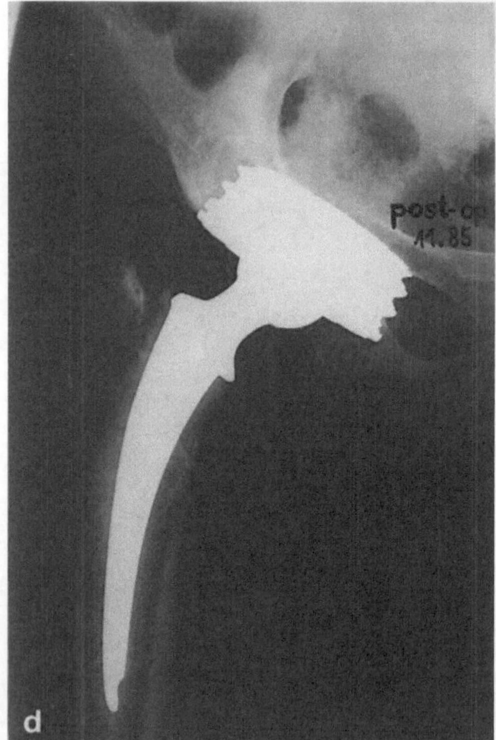

Abb. 81. c Bereits Perforation ins kleine Becken. Dieser Zustand wurde zunächst konservativ behandelt (auswärts). **d** Zustand nach Reoperation und Stabilisierung mit Typ-V-Schraubring und aktiver Pfannenbodenplastik mit Bankspongiosa

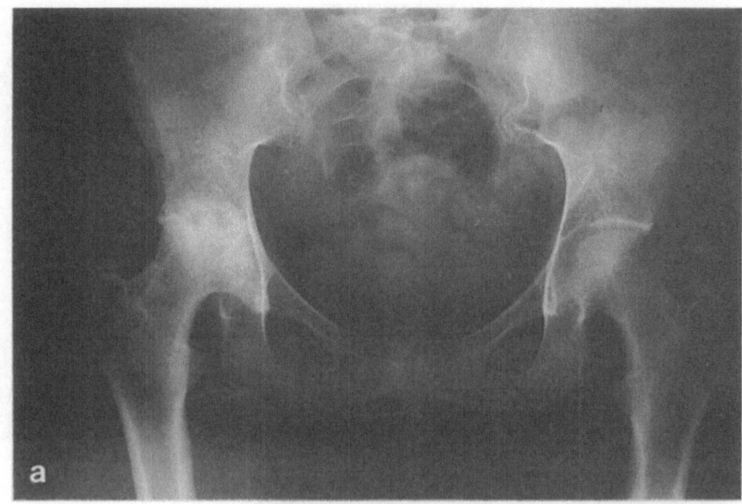

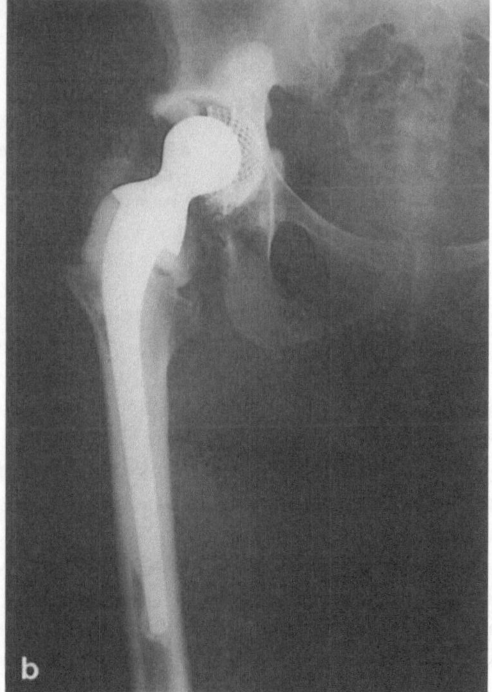

Abb. 82. a Präoperativer Befund bei einer relativ blanden Koxitits. **b** Postoperativer Befund, auswärts operiert. Bereits jetzt beginnende Osteolysen an der Zement-Knochen-Grenze

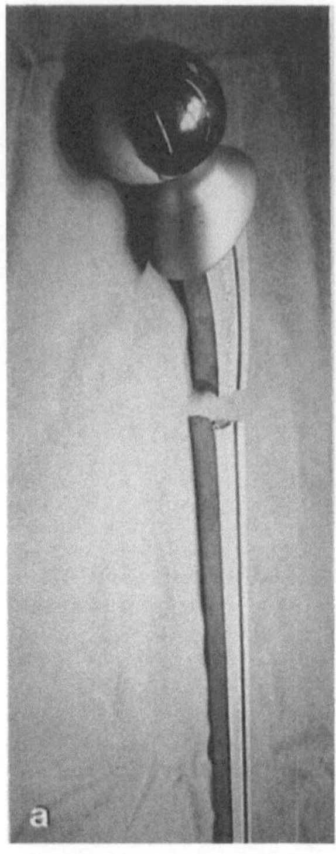

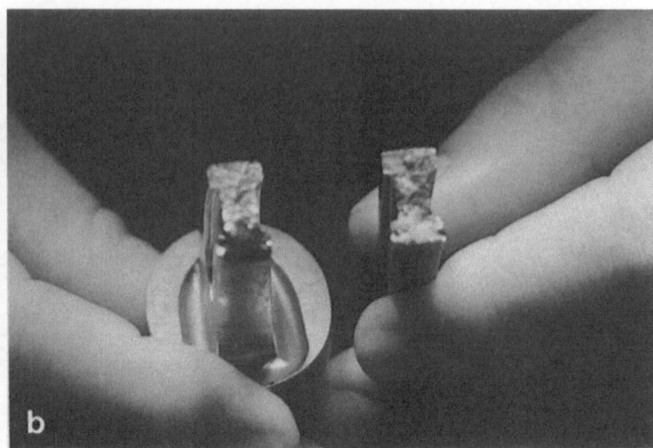

Abb. 83. a Frakturierte St. Georg-Prothese der ersten Generation an typischer Stelle. **b** Gleiche Prothese, H-Profil im Bereich der Bruchstelle

(Abb. 83) haben wir in der Regel nur bei der ersten Generation der St. Georg-Endoprothesen, dem H-Modell, an typischer Stelle gesehen.

Die Wechseloperationen sind äußerst schwierig, da die Zementverankerung und der Zement-Prothesen-Verbund gerade im distalen Schaftbereich extrem fest sind. Hier sind nur Versorgungen mit Fensterungen im distalen Schaftbereich und retrogradem Lösen der Prothese aus dem Zementbett möglich. Anschließend müssen über das Fenster hinaus Langschaftprothesen Verwendung finden (Abb. 84 und 85).

Gerade bei jüngeren Patienten haben wir versucht, über zementfreie Langschaftprothesen ausgedehnte Osteolysen im proximalen Femurbereich mit Spanplastiken rekonstruierend zu versorgen. Dies bedeutet in der Regel langwierige Krankenhausaufenthalte. Die ersten Ergebnisse sind jedoch ermutigend.

Durch die rheumatoide Arthritis ist die Situation an der Hüfte, vorwiegend im Bereich der acetabulären Komponente, extrem schwierig. Osteoporotische Knochenverhältnisse und starke Protrusionen sind schon bei der Erstversorgung mit totalendoprothetischem Ersatz erhebliche Erschwernisse. Um so mehr ist die Forderung nach einer primären Pfannenbodenstabilisierung und einem Aufbau zusätzlicher verbesserter knöcherner Situationen für eine evtl. im Laufe des weiteren Lebens anstehende Revisionsoperation gerechtfertigt.

Die primäre aktive Pfannenbodenstabilisierung sollte daher vorrangig betrieben werden, um für den sekundären Eingriff später ausreichend gute knöcherne Ver-

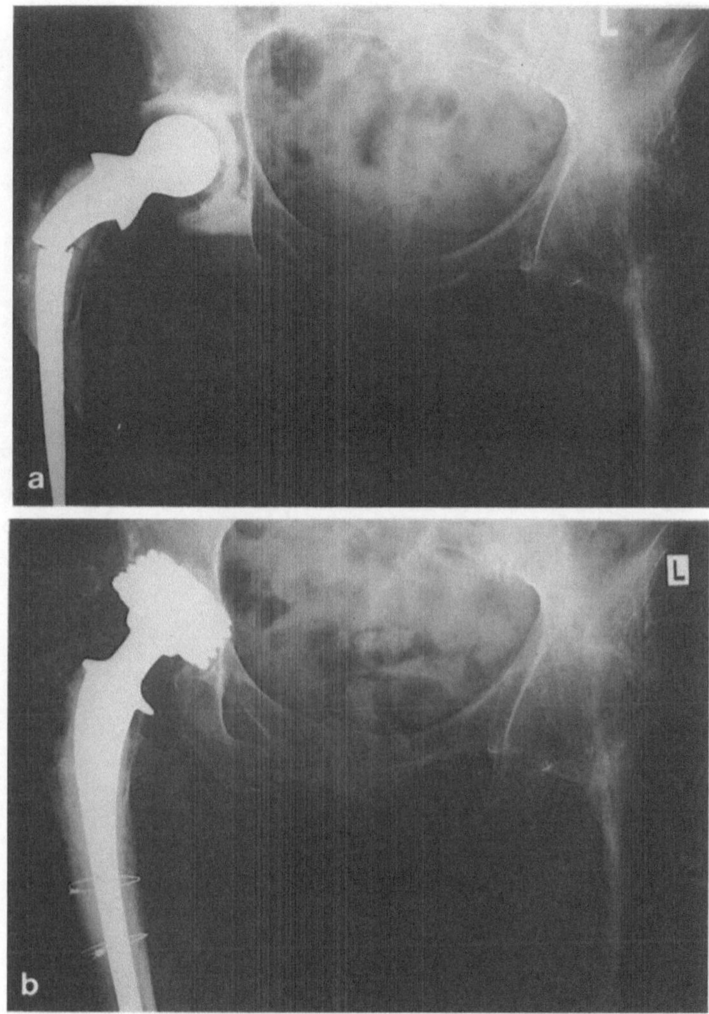

Abb. 84. **a** Röntgenbild einer Prothesenschaftfraktur präoperativ. **b** Postoperatives Röntgenbild nach Versorgung und Fensterung. Refixation über Drahtzuggurtung nach Labitzke

hältnisse zur Revision vorzufinden. Unsere Ergebnisse mit den teilzementierten Endoprothesen stellen einen wichtigen Schritt in diese Richtung dar und wären daher gerade für die acetabuläre Komponente eine wesentliche Bereicherung des operativen Spektrums für die Versorgung der rheumatoiden Arthritis. Insgesamt sollte bei jeder Versorgung darauf geachtet werden, daß möglichst viel der vorhandenen Knochensubstanz erhalten bleibt und diese möglichst schonend behandelt wird, um optimale Voraussetzung für eine evtl. notwendige Zweitoperation zu schaffen.

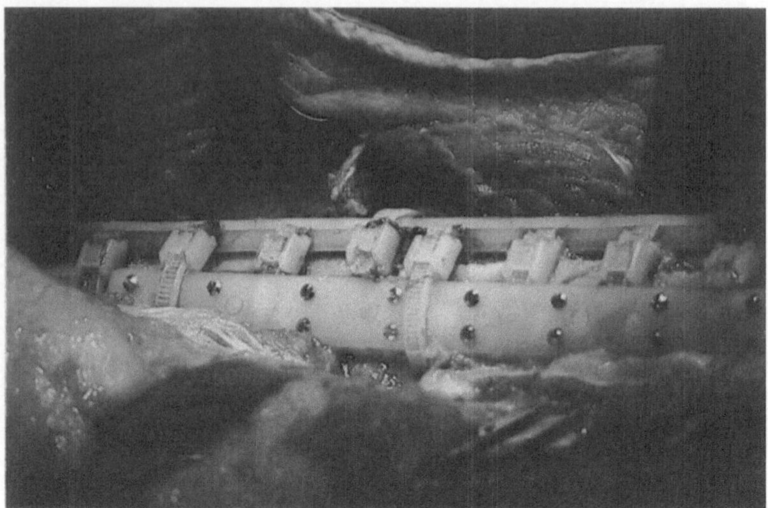

Abb. 85. Eine Versorgungsmöglichkeit derartiger Fenster ist auch mit dem Partridge-System möglich. Bei Verwendung von Kunststoffplatten ist auch eine Versorgung bei Schaftsprengungen möglich, wie in diesem Fall

7 Besonderheiten bei rekonstruktiver Versorgung der juvenilen chronischen Polyarthritis

Probleme machen vor allen Dingen die von einer starken Progredienz betroffenen Hüftbeteiligungen bei rheumatoider Arthritis in der pubertären Phase. Wie bereits oben erwähnt, kommt es hier zu raschen destruierenden Verläufen. Die Indikation zur Synovektomie muß gerade bei diesen Patienten äußerst präzise und manchmal schon nach kurzen Verläufen gestellt werden, um weitere Destruktionen einzudämmen.

Kommt es trotzdem zu starken destruierenden Verläufen, kann vor Abschluß des Wachstums noch nicht mit einer Implantatversorgung begonnen werden. Ziel muß es daher sein, durch Ersatzoperationen eine endgültige Versorgung bis zu diesem Zeitpunkt hinauszuschieben. Gute Ergebnisse lassen sich mit späten Synovektomien einschließlich Doppelosteotomie zur Beseitigung der Schmerzsituation erzielen. Aus dem Verlauf der chronischen Polyarthritis haben wir gesehen, daß gerade die destruktiven Verläufe durch relative Schmerzarmut gekennzeichnet sind, bedingt durch die Ausbildung eines zähen Pfannenpannus. Aus dieser Überlegung heraus haben wir versucht, bei beginnenden destruktiven Verläufen eine Spätsynovektomie durchzuführen und einen Gelenkflächenersatz und eine Pfannenbodentamponade durch Interposition von lyophilisierter Dura durchzuführen. Dieses ist uns bisher in 2 Fällen gelungen (Abb. 86). Eine strikte Entlastung für ein Vierteljahr mit einem Thomas-Splint und eine langsam zunehmende Belastung führen anscheinend zur Ausbildung einer harten, derben Narbe, die ein ähnlich gutes Widerlager wie der Pfannenpannus zu sein scheint. Nach Abschluß des Wachstums können dann Cuparthroplastiken und später auch Totalendoprothesen geplant und durchgeführt werden. Bei der Planung ist ein spezielles Hindernis die Dysplasie der knöchernen Verhältnisse.

Bedingt durch die Wachstumsveränderungen kommt es hier im jugendlichen Alter zum Minderwuchs, starken Protrusionen und extremen Antetorsions- und Valgusstellungen im Schenkelhalsbereich. Diesen Situationen muß bei der Versorgung Rechnung getragen werden. Konfektionierte Implantate sind nur von McKee, Lidgren und in Modifikation von Arden im Handel. Diese konfektionierten Prothesen sind jedoch nicht immer brauchbar. Uns hat sich daher bewährt, anhand von Meßaufnahmen gefertigte Spezialkonstruktionen von extrem kleinen Prothesen der SP-Reihe zu implantieren. Diese Prothesen der SP-Reihe können neuerdings mit Hilfe von computertomographischen Messungen exakt an die vorhandene Anatomie angepaßt werden (Abb. 87). Diese Maßanfertigungen sind natürlich nicht für die akute operative Versorgung dieser Patienten verwendbar, da die Sonderanfertigungen doch Zeiten von 3-4 Monaten für Neugüsse in Anspruch nehmen. Bei einer akuten Versorgung muß auf die konfektionierten Implantate zurückgegriffen werden. Für die Pfannenversorgung stehen uns auch von Lidgren spezielle Pfannen mit Stützrand zur Verfügung. Der Stützrand ist ein-

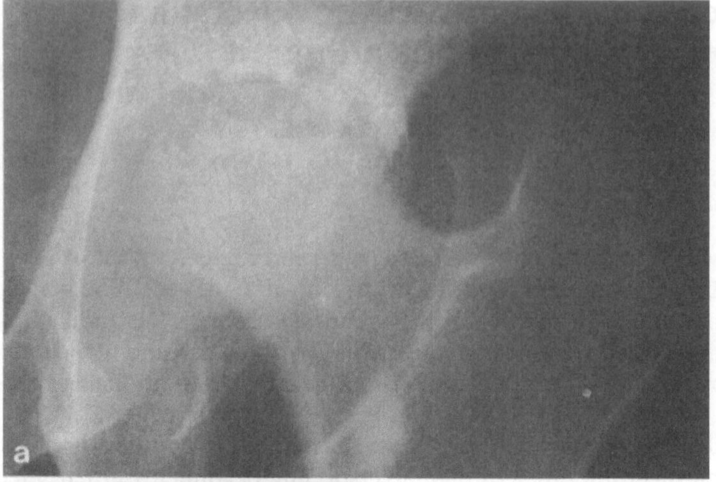

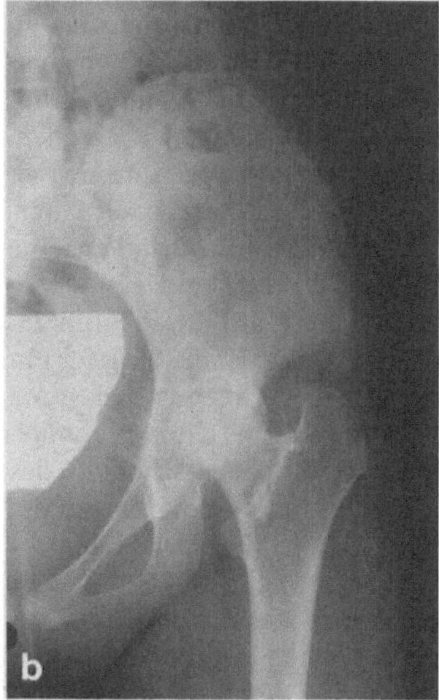

Abb. 86. **a** Starke Osteolyse im Femuranteil und auch im Pfannenbereich bei einer juvenilen pubertären Koxitis (12jähriges Mädchen). **b** Postoperatives Bild 3 Jahre nach Synovektomie und Lyo-Dura-Implantat

mal mit Polyäthylen in 62 und 66 mm Durchmesser erhältlich, eine weitere Version von 58 und 52 mm Gesamtdurchmesser Außenmaß des Auflagenrandes mit einer zusätzlichen Metallummantelung zur Stabilisierung des Implantats bei besonders kleinen Verhältnissen steht ebenfalls zur Verfügung.

Die kleinste Schraubpfannenversion hat einen Außendurchmesser von 44 mm, kleinere Versionen für einen Hüftkopf entsprechend der Lidgren-Prothese mit einem 24-mm-Durchmesser sind als Sonderanfertigungen technisch machbar. Mit Hilfe der so konfektionierten Implantate und der zusätzlichen Sonderanfertigungen sind auch die extrem schwierigen Verhältnisse nach juveniler chronischer Polyarthritis endoprothetisch ausreichend abzudecken.

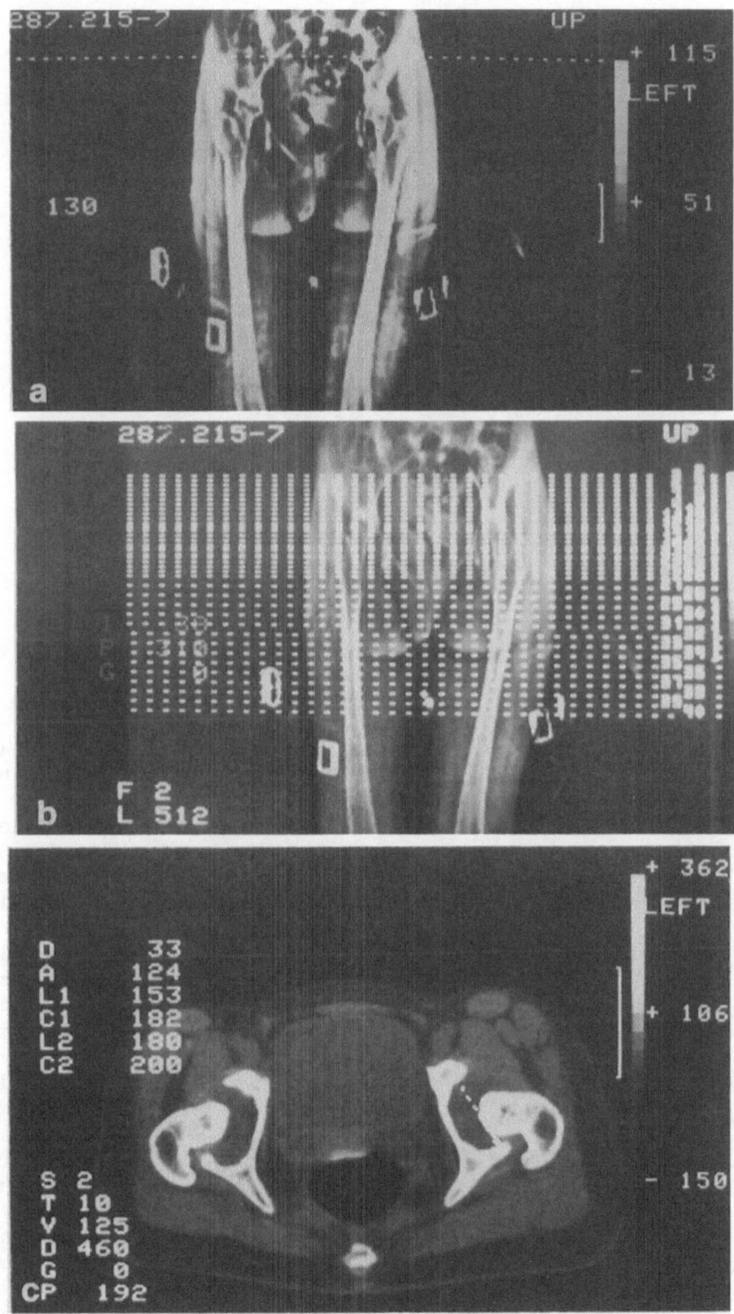

Abb. 87. a Meßaufnahme bei juveniler chronischer Polyarthritis mittels Computertomographie. **b** Schnittbild durch die Schenkelhalsebene. **c** Schnittbild durch den Schaft. Nach diesen Angaben können dann speziell angefertigte Prothesen gebaut werden.

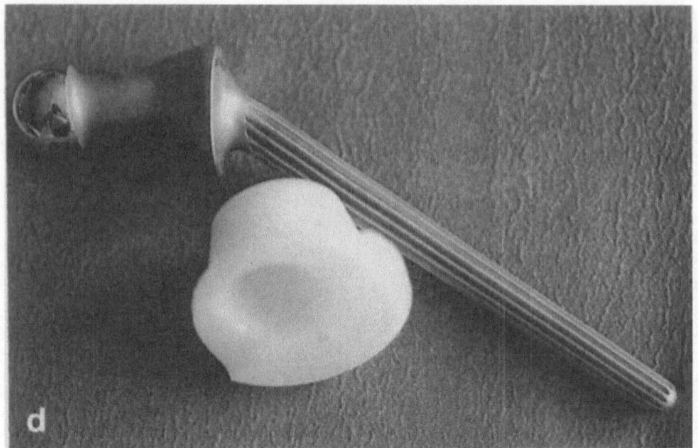

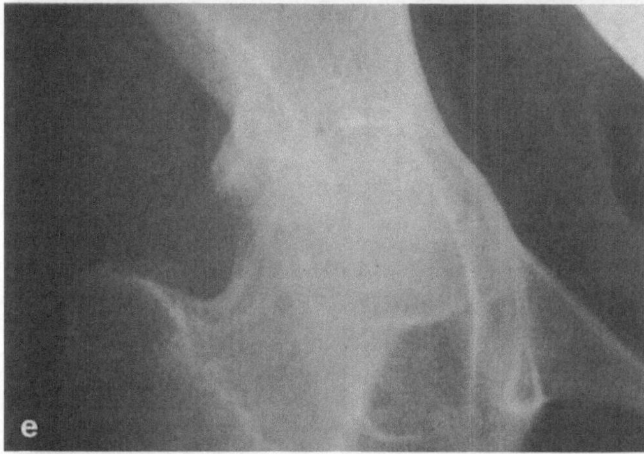

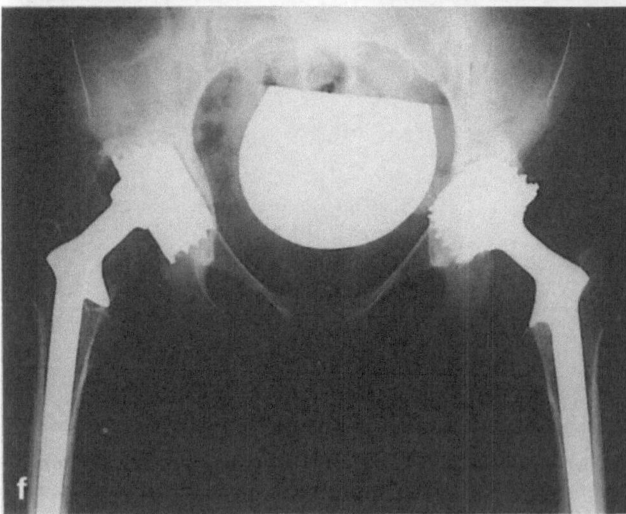

Abb. 87. d Spezialanfertigung einer extrem kleinen Hüftprothese, auf dem Grundmodell der Lidgren-Prothese basierend, mit Zurichtung des Schaftes als zementfreie Implantationsmöglichkeit. **e** Präoperativer Befund bei einer 19jährigen Patientin nach juveniler chronischer Polyarthritis mit extremer Pfannenprotrusion. **f** Postoperative Röntgenkontrolle nach beidseitiger Versorgung mit Spezialanfertigung, nach Computertomogramm gefertigt, modifiziert entsprechend der Lidgren-Prothese. Pfannengröße 48/42 mm im Außenmaß des Gewindes mit Spezialinlays. Auf der *rechten Seite* exzentrische Pfannenbohrung zur Korrektur des Längenausgleichs mit Hilfe des Pfanneninlays, *links* normale Position

8 Postoperative Nachbehandlung

Die rheumaorthopädischen Eingriffe haben im letzten Jahrzehnt für den an rheumatoider Arthritis erkrankten Patienten eine erhebliche Bereicherung im Therapiespektrum bringen können. Die alleinige operative Versorgung ist sicher nicht ausreichend, um die schweren Erscheinungsformen dieses Krankheitsbildes beherrschen zu können. Ein extrem wichtiger Komplex ist daher auch die direkte und die weitere postoperative Behandlung nach solchen Eingriffen. Sie beschränkt sich jedoch nicht nur auf die intensive krankengymnastische Betreuung während des stationären Aufenthaltes, wie sie in den einzelnen Kapiteln für die jeweiligen Operationsverfahren beschrieben wurde. Ebenso wichtig ist ein frühzeitiges Heranführen der Patienten an ihre neu gewonnenen Möglichkeiten und Perspektiven, die durch diese operativen Verfahren erzielt werden konnten. Die Ergotherapie nimmt daher einen besonderen Platz in der Nachbehandlung der operierten Patienten ein.

Nach Entlassung aus stationärer Behandlung klafft in der Betreuung der Rheumakranken eine große Versorgungslücke. Rehabilitationsmaßnahmen, wie sie bei Unfallverletzten oder auch bei anderen orthopädischen Problemen alltäglich sind, fehlen für den Bereich der Rheumakranken gänzlich. Die frühe Invalidisierung

Tabelle 23. Nachbehandlung der Hüftgelenke

	Synovektomie	Osteotomie	Cup	TEP	TEP zementfrei
Drain entfernt	2. Tag postoperativ				
Krankengymnastik	mobilisierend ab 2. Tag postoperativ				
Schienenbehandlung	Schweizer Schiene + Spreizkeil für 6 Wochen	3-4 Wochen	3 Wochen		für 3 Wochen
Fäden entfernt	12. Tag postoperativ				
Gehwagen	nach 6 Wochen	nach 3 Wochen	ab 3. Tag postoperativ		nach 3 Wochen
Unterarmstöcke	nach 8 Wochen	nach 4 Wochen langsam zunehmend belastend	ab 10. Tag postoperativ		nach 4 Wochen
2 Handstöcke	ab 10. Woche	ab 6. Woche	ab 4. Woche		ab 6. Woche
Voraussichtliche Krankenhausentlassung postoperativ	nach 10 Wochen	nach 4–5 Wochen	nach 3–4 Wochen		nach 6 Wochen

durch die persistierenden Dysfunktionen am Bewegungsapparat, der ständige Schmerz und das progrediente Krankheitsgeschehen dämpfen die Rehabilitationschancen und auch die Aktivitäten des Erkrankten selbst. Dies führt dann zwangsläufig zur Isolierung am Arbeitsplatz in der beruflichen Betätigung. Die Wiedereingliederung gerade dieser Patienten in den Arbeitsprozeß ist daher von extrem wichtiger Bedeutung.

Plätze für Umschulungsmöglichkeiten an speziell für dieses Krankengut ausgerichteten Zentren für Berufsförderung sind rar und im bundesdeutschen Bereich nicht flächendeckend für die Vielzahl der an rheumatoider Arthritis erkrankten Patienten. Eine wesentliche Hilfe bei der Bewältigung all dieser Probleme ist für den Kranken die Selbsthilfegruppe der Rheuma-Liga geworden, ein Zusammenschluß Gleichgesinnter, der das Verständnis für die Erkrankung fördert und Möglichkeiten, mit der Erkrankung zu leben, aufzeigt. Die Anregung zu ständigen mobilisierenden Betätigungen in Form von Gruppengymnastiken wird ebenso in diesem Zusammenschluß gefördert wie die tägliche Hilfe im Alltag. Durch Schaffung mobiler Krankenstationen werden neue Wege beschritten, um auch Patienten helfen zu können, die nicht mehr in der Lage sind, selbständig derartige Einrichtungen zu erreichen.

Die Behandlung des Rheumakranken ist komplex; nur das harmonische Zusammenspiel und das harmonische Zusammenwirken mehrerer Fachdisziplinen, vom Hausarzt über den Internisten, den Orthopäden, den Psychologen, dem Sozialhelfer, der Krankengymnastin und dem Ergotherapeuten und vielen anderen ist geeignet, gerade diesem Patienten neue Wege und neue Perspektiven zu eröffnen.

9 Zusammenfassung

Die chronische Polyarthritis ist eine Erkrankung, die sich multilokulär an allen Gelenken des Bewegungsapparats abspielen kann. Ihre Ursache ist bis heute noch unbekannt. Immunologische Mechanismen werden diskutiert. Ort der Entzündung ist die Synovialmembran, eine basalmembranlose mesenchymale Struktur, die die Gelenke auskleidet. Durch Chronifizierung des zunächst durch Gefäßschädigungen beginnenden Prozesses kommt es zu destruktiven Veränderungen über die Knorpel-Knochen-Grenze an den Knorpelstrukturen, die zu erheblichen Destruktionen des gesamten Gelenks führen. Laborchemisch, über Synovialanalysen und röntgenologische Kriterien läßt sich eine Differenzierung und eine differentialdiagnostische Klärung der rheumatoiden Prozesse erreichen; da die Synovialmembran im Grunde uniform auf die Entzündungsreize reagiert, ist auch die Behandlung der rheumatoiden Arthritiden zu standardisieren. Eine Ausnahme hiervon machen die reaktiven Arthritiden, deren Behandlung zunächst durch eine Therapie der Grundkrankheit einen kausalen Charakter annimmt. Die Behandlung der rheumatoiden Arthritiden ist dagegen mehr symptomatisch, zunächst durch den Versuch der Behandlung mit nichtsteroidalen Antirheumatika, die, wie Untersuchungen zeigen konnten, in ausreichenden Konzentrationen auch in das Gewebe, in die Synovialmembran und die Synovialflüssigkeit gelangen.

Bei weiterer Progredienz der Erkrankung muß neben der Behandlung mit nichtsteroidalen Antirheumatika eine sog. Basistherapie durchgeführt werden, um die entzündliche destruktive Progredienz dieser Erkrankung abzufangen, zu stoppen

Tabelle 24. Behandlung der Hüftgelenke

<table>
<tr><td>Rö.-Stadium</td><td>0</td><td>I</td><td>II</td><td>III</td><td>IV</td><td>V</td></tr>
<tr><td>Befund</td><td>Gelenkschwellung</td><td>+ Entkalkung</td><td>+ Gelenkspaltverschmälerung</td><td>+ Knorpelaufbrauch</td><td>+ beginnende Einsteifung</td><td>+ Kopfschwund
+ zentrale Gelenkwanderung</td></tr>
<tr><td rowspan="7">Behandlung</td><td colspan="6">medikamentöse Behandlung
Amuno, Voltaren, Prolixan, Brufen, Felden, Butazolidin, Aspirin o. ä.</td></tr>
<tr><td></td><td colspan="5">+ Basisbehandlung Resochin, Gold, D-Penicillamin, Imurek o. ä.</td></tr>
<tr><td colspan="3">Yttrium</td><td colspan="3"></td></tr>
<tr><td colspan="3">Synovektomie</td><td colspan="3"></td></tr>
<tr><td></td><td colspan="2">+ Osteotomie</td><td colspan="2">Hüftkappenplastik</td><td></td></tr>
<tr><td colspan="4"></td><td colspan="2">Totalendoprothese</td></tr>
<tr><td colspan="6">Physikalische Behandlung Bäder, Packungen, Krankengymnastik etc.</td></tr>
</table>

oder zu verlangsamen. Spontanremissionen dieser Erkrankung sind möglich, jedoch nur in einem äußerst geringen Prozentsatz wahrscheinlich. Die rheumatoide Arthritis durchläuft mehrere Stadien der Destruktion. Diese Destruktionsstadien sind röntgenologisch durch die Larsen-Stadien charakterisiert. Für das Hüftgelenk, das als ein zentrales Gelenk für die Erhaltung der Gehfähigkeit des Patienten anzusehen ist, ergeben sich entsprechend dieser Befallsmuster verschiedene Versorgungen (s. Tabelle 24).

Nur 3% der rheumatoiden Arthritiden spielen sich monoartikulär und isoliert am Hüftgelenk ab. Zwischen 10% und 33% wird sonst die Häufigkeit der Hüftbeteiligung beim polyartikulären Befall beschrieben. Aus dem Verlauf der Erkrankung und aus dem Zeitpunkt des Befalls können wir eine dysplastische, frühkindliche Form des rheumatoiden Hüftbefalls, eine sog. Protrusionsform, unterscheiden, ferner eine meist medikamentös beeinflußte Form der Destruktion, die gelegentlich auch aufgrund angiographisch nachweisbarer Obliterationen der Hüftkopfgefäße vorkommen kann. Die gutartigste Form stellt die sog. Degenerationsform dar, die den arthrotischen Erscheinungsformen des Hüftgelenkbefalls ähnelt.

Die Therapie dieser rheumatischen Veränderungen ist immer ein Zusammenspiel von medikamentöser, systemischer Behandlung, physikalischer Therapie und lokaler Behandlung. Die systemische antiphlogistische Therapie und auch die Basistherapie darf unter der Lokalbehandlung nicht ausgesetzt werden und ist nur im Zusammenspiel mit dieser Therapie für den Patienten sinnvoll. Bei den lokalen Gelenkmaßnahmen stehen uns die intraartikulären Injektionsbehandlungen mit einem Kortisonpräparat für eine kurzfristige, im hochakuten Zustand wirksame Behandlungsmethode und die Radiosynoviorthese als längerfristig wirkende intraartikuläre Gelenkbehandlung zur Verfügung. Untersuchungen haben gezeigt, daß die Enzymtherapie, die Therapie mit Silikonöl und chemische Synovektomien wenig aussichtsreich, ja sogar gefährlich sein können.

Als weitere gelenkschützende Maßnahmen stehen uns Weichteileingriffe an akut erkrankten Hüftgelenken, wie Bursektomien, Tenotomien und die ausgiebige Synovektomie, zur Verfügung. Die anfänglich schlechten Ergebnisse nach Synovektomien waren sicherlich auf den unzureichend radikalen Eingriff (Dümmer 1978) zurückzuführen; die alleinigen ventralen Synovektomien haben zusätzlich durch Störung der Gefäßversorgung zu den hohen Hüftkopfnekroseraten geführt.

Die zementfrei implantierten Schraubpfannenversionen haben heute die zementierten Versionen in nahezu sämtlichen Bereichen verdrängen können. Grund hierfür ist auch die Möglichkeit der aktiven Pfannenbodenstabilisierung, die starke, belastungsfähige Knochenverhältnisse im Bereich des Acetabulums schafft. Die komplette zementfreie Versorgung der Hüftgelenke beim Rheumatiker ist durchaus möglich; die knöchernen Verhältnisse sind gerade bei jüngeren Patienten durchaus regenerationsfähig und erlauben so eine zementfreie Implantation.

Nach Luxation des Hüftgelenks, vorwiegend vom dorsalen Zugang, unter Schonung der gefäßführenden Strukturen, ist es uns heute möglich, das Gelenk radikal zu synovektomieren und gute Ergebnisse als Präventivoperation zu erreichen. In weiter fortgeschrittenen Stadien mit beginnenden Knorpeldestruktionen führen wir additiv zur besseren Schmerzbeseitigung eine zusätzliche intraossäre Doppelosteotomie durch; bei Knorpelaufbrauch ist der Gelenkflächenersatz mit der für den Rheumatiker entwickelten Kappenprothese nach Tillmann eine gute Zwischenlösung.

Mit der Kappenprothese ist jedoch der Übergang zu gelenkersetzenden und rekonstruktiven Eingriffen gegeben, die in den 70er Jahren und Anfang der 80er Jahre vorwiegend mit zementierten Totalendoprothesen durchgeführt wurden. Erhebliche Probleme bei der Pfannendestruktion mit starken Protrusionen und dypslastischen Varianten haben zu zusätzlichen Schwierigkeiten bei der Versorgung dieses Krankengutes geführt. Pfannenaufbauende Versorgungen mit zusätzlichen Abstützringen nach Eichler, Müller und Burch-Schneider machen Pfannenrandrekonstruktionen möglich. Bei der Protrusion wurde schon frühzeitig der Weg der aktiven Pfannenbodenstabilisierung beschritten.

Die klinischen Ergebnisse nach Hüftgelenksynovektomien, Cuparthroplastiken und Totalendoprothesen liegen in ihren Ergebnissen deutlich im Rahmen der vergleichbaren Literatur aus den anerkannten Zentren der Rheumaorthopädie. Ebenso decken sich die Zahl und die Statistik mit den erreichten Ergebnissen bei den Wechseleingriffen. Hier sind nur ganz spärliche Literaturangaben bei rheumatoider Arthritis vorhanden.

Die alleinige ärztliche Betreuung bei der rheumatoiden Arthritis ist sicher nicht für den Patienten ausreichend. Das Zusammenwirken von Vertretern der Fachdisziplinen, nämlich dem Arzt für Allgemeinmedizin, dem Internisten, dem Orthopäden bis hin zum Psychologen, der Krankengymnastin und dem Ergotherapeuten, ist gerade für dieses Krankheitsbild ein Muß. Die zusätzliche Betreuung in Rehabilitationseinrichtungen und in Organisationen wie der Rheuma-Liga helfen dem Patienten, mit seiner Erkrankung fertig zu werden und die Progredienz dieses Prozesses, die Periodik und die Chronizität dieses Krankheitsbildes anzugehen. Ein weiteres Ziel ist, gerade diesen Patienten in seiner Selbsthilfe zu motivieren, zu unterstützen und ihm die Möglichkeit zu geben, Teil der Gesellschaft zu bleiben, und ihn nicht durch Resignation gegenüber der Erkrankung zu isolieren.

10 Literatur

Albright JA, Albright JP, Ogden JA (1975) Synovektomy of the hip in juvenile rheumatoid arthritis. Clin Orthop 106: 48

Amstutz HC, Graff-Radforf A, Gruen TA, Clarke IC (1978) Tharies surface replacements: a review of the first 100 cases. Clin Orthop 134: 87

Amstutz HC, Clarke IC, Christie DJ, Graff-Radford A (1977) Total hip articular replasement by intern. eccentric shells. Clin Orthop 28: 261

Arcq M (1973) Die paraartikulären Ossifikationen - Eine Komplikation der Totalendoprothese des Hüftgelenks. Arch Orthop Unfallchir 77: 108-131

Arcq M (1974) Die Synovektomie der Hüfte. Arch Orthop Unfallchir 79: 229

Arden GP (1978) Total joint replacement. In: Arden GP, Ansell BM (eds) Surgical management of juvenile chronic polyarthritis. Academic Press, London, Grune & Stratton, New York, p 49

Arden GPK, Ansell BM (1978a) History of surgical treatment. In: Arden GP, Ansell BM (eds) Surgical management of juvenile chronic polyarthritis. Pathology of juvenile chronic polyarthritis. Academic Press, London, p 4

Arden GP, Ansell BM (1978b) History of surgical treatment. In: Arden GP, Ansell BM (eds) Surgical management of juvenile chronic polyarthritis. Academic Press, London, Grune & Stratton, New York, p 49

Bach VT, Roy H, Thadepalli H, Drew CD (1978) Susceptibility of anaerobic bacteria to Mezlocillin and related compounds in vitro. Abstr Ann Meet Am Soc Microbiol 78: 5

Barland P, Novikoff AB, Hamerman D (1964) Fine structure and cytochemistry of the rheumatoid synovial membrane with the special reference to lysosomes. Am J Pathol 44: 853

Bauer R, Kerschbaumer F, Poisel S, Oberthaler W (1972) The transgluteal approach to the hip joint. Arch Orthop Trauma Surg 95: 47

Behrend T (1981) Moderne Gesichtspunkte der medikamentösen symptomatischen Therapie der rheumatischen Erkrankungen. In: Eichler J (Hrsg) Rheuma Heute. Definition - Abgrenzung - Therapie. Stork, Bruchsal (Praktische Orthopädie, Bd 10, S 143)

Behrend T (1978) Wirkungen der Physikalischen Therapie. Verh Dtsch Ges Rheumatol 5: 288

Bierther MF, Wegner K, Fackeldey HD (1972) The fine structure of normal synovium in the dog as compared with the synovium after transplantation of a total knee joint. Z Rheumaforsch 31: 262

Binzus G (1978) Experimentelle Untersuchungen über die Wirkung von Corticosteroiden auf die Synovitis. In: Müller W, Tillmann K (Hrsg) Synovektomie - Synoviorthese. Eular, Basel, S 111-123

Bodey GP, Pan T (1977) Mezlocillin in vitro studies of a new broadspectrum Penicillin. Antimicrob Agents Chemother 11: 74-79

Brättström M (1977) Gelenkschutz bei progredient-chronischer Polyarthritis. Lund, Studentlitteratur Sweden

Brättström H, Holgerson S (1978) Synovectomy of the hip joint. In: Munthe E (ed) The care of rheumatic children. Eular, Basel, S 177

Brättström H, Cedele CA, Hajstam A, Linden H (1974) Cup arthroplasty in patients with rheumatoid arthritis. Acta Orthop Scand 45: 89

Buchholz HW, Elson RA, Engelbrecht E, Lodenkämper H, Röttger R, Siegel A (1981) Management of deep infection of total hip replacement. J Bone Joint Surg 63 B: 342

Buchholz M, Thabe H (1984) Gentamycin-Freisetzung aus dem niedrig viskösen PMMA Knochenzement Refobacin Palacos E flow nach TEP-Implantationen. Vortrag Knochenzement Symposium, Göttingen 23.03.-25.03. 1984

Bywates EGL (1978) Pathology of juvenile chronic polyarthritis. In: Arden GP, Ansell BM (eds)

Surgical management of juvenile chronic polyarthritis. Academic Press, London, Grune & Stratton, New York, p 39

Cameron HU, Harris WR (1973) Femural neck fractures following surface replacement. Arch Orthop Trauma Surg 93: 313

Capello WN, Ireland PH, Trammel TR, Eicher P (1978) Conservative total hip arthroplasty: A procedure to conserve bone stock. Clin Orthop 134: 59

Chandler GN, Wright V (1958) Deliterions effect of the intraarticular hydrocortisone. Lancet II: 661

Coventry MB, Polley HF, Weiner AD (1959) Rheumatoid synovial cysts of the hip. J Bone Joint Surg 41 A: 721

Dahmen G, Heise U (1985) Alloplastischer Beckenteilersatz mit Hüftgelenk und proximalem Femur. Eine Möglichkeit der Tumorbehandlung. Z Orthop 123: 265

Dale K, Eek M (1975) Preliminary experience with Larsen's radiological method for grading rheumatoid arthritis. Scand J Rheumatol 4, Suppl 8, Abstract 27-02

Droste U (1985) Sp.a. und periphere Gelenkbeteiligung. Vortrag Kreuznacher Rheuma-Seminar 1985

Dümmer U (1978) Vergleichende Langzeitergebnisse nach partieller und subtotaler Kniegelenkssynovektomie bei chronischer Polyarthritis. Dissertation Universität Hamburg, Fachbereich Medizin

Edström G (1961) Destructions of hip joint in rheumatoid arthritis during long-term steroid therapy. Acta Rheumatol Scand 7: 151

Eichler J (1983) Der Hüftstützring, Indikations- und Operationstechnik. Medizinisch-Orthopädische Technik 103: 93

Engelbrecht E (1981) Ersatz der großen Körpergelenke (außer Hüfte). Chirurg 52: 681

Engelhardt A (1983) Die kausale Histogenese (Pauwels, Kummer) und angrenzende biomechanische Erkenntnisse als Grundlage der zementlosen Verankerung von Hüftendoprothesen. In: Morscher E (Hrsg) Die zementlose Fixation von Hüftendoprothesen. Springer, Berlin Heidelberg New York, S 20

Evjenth O, Hamberg J (1981) Muskeldehnung - warum und wie? Remed, Zug

Fassbender HG (1975) Pathologie rheumatischer Erkrankungen. Springer, Berlin Heidelberg New York

Fenner H (1983) Wirkstoffe zur Behandlung rheumatischer Erkrankungen. In: Dihlmann W (Hrsg) Therapie der entzündlich-rheumatischen Krankheiten. Mediamed, Ravensburg, S 8-42

Flohe L, Loschen G (1981) Der therapeutische Wirkungsmechanismus von exogen zugeführter Superoxid-Dismutase, Befunde und Ausblick. Eur J Rheumatol Inflamm 4: 183

Forestier J, Canet L (1959) Le rhumatisme inflammatoire chronique de l'enfant. Rhumatologie (Paris) 11: 51

Freeman MAR, Cameron HU, Brown GC (1978) Cemented double arthroplasty of the hip. A five years experience with the ICLH prothesis. Clin Orthop 134: 45

Freeman MAR (1978) Some anatomical and mechanical considerations relevant to the surface replacement of the femural head. Clin Orthop 134: 19

Freeman MAR (1980) ICLH. Doppelcup-Arthroplastik bei vaskulärer Hüftkopfnekrose. Orthopäde 9: 311

Freeman MAR (1978) Double cup replacement of the hip. Arch Orthop Trauma Surg 92: 105

Freeman MAR, Brown C (1978) „Double Cup"-Arthroplastik der Hüfte unter Verwendung von Knochenzement. Resultate der ersten 5 Jahre. Z Orthop 4: 593

Fu KP, Neu HC (1978) The comparative synergistic activity of Amikacin, Gentamicin, Netilmicin, Azlocillin, Mezlocillin, Carbenicillin and Ticacillin against serratia marcescens. J Antibiot (Tokyo) 31: 135

Fura M, Gryglazenska B, Jakubowski S, Smillowicz M (1975) Procedures mobilizing the hip joint in rheumatoid diseases. Rheumatologia (Warzawa) 13/1: 17

Furuya K, Tsuchiya M, Kawachi S (1978) Socket - Cup arthroplasty. Clin Orthop 134: 41

Gächter A (1983) Die Knochenzementmanschette, Untersuchung an 980 Autopsiepräparaten mit Hüftendoprothesen. In: Morscher E (Hrsg) Die zementlose Fixation von Hüftendoprothesen. Springer, Berlin Heidelberg New York, S 9-15

Garrett A, Campbell L (1971) Synovectomy in children in surgery of rheumatoid arthritis. Lippincott, Philadelphia

Gerad Y (1978) Hip arthroplasty by matsching cups. Clin Orthop 134: 25

Gerngross H, Claes L, Burri C, Rüter A (1981) Biochemische Untersuchungen zur Varus-Valgus-Problematik der Schalenprothese nach Wagner. Z Orthop 119: 393

Ghadially FN, Roy S (1967) Ultrastructure of synovial membrane in rheumatoid arthritis. Ann Rheum Dis 26: 426

Gibson A (1950) Posterior exposure of the hip joint. J Bone Joint Surg 32 B: 183

Girdlestone GR (1945) Pseudarthrosis. Proc Roy Soc Med 38: 363

Goebel KM, Storck U, Neurath F (1981) Intrasynovial orgotein therapy in R.A. Lancet I: 1015

Goebel KM, Müller-Brodmann W (1982) Klinische Wirksamkeit intraartikulärer Orgotein-Behandlung bei rheumatischer Arthritis der Kniegelenke. In: Pichl W, Siew H (1982) Abakterielle, artikuläre und periartikuläre Entzündungen. perimed, Erlangen, S 115-122

Goldie IF, Bunketorp O, Gunterberg B, Hansson T, Myrhage R (1979) Resurfacing arthroplasty of the hip: Biomechanical, morphological and clinical aspects based on the results of a preliminary clinical study. Arch Orthop Trauma Surg 95: 149

Grimm H (1979) Vergleichende Testungen der Wirksamkeit der neuen Beta-Lactam- und Aminoglykosid-Antibiotika. Klinikarzt 8: 185

Griss P, Hackenbroch M, Jäger M, Preussner B, Schäfer T, Seebauer R, van Eimeren W, Winkler W (1981) Findings on total hip replacement for ten years. Aktuelle Probleme in Chirurgie und Orthopädie. Huber, Bern Stuttgart Wien

Gschwend N (1977) Die operative Behandlung der chronischen Polyarthritis, 2. Aufl. Thieme, Stuttgart, S 180

Gschwend N (1964) Involutions-Osteoporose und Hüftgelenk. Arch Orthop Unfallchir 56: 543

Gschwend N (1984) Sonderprobleme bei der Totalprothesenversorgung der polyarthritischen Hüfte. Aktuel Rheumatol 9: 110

Gschwend N (1981) Prioritäten im langfristigen Behandlungsplan. In: Otte P, Wagenhäuser JJ (1981) Fortschritte der Rheumatologie. Steinkopff, Darmstadt, S 162

Gundert-Remy U, Förster D, Schacht P (1978) Pharmakokinetische Untersuchungen von Mezlocillin unter besonderer Berücksichtigung der Galleausscheidung. In: Berichte über das internationale Symposium über Cycloureidopenicilline Stuttgart (Spitzky V, Wenta H, Wiechert E, Hrsg). Verlag für angewandte Wissenschaften, München, S 137-143

Harris W (1967) A new lateral approach to the hip joint. J Bone Joint Surg 49 A: 891

Hart FD (1979) Gout: In: Hart FD (ed) Drug treatment of rheumatic diseases. MTP Press, Lancaster

Head WC (1981) Wagner surface replacement arthroplasty of the hip. J Bone Joint Surg 63 A: 420

Heywood AWB (1978) Arthroplasty with a solid bone graft for protrusio acetabuli. J Bone Joint Surg 62 B: 332

Hipp E (1962) Gefäße des Hüftkopfes. Enke, Stuttgart

Hirohata K, Mizuhara K, Fujiwara A, Sato T, Imura S, Kobayasi I (1963a) Electron microscopic studies on the joint tissues under normal and pathological conditions. Normal joint tissues (1st report). J Jap Orthop Ass 36: 15

Hirohata K, Mizuhara K, Fujiwara A, Sato T, Imura S, Kobayasi I (1963b) Electron microscopic studies on the joint tissues under normal and pathological conditions. Normal joint tissues (2nd report). J Jap Orthop Ass 37: 291

Hirtz J, Bartlett UF (1982) Die Pharmakokinetik von Pirprofen. In: Korst JK von der (Hrsg) Pirprofen in der Behandlung von Schmerz und Entzündung. Huber, Bern Stuttgart Wien, S 17

Hofer H (1973) Diskussionsbeitrag zur Synovektomie des Hüftgelenkes. Orthopäde 2: 85

Holgerson S, Brattström H, Mogensen B, Lidgren L (1981) Arthroscopie of the hip in juvenile chronic arthritis. J Pediatr Orthop 1: 273

Hollander JL (1966) Arthritis and allied conditions. Lea & Febiger, Philadelphia

Holz U, Weller S, Lohfert H (1980) Erfahrungen mit dem alloplastischen Gelenkflächenersatz am Hüftgelenk. Z Orthop 118: 681

Huggler AH, Schreiber A, Dietschi C, Jacob H (1974) Experimentelle Untersuchungen über das Deformationsverhalten des Hüftazetabulums unter Belastung. Z Orthop 112: 44

Isdale IC (1962) Femoral head destruction in rheumatoid arthritis and osteoarthritis. Am Rheum Dis 21: 23

Jacueline F, Boujot A, Canet C (1961) Involvement of the hip in juvenile rheumatoid arthritis. Arthritis Rheum 4: 500

Jakubowski S, Ruszczynska J, Kozicka-Polak I (1979) The value of synovectomy in juvenile rheumatoid arthritis in the light of our observations. IA Chapter Arthr Found Med Bull 11/3, p 3

Jakubowski S, Ruszczynska J (1970) Die operative Behandlung von Kindern mit primär-chronischer Polyarthritis auf der Grundlage des eigenen Materials. Beitr Orthop Traumatol 17: 751

Jesserer H, Siegmeth W (1979) Praktische Rheumatologie. Österreichische Rheumaliga, Wien

Johnson R, Larson C (1969) Results of treatment of hip disorders with cup arthroplasty. J Bone Joint Surg 51 A: 1461

Josenhans G (1977) Soziale Bedeutung des chronisch-entzündlichen Gelenkrheumatismus. In: Holtemeier HJ, Franke H (Hrsg) Fortschritte auf dem Gebiet des chronisch-entzündlichen Gelenkrheumatismus. Thieme, Stuttgart, S 129-136

Kaiser H (1978) Intraartikuläre Corticoid-Injektionen - Klinische Wirkung und Indikationen. In: Müller W, Tillmann K (Hrsg) Synovektomie - Synoviorthese. Eular, Basel, S 127

Kerschbaumer F, Erschbaumer H (1984) Ergebnisse der Hüfttotalprothesen bei Patienten mit chronischer Polyarthritis. Aktuel Rheumatol 9: 124

Knothe H (1979) Die antibakterielle Aktivität von Mezlocillin und Azlocillin. Eine Übersicht. Arzneimittelforsch 29 (II): 1916

Köhler G, Mohing W, Coldewey J (1982) Zur Synovektomie des Hüftgelenkes in der Behandlung der chronischen Polyarthritis. Vortrag Nordwestdeutsche Orthopädie Travemünde 1982

Köhler G, Dell H-D, Kamp R (1981) Gewebekonzentrationen nichtsteroidaler Entzündungshemmer bei Patienten mit chronischer Polyarthritis - Synovialflüssigkeit, Synovialmembran, Muskel, Knochen, Fett, im Vergleich zu Blut. Aktuel Rheumatol 40: 97

Kölle G (1975) Die juvenile rheumatoide Arthritis (juvenile chronische Polyarthritis) und das Still-Syndrom. Rheuma-Forum, Bd 4, Braun, Karlsruhe

Kölle G (1976) Juvenile rheumatoide Arthritis. Monatsschr Kinderheilk 124: 779

Krukenberg P (1986) Alloarthroplastik. Vortrag Bad Bramstedter Herbsttagung 1986: Rheumatologische Syndrome bei Kindern und Jugendlichen

Küster RM (1981) Juvenile chronische Arthritis. Internistische Welt 4: 180

Larsen A (1974) A radiological method for grading the severity of rheumatoid arthritis. Thesis, Helsinki

Leger W (1979) Erfahrungen mit der Schalenplastik des Hüftgelenkes. Z Orthop 117: 740

Lenoch F, Vonkova A, Kralik V, Koitisek O (1966) Z Rheumaforsch 25: 343

Lequesne M (1967) Erkrankungen des Hüftgelenkes beim Erwachsenen. Documenta Geigy, Basel

Lequesne M, Forestier F, Se Sèze S (1960) La coxite rheumatismate isolèe. In: IVe Congrès europèen de rhumatologie, vol 1. Matba, Istanbul, p 505

Lequesne M, Bensasson M (1970) Les détériorations articularis après cortisonothèrapie locale. Mèd et Hyg 28: 650

Lohfert H, Holz U (1981) Biomechanische Analyse zur Schalenprothese. Z Orthop 119: 387

Markolf KL, Amstutz HC (1980) Mechanical strength of the femur flowing resurfacing and conventional total hip replacement procedures. Clin Orthop 147: 170

Martel W, Holt JF, Cassidy JTA (1962) Roentgenologic manifestation of juvenile rheumatoid arthritis. Am J Roentgenol 88: 4

Mathies H (1983) Medikamentöse Therapie entzündlich-rheumatischer Erkrankungen. In: Dihlmann W (Hrsg) Therapie der entzündlich-rheumatischen Krankheiten. Mediamed, Ravensburg, S 46

Meier-Ruge W, Müller W, Pavelka K (1978) Tierexperimentelle Untersuchungen über die Wirkung und Nebenwirkung von Radionukliden auf das normale und entzündlich veränderte Kaninchengelenk. In: Müller W, Tillmann K (Hrsg) Synovektomie - Synoviorthese. Eular, Basel, S 195

Metzger K (1975) Killing of pseudomonas aeruginosa by ureidopenicillins. 15. Interscience Conference on antimicrobial agents and chemotherapy 24.-26.9., Washington/DC, Abstract Nr 332

Metzger K (1976) The activity of Mezlocillin (Bay f 1353) in vitro and in vivo. Symposium future trends in chemotherapy, Tirrania/Pisa, 16.05.

Meuli HC (1966) Zur operativen Behandlung der polyarthritischen Hüfte. Dtsch Med Wochenschr 40: 1779

Miehlke K (1982) Bisherigen Stand rheumatischer Erkrankungen mit Amuno R. Aktuel Rheumatol 7: 2 (Sonderheft)

Milch H (1955) The resection-angulation operation for hip joint disabilities. J Bone Joint Surg 37 A: 699

Mittelmeier H, Harms J, Hauser U (1980) PMMA cement with carbon fibre reinforcement and apatite ingredients. Vortrag 1. World Biomaterials Congress, Baden-Baden

Mogensen B, Svantesson H, Lidgren L (1981) Surface replacement of the hip in juvenile chronic arthritis. Scand J Rheumatol 10: 269

Mogensen B, Brattström H, Ekelund L, Lidgren L (1982) Total hip replacement in juvenile chronic arthritis. In: Mogensen B (Hrsg) Hip Surgery in JCA. theries, Rep Orthop Surg Studentliteratur Sweden, Lund

Mohing W (1973) Die Synovektomie des Hüftgelenkes. Orthopädie 2: 77

Morscher E (1983) Die zementlose Fixation von Hüftendoprothesen, Bd 1. Springer, Berlin Heidelberg New York

Müller EH (1978) Die intraartikuläre Anwendung von Silikonöl. In: Müller W, Tillmann K (Hrsg) Synovektomie - Synoviorthese. Eular, Basel, S 186

Müller W (1981) Seronegative rheumatische Spondylitiden. Orthopäde 10: 133

Nicola T (1971) Atlas operativer Zugangswege in der Orthopädie (Übersetzung von v Torklus, Türk G). Urban & Schwarzenberg, München

Niculescu D, Tomescu E, Jonescu C, Cotutiu C, Hrisanidi S, Negoescu U, Cindea G, Stoia I (1976) Ultrastructural changes in cartilage after intraarticular Administration of Osmium Tetroxide and Sodium Salts of Fish Oil Fatty Acids. Scand J Rheumatol 5: 133

Niculescu D, Staniculescu P, Negoescu M, Nitesen S, Stoia I (1970) Chemische Synovektomie durch Natriumsalze von Fettsäuren. Z Rheumaforsch 29: 27

Nishio A, Eguchi M, Kaibara N (1978) Socket and cup surface replacement of the hip. Clin Orthop 134: 53

Ohlen H, Josenhans G (1970) Klinische Erfahrungen mit Trasylol. In: Haberland GL, Huber P, Maties P (Hrsg) Neue Aspekte der Trasyloltherapie. Schattauer, Stuttgart New York, S 31

Pahle JA (1976) Children and rheumatoid surgery. In: Penicillamine research in rheumatoid disease (Munthe E, ed). Olslo, Fabritius & Søuner, p 328-335

Patzer G (1968) Die intraartikuläre Behandlung mit Silikonöl. Orthop Praxis 4: 198

Pauwels F (1973) Atlas zur Biomechanik der gesunden und kranken Hüfte. Springer, Berlin Heidelberg New York

Perren SM, Ganz R, Rüter A (1972) Mechanical induction of bone resorption. 4th Int Osteol Sym Prag

Pförringer W, Rosemeyer B, Bassermann R, Löppert M (1981) Surface replacement of the hip. Arch Orthop Trauma Surg 98: 8

Pietrograndi V, Mastromarino R (1957) Femurhead-necrosis. Orthop Traumatol Appar Mot 25: 791

Poss R, Ewald FC, Thomas WH, Sledge CB (1976) Complications of total hip replacement arthroplasty in patients with rheumatoid arthritis. J Bone Joint Surg 58 A: 1130

Puhl W, Weber U (1978) Experimentelle Untersuchungen über die Wirkung von Osmiumsäure auf die Gelenkstrukturen. In: Müller W, Tillmann K (Hrsg) Synovektomie - Synoviorthese. Eular, Basel, S 152

Puhl W, Biehl G, Kölbel R, Hofer H (1982) Ergebnis einer multizentrischen Orgotein-Prüfung bei Gonarthrose. Rheuma 1: 12

Rampon S, Bussière JL, Prin P, Sauvezie B, Missioux D (1976) Synoviorèses per les radioisotopes. Rhumatologie (Paris) 6: 123

Ranawat CS, Dorr LD, Inglis AE (1980) Total hip arthroplasty in protrusio acetabuli of rheumatoid arthritis. J Bone Joint Surg 62 A: 1059

Reeves DS, Bywater MJ, Holt HA, Broughall JM (1979) Azlocillin und Mezlocillin: Laboruntersuchungen ihrer Eigenschaften sowie ein Vergleich der antibakteriellen Aktivität mit derjenigen anderer Antibiotika. Arzneimittelforsch 29 (II): 1920

Refior HJ, Hoos R (1984) Pfannenrekonstruktive Maßnahmen für den alloplastischen Hüftgelenksersatz bei chronischer Polyarthritis. Aktuel Rheumatol 9: 127

Rhinelander FW (1977) A flexible composite as a coating for metallic implants, microvascular and histological studies. Int Orthop 1: 7786

Richtlinien der DGOT für die intraartikulären Injektionen (1985) In: Informationen des Berufverbandes der Ärzte für Orthopädie eV, No 2

Rombouts JJ, Rombouts-Lindemans C (1971) Involvement of the hip in juvenile rheumatoid arthritis. A radiological study with special references to growth disturbances. Acta Rheumol Scand 17: 248

Salzer M, Knahr K, Locke H, Stärk N (1978) Cement - free bioceramic double - cup endoprosthesis of the hip joint. Clin Orthop 134: 80

Salzmann G, Safert D (1984) Erfahrungen mit der Hüftschalenprothese nach Wagner und Tillmann bei der chronischen Polyarthritis. Aktuel Rheumatol 9: 119

Samuelson C, Ward JR, Albo D (1971) Rheumatoid synovial cyst of the hip. Arthritis Rheum 14: 105

Schattenkirchner M (1981) Aspekte und Aufgaben des internistischen Rheumatologen. In: Otte P, Wagenhäuser FJ (Hrsg) Fortschritte der Rheumatologie. Steinkopff, Darmstadt, S 166-168

Schilling F, Otte P (1979) Synovial-Zyste bei rheumatoider Coxitis. Clinique 40: 515

Schneider R (1982) Die Totalprothese der Hüfte. Huber, Bern Stuttgart Wien (Aktuelle Probleme der Orthopädie, Bd 24, S 13)

Schneider R (1966) Technik der Hüftarthrodese mit Beckenosteotomie. Langenbecks Archiv Chir 316: 233

Schreiber A, Oliviera LG, Cserhati M, Jacob HAC (1979) Zur Double-Cup Hüftendoprothese nach Freeman. Z Orthop 117: 151

Schwägerl W (1974) Die Synovektomie mit Myotomie des Hüftgelenkes bei der rheumatischen Coxitis. Z Orthop 112: 1210

Smith-Peterson MN (1949) Approach to and exposure of the hip joint for Mould arthroplasty. J Bone Joint Surg 31 A: 40

Smith-Peterson MN (1939) Arthroplasty of the hip. A new method. J Bone Joint Surg 21: 269

Soares LA, Trabulsi LR (1979) Untersuchung der antibakteriellen Aktivität von zwei neuen Acylureidopenicillinen: Mezlocillin und Azlocillin. Arzneimittelforsch 29 (II): 1934

Soares LA, Trabulsi LR (1979) Synergismus zwischen Sisomicin und Mezlocillin in ihrer Aktivität gegen gramnegative Bakterien und Staphylococcus aureus. Arzneimittelforsch 29 (II): 1934

Spahn K, Thabe H, Mutschler E, Tillmann K, Gikalow J (1982) Untersuchungen zur Pharmakokinetik von Azapropazon in Synovialgewebe und -flüssigkeit. Vortrag dtsch Pharmakologentagung Kiel 1982

Spanger M, Eder H (1980) Frühkomplikationen beim alloplastischen Gelenkersatz mit der Schalenprothese nach Wagner. Arch Orthop Trauma Surg 97: 145

Sprotte G (1981) Aspekte und Aufgaben des Anaesthesisten. In: Otte P, Wagenhäuser FJ (Hrsg) Fortschritte der Rheumatologie. Steinkopff, Darmstadt, S 169

Stastny P (1978) Association of the B-cell alloantigen DRw4 with rheumatoid arthritis. New Engl J Med 298: 869

Steinbrocker O (1949) Klassifikation der funktionellen Möglichkeiten bei chronischer Polyarthritis. J Am Med Assoc 140: 659

Steinbrocker O, Traeger CH, Batterman RC (1949) Therapeutic criteria in rheumatoid arthritis. J Am Med Ass 140 [8]: 659

Strunz V, Gross UM, Maenner K, Zuehlke H, Deutscher K, Broemer H, Ege W (1979) Gewebsreaktionen auf bioaktiven Knochenzement. Vortrag AG Kieferchirurgie der Dtsch Ges für Zahn-, Mund- und Kieferheilkunde, Bad Homburg, Mai 1979

Swann M (1978) Management of lower limb deformities. In: Arden GP, Ansell BM (eds) Surgical Management of juvenile chronic polyarthritis. Academic Press, London, Grune & Stratton, New York, p 97

Sweetnam DR, Mason RM, Murray RO (1960) Steroid arthroplasty of the hip. Br Med J I: 19392

Takehiko MD; Torisu CH, Kitano M (1978) Rheumatoid synovial cyst of the hip. Clin Orthop 137: 191

Tanaka S (1978) Surface replacement of the hip joint. Clin Orthop 134: 75

Thabe H (1981 a) Atlanto-deutale Dislokation bei chronischer Polyarthritis. Korrelation klinischer, röntgenologischer, neurologischer und elektromyographischer Befunde. Z Rheumatol 40: 6

Thabe H (1981 b) Eine Möglichkeit des Zuganges zum Hüftgelenk für Cup-Arthroplastiken und Synovektomien mit Hüftkopfluxation ohne Ablösung der Adduktoren. Unfallheilkunde 84: 291

Thabe H (1981 c) The hip joint in juvenile rheumatoid arthritis. Rev de Rhum 6.81 n spez 1346. 15 Int Kongreß für Rheumatologie, Paris

Thabe H (1983a) Die chemische Synovektomie mit Varicocid. Krankenhausarzt 56: 291

Thabe H (1983b) Versuch einer Klassifikation des Hüftgelenksbefalles bei rheumatischer Polyarthritis. Fortschr Med 101: 1645

Thabe H, Gau G (1983) Gewebekonzentration und Serumkonzentration von Metromidazol und Metaboliten bei chronischer Polyarthritis. In: Werner H, Wittmann DH, Riemann JF (Hrsg) Fortschritte der antimikrobiellen und antineoplastischen Chemotherapie, Bd 2-4. Futuramed, München, S 639

Thabe H, Schassan HH (1983) Serum-, Synovia- und Gewebekonzentrationen bei kombiniertem Einsatz von Mezlocillin und Oxacillin. Klinikarzt 12: 486

Thabe H, Tillmann K, Meier G, Küster RM (1981) Möglichkeiten alloplastischer Versorgungen von Hüft- und Kniegelenken nach juveniler chronischer Polyarthritis. In: Jäger M, Hofer H, Häckel H (Hrsg) Kniegelenksendoprothetik bei chronischer Polyarthritis - juvenile chronische Polyarthritis. Huber, Bern Stuttgart Wien (Aktuelle Probleme in Chirurgie und Orthopädie, Bd 15, S 120)

Thadepalli H, Rao B (1979) Clinical evaluation of Mezlocillin. Antimicrob Agents Chemother 14: 605

Thadepalli H, Roy I, Bach VT, Webb D (1979) In vitro activity of Mezlocillin and its related compounds against aerobic an anaerobic bacteria. Antimicrob Agents Chemother 15: 487

Tillmann K (1978) Wirkung, Gefahren und Indikationen der Synovektomie. In: Müller W, Tillmann K (Hrsg) Synovektomie - Synoviorthese. Eular, Basel, S 19

Tillmann K, Binzus G (1968) Der Energiestoffwechsel der Gelenke bei Arthrose und Arthritis und seine medikamentöse Beeinflußbarkeit. Dtsch Ges für Orthop u Traumatol, 55 Kongreß, Kassel, 11.-14.09., S 221

Tillmann K, Thabe H (1983) Gelenkflächenersatz bei rheumatischer Coxitis. Medizinisch-Orthopädische Technik 103: 117

Trentani C, Vaccarino F (1978) The paltrineri - trentani hip joint resurface arthroplasty. Clin Orthop 134: 36

Trueta JM, Harrison HM (1953) The normal vascular anatomy of the femoral head in adult man. J Bone Joint Surg 35 B: 442

Uehlinger E (1973) Knochenveränderungen bei entzündlich-rheumatischen Erkrankungen vom pathologisch-anatomischen Standpunkt. Verh Dtsch Ges Rheum. Steinkopff, Darmstadt

Ullmann U (1982) The activity of metronidazole, its maine metabolites and Mezlocillin alone and in combination against anaerobic bacterica. Vortrag 3rd Congress of Chemotherapie, Dubrovnik, 21.-24. 09.

Vainio K, Pulkki T (1961) Rheumatoid arthritis of the hip. Relaz al Congresso della Lega Internationall contro il Reumatismo, Rom

Vainio K, Sairanen E (1955) Über Hüftgelenksluxationen bei rheumatischer Arthritis. Orthop 86: 217

Vent J (1979) Mezlocillin-Konzentrationen im menschlichen Knochen. Arzneimittelforsch 29 (II): 1969

Wagner H (1978) Surface replacement arthroplasty of the hip. Clin Orthop 134: 102

Wagner H (1979) Die Schalenprothese des Hüftgelenkes - Oberflächenersatz als Gelenkerhaltung. Orthopäde 8: 276

Wagner H (1975) Der alloplastische Gelenkflächenersatz am Hüftgelenk. Vorläufige Mitteilung. Arch Orthop Unfall-Chir 82: 101

Watson-Jones R (1936) Fractures of the neck of the femur. Br J Surg 23: 787

Wehren U von, Tillmann K (1981) Möglichkeiten des Austauschs totaler Kniegelenksendoprothesen. In: Jäger M, Hofer H, Häckel H (Hrsg) Kniegelenksendoprothetik bei chronischer Polyarthritis - juveniler chronischer Polyarthritis. Huber, Bern Stuttgart Wien (Aktuelle Probleme in Chirurgie und Orthopädie, Bd 15, S 81)

Weigert M (1968) Die Synovektomie am Hüftgelenk. Z Orthop 104: 562

Werner H, Krasemann C, Ungerechts J (1980) Die Bacteroidaceae-Wirksamkeit von Mezlocillin im Vergleich mit der Aktivität von Ticarcillin, Cefoxitin, Cefotaxim, Clindamycin und Metronidazol. 2. Internationales Symposium über Acylureido-Penicilline Wien 1979. Amsterdam, Excerpta medica, S 18

Wessinghage D, Zacher J, Holzhauser P (1984) Die Protrusio acetabuli bei rheumatisch bedingter Coxitis. Aktuel Rheumatol 9: 113

Weyer R, Asai H (1979) Ein verbesserter Zugang zur Schalenprothese - Implantation nach Wagner durch Trochanterablösung. Orthop Praxis 9/79: 757

Wirth W (1981) Spezielle Probleme der Cortisontherapie in Klinik und Praxis. In: Eichler J (Hrsg) Rheuma Heute. Definition - Abgrenzung - Therapie. Stork, Bruchsal (Praktische Orthopädie, Bd 10, S 161)

Wise RA, Gillet P, Andrews JM (1978) Aktivity of azlocilline and mezlocilline against gram-negative organismes: Comparison with other penicillins. Antimicrob Agents Chemother 13: 559

Wittmann DH, Schassan HH, Schreiner P (1980) Pharmaokinetische Untersuchungen zur Penetration von Azlocillin und Mezlocillin in den Knochen und in die Wundflüssigkeit. 2. Internationales Symposium über Acylureido-Penicilline Wien 1979. Amsterdam, Excerpta medica, S 86

Weiterführende Literatur*

Amstutz HC, Dorey F, O'Carroll PF (1986) tharies resurfacing arthroplasty. Evolution and long-term results. Clin Orthop Dec. (213): 92-114

Amstutz HC (1985) Arthroplasty of the hip. The search for durable component fixation. Clin Orthop Nov (200): 343-361

Arden GP (1985) Surgical treatment of juvenile rheumatoid arthritis. Ann Chir Gynaecol (Suppl) 198: 103-109

Arden GP (1983) Surgical treatment of Still's disease (juvenile chronic arthritis). Ann Acad Med (Singapore) 12 (2): 174-184

Burton KE, Wright V (1983) Advances in assessing rheumatoid arthritis: functional assessment. Br J Rheumatol 22 (3 Suppl): 44-47

De Smet L, Van Houcke H, Van den Daelen L, Vandekerckhove B, Uyttendaele D, Claessens H (1985) Total hip arthroplasty in rheumatoid arthritis. Acta Orthop Belg 51 (2-3): 260-269

Drabu KJ, Ring PA (1986) Uncemented acetabular cups in dypslastic and protrusio acetabuli. Clin Orthop Sept (210): 173-178

Garcia Morteo O, Maldonado Cocco JA, Babini JC (1983) Ectopic ossification following total hip replacement in juvenile chronic arthritis. J Bone Joint Surg [Am] 65 (6): 812-814

Grauer JD, Cracchiolo A 3d, Finerman GA, Dorey FJ (1986) Bilateral hip and knee arthroplasty. J Arthroplasty 1 (4): 283-291

Hadden WA, Abernethy PJ, Haw C (1982) Hip fractures of rheumatoid arthritis. Clin Orthop Oct (170): 252-259

Hamblen DL (1983) Surgery of the rheumatoid hip. Ann Acad Med (Singapore) 12 (2): 191-197

Harris WH, White RE Jr (1983) Advantages of metal-backed acetabular components for a total hip replacement: a clinical assessment with a minimum 5-year follow-up. Hip Clin Orthop (178): 240-246

Herberts P, Lansinger O, Romanus B (1983) Surface replacement arthroplasty of the hip. Experience with the ICLH method. Acta Orthop Scand 54 (6): 884-890

Herring JA (1984) Destructive arthritis of the hip in juvenile rheumatoid arthritis. J Pediatr Orthop 4 (2): 259-261

Heywood AW (1985) Hip replacement arthroplasty in rheumatoid arthritis. Ann Chir Gynaecol (Suppl) 198: 76-80

Holzhauser P, Wessinghage D (1984) Die aktive Pfannenbodenstabilisierung als Ergänzung zur Endoprothese bei polyarthritisch bedinger Protrusio acetabuli. Z Orthop 122 (6): 777-783

Jakubowski S (1987) Chirurgische Behandlung der Rheumakranken. Z Gesamte Inn Med 42 (15): 439-441

Johnsson R, Ekelund L, Zygmunt S, Lidgren L (1984) Total hip replacement with spongious bone graft for acetabular protrusion in patients with rheumatoid arthritis. Acta Orthop Scand 55 (5): 510-513

* Einschließlich neuerer, nach Abschluß dieser Arbeit erschienener Titel.

Kim WC, Grogan T, Amstutz HC, Dorey F (1987) Survivorship comparison of tharies and conventional hip arthroplasty in patients younger than 40 years old. Clin Orthop Jan (214): 269-277

Kirk AP, Patel U, Phillips H, Cardoe N (1987) Cervical myelopathy complicating multiple joint replacement in rheumatoid disease. Br J Rheumatol 26 (4): 275-278

Lehtimaki MY, Kaarela K, Hamalainen MM (1986) Incidence of hip involvement and need for total hip replacement in rheumatoid arthritis. An eight-year follow-up study. Scand J Rheumatol 15 (4): 387-391

Levy RN, Volz RG, Kaufer H, Matthews LS, Capozzi J, Sturm P, Sherry H (1985) Progress in arthritis surgery. With special reference to the current status of total joint arthroplasty. Clin Orthop Nov (200): 299-321

Liang MH, Cullen KE, Larson MG, Schwartz JA, Robb Nicholson C, Fossel AH, Roberge N, Poss R (1987) Effects of reducing physical therapy services on outcomes in total joint arthroplasty. Med Care 25 (4): 276-285

Mach J (1986) Komplikationen bei der Schalenendoprothese des Hüftgelenkes. Beitr Orthop Traumatol 33 (2): 63-67

MacLennan I, Keys HM, Evarts CM, Rubin P (1984) Usefulness of postoperative hip irradiation in the prevention of heterotopic bone formation in a high risk group of patients. Int J Radiat Oncol Biol Phys 10 (1): 49-53

Maury CP, Teppo AM, Raunio P (1983) The acute phase response and its relation to amyloid A degrading activity in serum of patients with rheumatoid arthritis undergoing arthroplasty. Eur J Clin Invest 13 (1): 73-78

Mayer G, Hartseil K (1985) Hip replacement in acetabular protrusion. Acta Orthop Scand 56 (6): 461-463

Mayer G, Seide HW, Patzak P (1985) Femurschaftfrakturen beim künstlichen Hüftgelenksersatz. Zentralbl Chir 110 (12): 739-748

McElwain JP, Sheehan JM (1985) Bilateral hip and knee replacement for rheumatoid arthritis. J Bone Joint Surg [Br] 67 (2): 261-265

McElwaine JP, Sheehan JM (1982) Spontaneous fractures of the femoral neck after total replacement of the knee. J Bone Joint Surg [Br] 64 (3): 323-325

Menon TJ, Wroblewski BM (1983) Charnley low-friction arthroplasty in patients with psoriasis. Clin Orthop Jun (176): 127-128

Neumann HW, Mierisch U, Geissler U (1986) Rehabilitative Bedeutung von Totalendoprothesenplastiken der unteren Extremitäten bei chronischer Polyarthritis. Beitr Orthop Traumatol 33 (2): 68-75

Pavlov PW (1987) A 15-year follow-up study of 512 consecutive Charnley-Muller total hip replacements. J Arthroplasty 2 (2): 151-156

Poss R (1987) Current status of total joint arthroplasty: observations and projections. J Rheumatol 14 [Suppl 15]: 40-45

Poss R (1984) Functional adaptation of the human locomotor system to normal and abnormal loading patterns. Calcif Tissue Int 36 [Suppl 1]: 155-161

Poss R, Maloney JP, Ewald FC, Thomas WH, Batte NJ, Hartness C, Sledge CB (1984) Six- to 11-year results of total hip arthroplasty in rheumatoid arthritis. Clin Orthop Jan-Feb (182): 109-116

Ranawai CS, Zahn MG (1986) Role of bone grafting in correction of protrusio acetabuli by total hip arthroplasty. J Arthroplasty 1 (2): 131-137

Refior HJ (1985) Erfahrungen mit der zementlosen Verankerung von Hüftgelenkstotalendoprothesen bei chronischer Polyarthritis. Aktuel Probl Chir Orthop 29: 44-46

Ridley MG, Price TR, Grahame R, Jourdan M, Watson M (1985) Colocutaneous fistula as late complication of total hip replacement in rheumatoid arthritis. J R Soc Med 78 (11): 951-952

Roach JW, Paradies LH (1984) Total hip arthroplasty performed during adolescence. J Pediatr Orthop 4 (4): 418-421

Roberts JA, Finlayson DF, Freeman PA (1987) The long-term results of the Howse total hip arthroplasty. With particular reference to those requiring revision. J Bone Joint Surg [Br] 69 (4): 545-550

Ruddlesdin C, Ansell BM, Arden GP, Swann M (1986) Total hip replacement in children with juvenile chronic arthritis. J Bone Joint Surg [Br] 68 (2): 218-222

Schwägerl W (1986) Das rheumatische Hüftgelenk und seine orthopadisch-chirurgische Behandlung. Orthopäde 15 (4): 330-334

Scott RD, Sarokhan AJ, Dalziel R (1984) Total hip and total knee arthroplasty in juvenile rheumatoid arthritis. Clin Orthop Jan-Feb (182): 90-98

Shanahan WR Jr, Kaprove RE, Major PA, Hunter T, Baragar FD (1982) Assessment of longterm benefit of total hip replacement in patients with ankylosing spondylitis. J Rheumatol 9 (1): 101-104

Slooff TJ (1986) Bone grafting in total hip replacement for acetabular protrusion. Acta Orthop Belg 52 (3): 324-327

Suman RK, Freeman PA (1986) Bilateral hip and knee replacement in rheumatoid arthritis. J Arthroplasty 1 (4): 237-240

Sundaram NA, Murphy JC (1986) Heterotopic bone formation following total hip arthroplasty in ankylosing spondylitis. Clin Orthop Jun. (207): 223-226

Takahashi T (1985) Follow-up study of the cup supporter (F-S type) in total hip replacement. Acta Med Okayama 39 (5): 407-419

Torisu T, Morita H, Tsumura H (1986) Treatment of secondary osteoarthritis and rheumatoid arthritis by Bateman hip prosthesis. Arch Orthop Trauma Surg 105 (1): 55-61

Trager D, Rode P, Krause W (1985) Erfahrungen mit der RM-isoelastischen Hüft-Endoprothese. Chirurg 56 (11): 718-722

Trepte CT, Gartner BM, Gauer EF (1984) Erfahrungen mit der Schalenprothese nach Wagner. Z Orthop 122 (5): 718-722

Unger AS, Inglis AE, Ranawat CS, Johanson NA (1987) Total hip arthroplasty in rheumatoid arthritis. A long-term follow-up study. J Arthroplasty 2 (3): 191-197

Weber C, Seyfarth H, Arnold W, Biskop M (1984) Ergebnisse der Endoprothetik des Hüftgelenkes beim Morbus Bechterew. Beitr Orthop Traumatol 31 (3): 135-142

Wetzel R, Wessinghage D, Zacher J (1985) Aktive Pfannenbodenstabilisierung durch auto-/homologe Knochentransplantation bei entzündlich-rheumatischer Protrusionshüfte. Z Rheumatol 44 (4): 180-185

Yamamuro T (1985) Future trends in surgical management of joint diseases. Clin Ther 7 (6): 684-695

Yoshino S (1985) Multiple replacements of major joints in rheumatoid arthritis. Orthopedics 8 (1): 57-59

Yoshino S, Fujimori J, Morishige T, Uchida S (1984) Bilateral joint replacement of hip and knee joints in patients with rheumatoid arthritis. Arch Orthop Trauma Surg 103 (1): 1-4

Zippel H (1987) Die Endoprothetik bei Rheumatoid-Arthritis. Z Ärztl Fortbild (Jena) 81 (9): 451-457

11 Sachverzeichnis